野菜の栄養素と健康効果・品種・栽培方法・レシピ

機能性野菜の教科書

中野明正［編著］

渡辺和彦　有井雅幸　武井安由知
小川敦史　尾形和磨　岸村康代
タキイ種苗株式会社［共著］

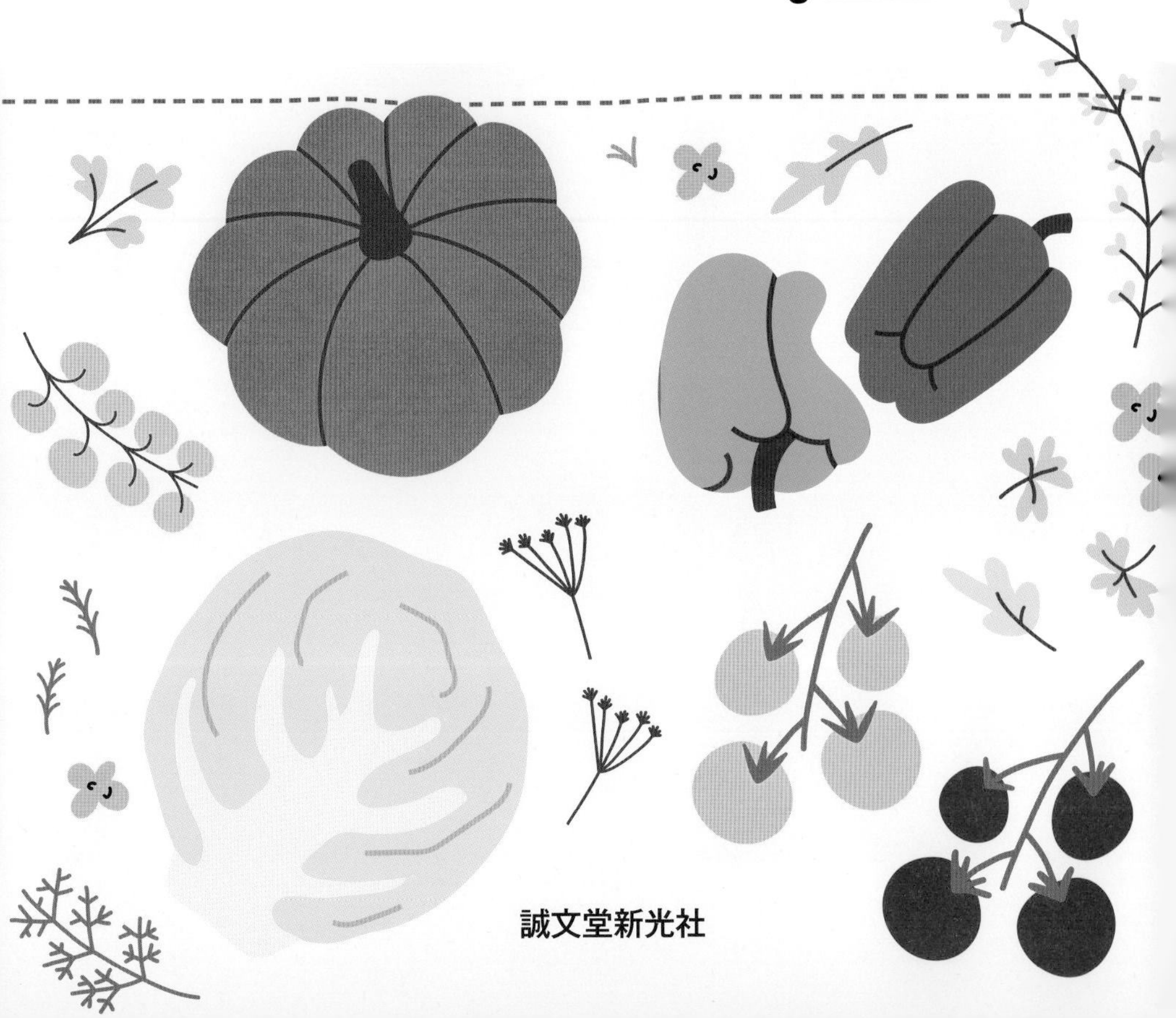

誠文堂新光社

はじめに

野菜を賢く美味しく食べて健康長寿

野菜には様々な機能がある。皆さんがまず思い浮かべるのは、ミネラル、ビタミンといった「栄養素」としての重要な供給源ということであろう。これはいわゆる1次機能である。そして、日本の野菜は「美味しい」といわれる。これは2次機能である。重要な栄養を含み、美味しい野菜という視点だけではなく、さらに最近では生活習慣病を予防する抗酸化などの「生体調節機能」が注目され、盛んに研究されるようになった。これは3次機能と呼ばれる。

各章でも詳しく述べるが、これらの野菜の機能に過大に期待することもいけないが、これらの情報をもとに、野菜を適切に摂取することにより、より健康な生活を維持できることも科学的に証明されつつある。本書では、このようなヒトの健康に寄与する野菜の成分、特に3次機能に着目して解説した。

各論では、トマト、キャベツ、ピーマンなど、主要な野菜について、品種や栽培方法による特徴的な成分に関する情報を、膨大な分析データをもとに解説した。このような切り口で、これほど網羅的に整理した類書はないのでは、と思う。そして、ヒトの健康に与える医学的な知見について、本書では、硝酸やケイ酸、ホウ素など、通常はあまり解説されないが、注目されるべき情報を盛り込んだ。目からウロコが落ちること請け合いである。さらに、機能性に着目した開発品種についても、購入可能な品種について最新の情報を紹介した。実際にそれらを購入していただき、味や効能を実感していただきたい。

最後に、このような機能性成分を有効に、何よりも美味しく摂取するには、どうしたらよいのか？　ダイエットメニューのカリスマ管理栄養士が、誰でも手軽に作れる料理レシピを提案する。ぜひ日々の調理に応用していただきたい。

現代の「食の航海」は困難を極める。様々な情報が氾濫する荒波の中、羅針盤となる適切な情報により、目標である「健康寿命の延伸」という宝島に向かって進もう。本書が、野菜について正しく考え、美味しく食べるきっかけとなり、読者の皆さんの豊かな人生に貢献できることを切に希望している。

執筆者を代表して
中野明正

CONTENTS

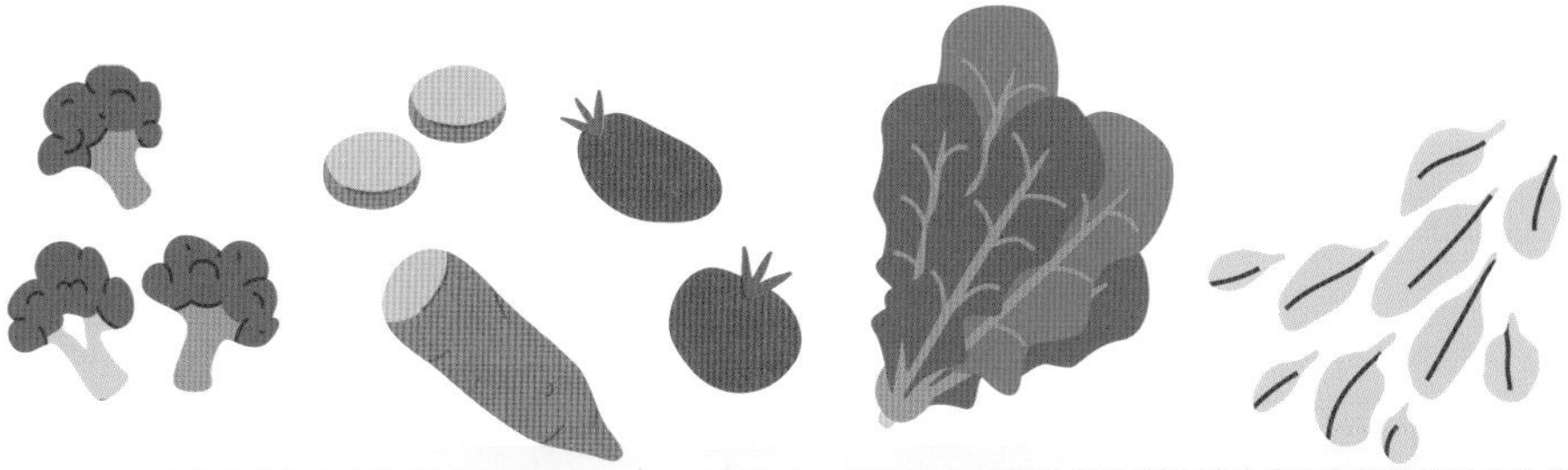

CONTENTS

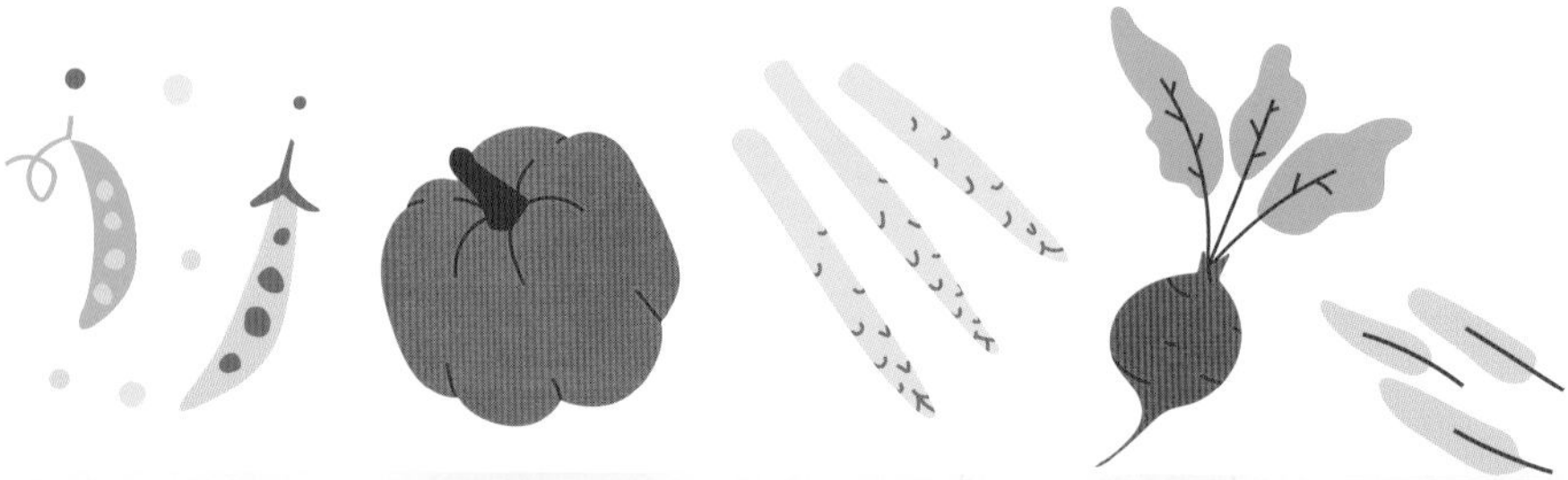

CONTENTS

1章

野菜の機能性とは

野菜の機能性のとらえ方

農林水産省 農林水産技術会議事務局
研究調整官
中野明正

1 野菜と人のかかわり

本書では野菜の機能性を中心に述べるが、その大前提として野菜そのものの人間生活へのかかわりについて概要を理解することから始めよう。まず、野菜の食生活における位置づけについて、歴史的な経緯から考えてみたい。

「人間は穀類、イモ、豆、果実、肉、魚、乳製品のいずれを主食として生きられるが、野菜を主食としては生きられない動物である。原始的な文明段階では、野菜は野生のものの採取で十分用が足りた。野菜栽培の発達は文化・文明の程度が高くなった社会で初めて起こるものである」（中尾、1976）とされている。人類の長い歴史から見ると、食べ物の中の地位としてはそれほど高くはないが、カロリーが満ち足り文明が成熟した段階では、特に健康と長寿という観点からも重要な位置づけになっている。それは近年、疫学研究から明らかになった、がんと食物・習慣との関係（表1）によっても支持されよう。具体的には、野菜や果実の摂取はいくつかのがんのリスクを低下させるのである。

日本より早くからがん死亡者の増加が深刻化していたアメリカでは、食品と健康の研究が進展し、1990年にはアメリカ国立がん研究所が「デザイナーフーズ計画」を発表した。この計画では、長年の疫学的研究データに基づき、がん予防に効果のある農産物や食品がピラミッドの図としてまとめられている。上部にあるものほどがん抑制効果が高いとされ（図1）、野菜が多く含まれることから、野菜消費に対する関心も喚起された。キャベツやダイズなど、通常食する野菜により、健康が維持・増進される可能性があるという指摘は、当時ある種、大きな驚きであった。

「野菜は健康に良い」。それでは、野菜に重きを置く究極の食生活の形はどうなるだろうか。まず、菜食主義という思想がある。菜食主義者は動物を殺さないという信条であり、生き方として

	全がん	肺がん	肝がん	胃がん	大腸がん	乳がん	食道がん	すいがん
喫煙	↑↑↑	↑↑↑	↑↑	↑	↑	↑	↑↑↑	↑↑↑
受動喫煙		↑↑						
飲酒	↑↑↑		↑↑↑		↑↑↑		↑↑↑	
肥満	↑		↑↑		↑↑	↑		
運動					↓↓	↓		
野菜摂取				↓			↓↓	
果物摂取		↓	↓				↓↓	
コーヒー			↓↓			↓		
熱い食物							↑↑	
肉					↑			
食塩				↑↑				

国立がん研究センターの資料をもとに作成。↑はリスク上昇、↓はリスク減少、3つは確実、2つはほぼ確実、1つは可能性があることを示す。

表1　疫学研究により明らかになった、がんと食物・習慣との関係

重要度大

ニンニク　キャベツ　カンゾウ　ダイズ　ショウガ

セリ科植物（ニンジン、セロリ、パースニップ）

タマネギ　お茶　ターメリック　全粒小麦　玄米

カンキツ類（オレンジ、レモン、グレープフルーツ）

ナス科（トマト、ナス、ピーマン）

アブラナ科（ブロッコリー、カリフラワー、芽キャベツ）

マスクメロン　キュウリ　ジャガイモ　カラス麦　大麦　ベリー

ハーブ（バジル、タラゴン、ハッカ、オレガノ、タイム、アサツキ、ローズマリー、セージ）

出典：デザイナーフーズプログラムより

図1　がん抑制効果のあるとされる食品

野菜を選択している（高橋、2016）。さらに、動物性食品（肉、魚、卵、乳の全て）を食生活から排除する完全菜食主義（ビーガン：vegan）がある。この場合、医学的には不足してしまうビタミンB_{12}やビタミンDを補うために錠剤の飲用が指導されている。健康の定義にもよるかもしれないが、純然たる植物性食品だけでは一般の健康維持には支障をきたす。健康に資する野菜の摂取については、一般的に考えて、ここまで徹底することはないだろうし、取り組み方をあやまれば健康を損ねる場合もあるだろう。

現代社会の直面する生活習慣病の改善には、むしろ〝少しの行動変容〟で対応できるだろう。つまり、普通の食生活において〝1割程度の野菜・果物の摂取の増加を意識する〟ということが、一般の生活者が実践可能な、健康に資する方策ではないだろうか。

2 野菜に求められる品質機能性群

野菜に求められる品質として満たすべき機能性群（いうなれば仕様：Specification）と機能性（Function）とは異なる。

まず、〝野菜の機能性〟といった場合、〝機能性〟という言葉から〝機能性食品〟が連想されるのではないだろうか。それだけ、機能性食品の認識が普及したということにもなるが、逆に健全な食生活のためには注意を要する。つまり、いわゆる〝機能性〟は野菜が具備すべき品質機能性群の一部に過ぎないということと、それらに過剰の期待を寄せるべきではないということである。

野菜に限らず、農産物の品質機能性群は、安全性、栄養・機能性、嗜好性といった本来農産物が備えているべき基本的特性と、用途性や保存性など流通や実際の使用の際に求められる付加的特性に分けられる（青木、1995）。もうひとつ、見方を変えて整理すると、野菜の品質機能性群ピラミッドとして表現できる（図2）。基本的特性のひとつである栄養は、嗜好を含めた広義の機能性として整理され、信頼性、安全性の土台の上に位置する。現在、品質機能性群の中でも、いわゆる機能性である三次機能が注目されているが、イメージとしては最も先端の部分に位置するだろう。

このように階層の異なる様々な品質機能性群の中でも優先順位がある。まず、食中毒を起こす有害微生物が適切に管理されているかといった安全性は、土台に位置づけられる最優先事項であろう。

次に、ビタミンやミネラルの基本的な栄養性（一次機能）が来る。そして、実際は安全で、ある程度の栄養価が

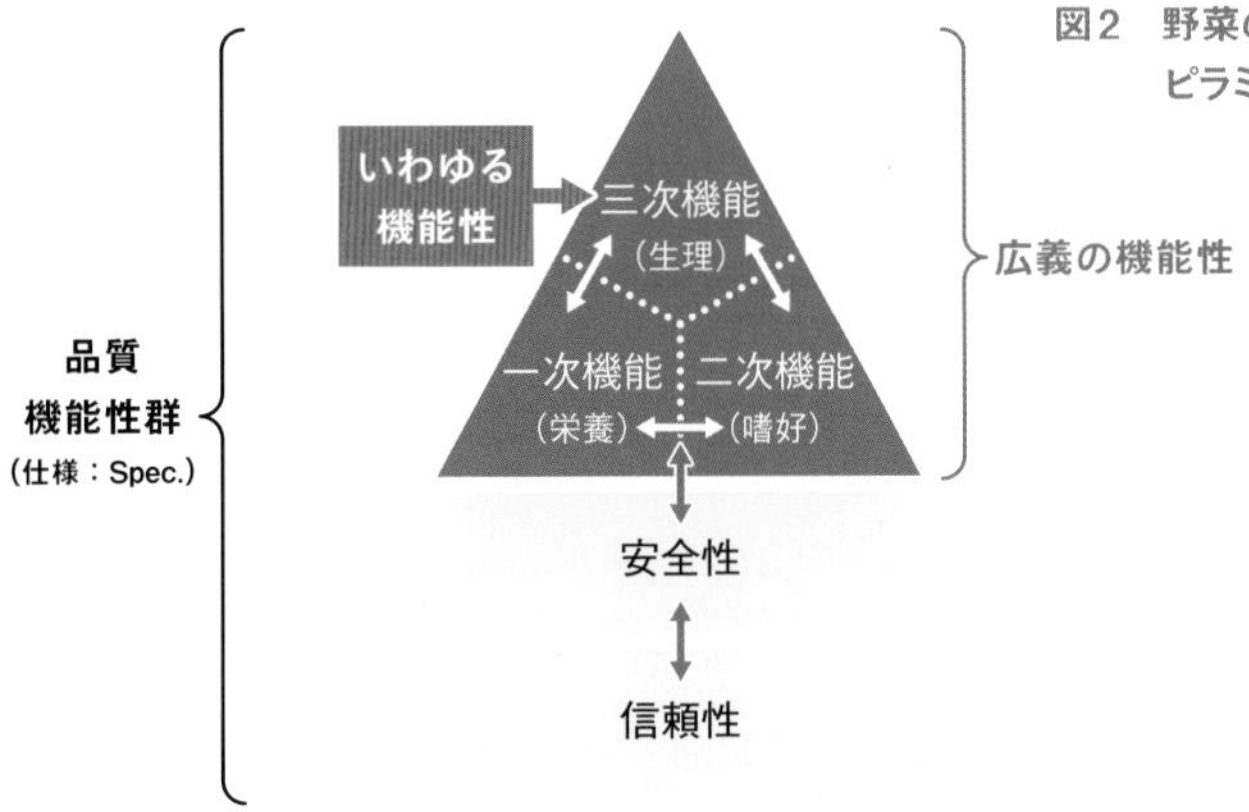

図2　野菜の品質機能性群のピラミッド構造

あっても、美味しさに対する要求（嗜好性＝二次機能）を満たさなければ、それを販売し経営を行うのは難しい。つまり、美味しさによる差別化が3番目あたりではないだろうか。そして最後に、機能性（三次機能）が来る。

　これらの重みづけは、偽装などの食の不安を増すような、〝事件〟の発生など突発的な社会的要因にも大いに影響される。また、長期のトレンドとして超高齢社会に対応した食がある。国民全体に健康に対する志向がますます強くなり、健康・長寿に資するよう、機能性成分を多く含む、また、有害な成分をより少なく含むなどの差別化戦略がとられる。

　今後、「機能性表示食品」制度により、野菜や果物においても機能性の市場が拡大することが考えられる。一方で、これは経済対策としての位置づけであることも理解しておく必要がある。そのため、実際の〝健康に資する〟という消費者の〝大きな期待〟とのミスマッチがあることも情報として伝えるべきだろう（高橋、2016）。つまり、商品によっては費用対効果で、冷静に評価する視点が必要だろう。

　今から事例を挙げつつ詳細に解説することの結論からいうと、機能性野菜については、これを機に「少し野菜を食べる量を増やそうか」というぐらいが、ちょうど良い対応ではないだろうか。

　野菜の生産額は2兆円程度あり、1割増えても2000億円の効果がある。その意味で、機能性の経済効果が期待されているのであろう。しかし、まずは〝普通に食べること〟が健康を保つ基本であることを、最初に強調しておきたい。

3 野菜の栄養成分・機能性成分

(1) 野菜に期待される栄養成分

糖質、タンパク質、脂質は3大栄養素と呼ばれ、エネルギーや体を構成する成分となる。この3大栄養素に、ビタミンとミネラルが加わり5大栄養素と呼ばれる。また最近では、食物繊維が第6の栄養素と呼ばれる。前3つの栄養素は、代謝の基本的な部分を担い、後3つの栄養素は、前者の代謝について、生体機能を調節する役割を担う。調節機能とはいえ、その多くは体内で合成ができないため、不足により機能障害が起きる。野菜から日々摂取する栄養素の割合を見ると（図3）、炭水化物、脂質、タンパク質は、野菜からの摂取は少ないものの、微量栄養素である食物繊維、ビタミンC、葉酸、ビタミンK、ビタミンA、カリウムは、野菜から多く摂取されていることがわかる。

(2) 野菜の機能性

再度確認しておくが、食べ物の働きには三次の異なる機能がある。一次機能は、前述のように生命を維持するための「栄養機能」である。二次機能は、おいしい等の感覚を満足させる「感覚・嗜好機能」、三次機能（いわゆる機能性）は、体調を整え、病気の予防につながるとされる「生体調節機能」である。日本は世界の中でいち早く超高齢社会になったことから、健康長寿に関心が高まり、日々の食への関心は高い。日々の食事全体で三次機能を考えると、野菜の寄与が高いため、野菜の機能性がより注目されているのであろう。

また、機能性食品（Functional Food）は日本発の概念であり、農産物の輸出戦略を考える上で重要なツールとなる。しかし、品質は総合的なものであり、図2に示した総合的な品質機能の高さ、そしてデリカスコア（図4）等として示される総合的な品質こそ、ブランドとして強調されるべきであろう。

4 表示制度と栄養成分

成分を個別に見ていく前に、近年改正された制度について見ることにより、社会ニーズとそれらへの対応状況を理解しておきたい。

1991年に「特定保健用食品（トクホ）」制度が導入され、世の中にトクホ商品が出回るようになった。その後、2001年に特定のビタミンやミネラルを基準量の範囲内で含む商品が「栄養機能食品」として、その栄養成分の機能を表示して良いこととなった。それらはトクホと合わせて、「保健機能食品」とされた。そして、2015

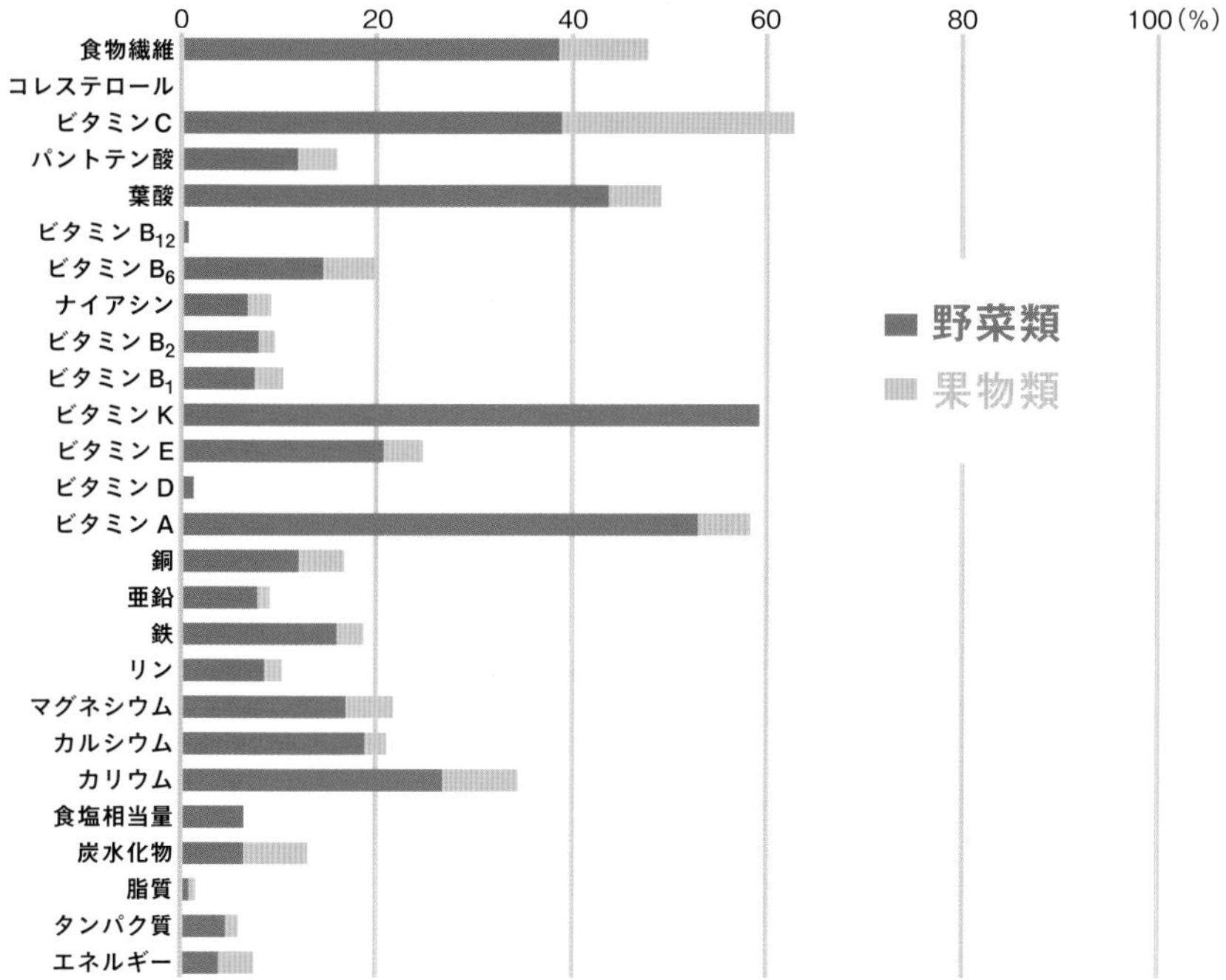

出典：2010年国民栄養調査のデータより

図3　野菜・果物からの各種栄養成分の摂取割合

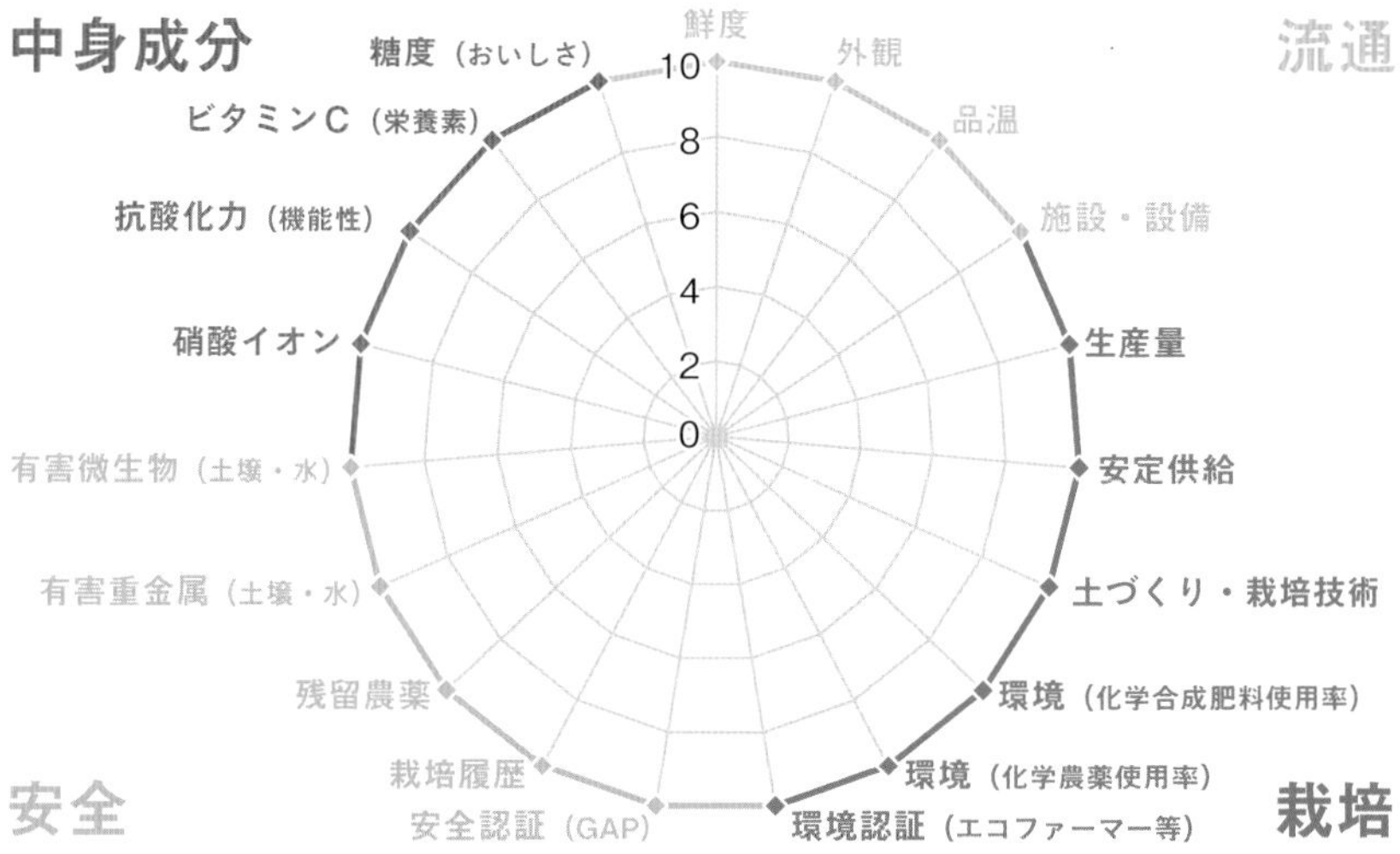

図4　野菜の総合評価例　デリカスコア（⇨36ページ参照）

出典：デリカフーズグループ

年4月から、この「保健機能食品」に「機能性表示食品」が加わったことになる。最初に述べるビタミン、ミネラルの栄養成分はこのときに改訂され、カリウム、ビタミンK、n-3系脂肪酸が新たに追加された（表2）。

その結果、13種のビタミン（B_1、B_2、B_6、B_{12}、C、A、D、E、K、葉酸、ナイアシン、パントテン酸、ビオチン）、6種のミネラル（K、Ca、Mg、Fe、Cu、Zn）、さらにn-3系脂肪酸、これらのいずれか1つ、もしくは複数を基準量以内含んでいれば、その栄養機能を行政等への届出不要で「定められた表現」を用いて表示することができるようになった（高橋、2016）。

5 栄養成分の由来

(1) ビタミン

栄養機能食品については、以前からビタミンやミネラルを大量に配合した「健康食品」を販売していた会社にとっては、上限値が設けられているため、インパクトに欠け魅力のない制度のようである。一方で、栄養機能食品の制度改訂により、2015年4月から生鮮食品での表示も可能となった。理由としては、生鮮食品について、栄養成分の機能を高めることにより付加価値を高めた商品が開発され、流通している現状があったからである。

栄養機能食品である旨および当該栄養成分の名称は、「栄養機能食品（○○）」と表示される。○○は「亜鉛」、「ビタミンA」、「ビタミンB_1・ビタミンB_2」等の栄養成分の名称となっている。今まで学んできたビタミンやミネラルの機能について、この制度改訂を機に学び直してみる価値はあるだろう。以下にいくつか、青果物において適用された栄養機能食品について見てみよう。

A イチゴにおけるビタミンCの表示

様々な栄養素があるが（表2）、ビタミンCについては「皮膚や粘膜の健康維持」および「抗酸化作用」を製品に表示することが可能である。1日当たり30～1000mgを摂取することが条件となるが、新潟市で生産したイチゴ（品種名「越後姫」）について分析を行った場合、下限をクリアするために必要な「越後姫」は約66g程度、約4粒ほど食べれば下限値を満たし、ビタミンCに関する栄養機能が期待される。

B かいわれにおけるビタミンB_{12}の表示

株式会社村上農園では、ビタミンB_{12}を含有した野菜「マルチビタミンB_{12}かいわれ」を、「栄養機能食品」として発売している。蓋フィルムには「栄養

第1欄 栄養成分	第2欄 下限量	第3欄 機能	第4欄 上限量	第5欄 注意事項
ナイアシン	3.9 mg	ナイアシンは、皮膚や粘膜の健康維持を助ける栄養素です。	60 mg	本品は、多量摂取により疾病が治癒したり、より健康が増進するものではありません。1日の摂取目安量を守ってください。
パントテン酸	1.44 mg	パントテン酸は、皮膚や粘膜の健康維持を助ける栄養素です。	30 mg	本品は、多量摂取により疾病が治癒したり、より健康が増進するものではありません。1日の摂取目安量を守ってください。
ビオチン	15 μg	ビオチンは、皮膚や粘膜の健康維持を助ける栄養素です。	500 μg	本品は、多量摂取により疾病が治癒したり、より健康が増進するものではありません。1日の摂取目安量を守ってください。
ビタミンA	231 μg	ビタミンAは、夜間の視力の維持を助ける栄養素です。ビタミンAは、皮膚や粘膜の健康維持を助ける栄養素です。	600 μg	本品は、多量摂取により疾病が治癒したり、より健康が増進するものではありません。1日の摂取目安量を守ってください。妊娠3カ月以内または妊娠を希望する女性は過剰摂取にならないよう注意してください。
ビタミンB1	0.36 mg	ビタミンB1は、炭水化物からのエネルギー産生と皮膚や粘膜の健康維持を助ける栄養素です。	25 mg	本品は、多量摂取により疾病が治癒したり、より健康が増進するものではありません。1日の摂取目安量を守ってください。
ビタミンB2	0.42 mg	ビタミンB2は、皮膚や粘膜の健康維持を助ける栄養素です。	12 mg	本品は、多量摂取により疾病が治癒したり、より健康が増進するものではありません。1日の摂取目安量を守ってください。
ビタミンB6	0.39 mg	ビタミンB6は、タンパク質からのエネルギー産生と皮膚や粘膜の健康維持を助ける栄養素です。	10 mg	本品は、多量摂取により疾病が治癒したり、より健康が増進するものではありません。1日の摂取目安量を守ってください。
ビタミンB12	0.72 μg	ビタミンB12は、赤血球の形成を助ける栄養素です。	60 μg	本品は、多量摂取により疾病が治癒したり、より健康が増進するものではありません。1日の摂取目安量を守ってください。
ビタミンC	30 mg	ビタミンCは、皮膚や粘膜の健康維持を助けるとともに、抗酸化作用をもつ栄養素です。	1000 mg	本品は、多量摂取により疾病が治癒したり、より健康が増進するものではありません。1日の摂取目安量を守ってください。
ビタミンD	1.65 μg	ビタミンDは、腸管でのカルシウムの吸収を促進し、骨の形成を助ける栄養素です。	5.0 μg	本品は、多量摂取により疾病が治癒したり、より健康が増進するものではありません。1日の摂取目安量を守ってください。
ビタミンE	1.89 mg	ビタミンEは、抗酸化作用により、体内の脂質を酸化から守り、細胞の健康維持を助ける栄養素です。	150 mg	本品は、多量摂取により疾病が治癒したり、より健康が増進するものではありません。1日の摂取目安量を守ってください。
葉酸	72 μg	葉酸は、赤血球の形成を助ける栄養素です。葉酸は、胎児の正常な発育に寄与する栄養素です。	200 μg	本品は、多量摂取により疾病が治癒したり、より健康が増進するものではありません。1日の摂取目安量を守ってください。葉酸は、胎児の正常な発育に寄与する栄養素ですが、多量摂取により胎児の発育が良くなるものではありません。
ビタミンK	45 μg	ビタミンKは、正常な血液凝固能を維持する栄養素です。	150 μg	本品は、多量摂取により疾病が治癒したり、より健康が増進するものではありません。1日の摂取目安量を守ってください。血液凝固阻止薬を服用している方は本品の摂取を避けてください。
n-3系脂肪酸	0.6 g	n-3系脂肪酸は、皮膚の健康維持を助ける栄養素です。	2.0 g	本品は、多量摂取により疾病が治癒したり、より健康が増進するものではありません。1日の摂取目安量を守ってください。
亜鉛	2.64 mg	亜鉛は、味覚を正常に保つのに必要な栄養素です。亜鉛は、皮膚や粘膜の健康維持を助ける栄養素です。亜鉛は、タンパク質・核酸の代謝に関与して、健康の維持に役立つ栄養素です。	15 mg	本品は、多量摂取により疾病が治癒したり、より健康が増進するものではありません。亜鉛の摂りすぎは、銅の吸収を阻害する恐れがありますので、過剰摂取にならないよう注意してください。1日の摂取目安量を守ってください。乳幼児・小児は本品の摂取を避けてください。
カルシウム	204 mg	カルシウムは、骨や歯の形成に必要な栄養素です。	600 mg	本品は、多量摂取により疾病が治癒したり、より健康が増進するものではありません。1日の摂取目安量を守ってください。
鉄	2.04 mg	鉄は、赤血球をつくるのに必要な栄養素です。	10 mg	本品は、多量摂取により疾病が治癒したり、より健康が増進するものではありません。1日の摂取目安量を守ってください。
銅	0.27 mg	銅は、赤血球の形成を助ける栄養素です。銅は、多くの体内酵素の正常な働きと骨の形成を助ける栄養素です。	6 mg	本品は、多量摂取により疾病が治癒したり、より健康が増進するものではありません。1日の摂取目安量を守ってください。乳幼児・小児は本品の摂取を避けてください。
マグネシウム	96 mg	マグネシウムは、骨や歯の形成に必要な栄養素です。マグネシウムは、多くの体内酵素の正常な働きとエネルギー産生を助けるとともに、血液循環を正常に保つのに必要な栄養素です。	300 mg	本品は、多量摂取により疾病が治癒したり、より健康が増進するものではありません。多量に摂取すると軟便（下痢）になることがあります。1日の摂取目安量を守ってください。乳幼児・小児は本品の摂取を避けてください。
カリウム	840 mg	カリウムは、正常な血圧を保つのに必須な栄養素です。	2800 mg	本品は、多量摂取により疾病が治癒したり、より健康が増進するものではありません。1日の摂取目安量を守ってください。腎機能が低下している方は本品の摂取を避けてください。

表2　栄養機能食品の栄養成分、含有量の範囲、機能、摂取上の注意事項

機能食品（ビタミンB_{12}）」、側面シールには「ビタミンB_{12}は、赤血球の形成を助ける栄養素です。」との記述がある。

　これらの商品には、注意書きとして、バランスの取れた食生活の普及啓発を図る文言が必要であり、「食生活は、主食、主菜、副菜を基本に、食事のバランスを。」と表示されている。さらに「本品は、特定保健用食品と異なり、消費者庁長官による個別審査を受けたものではありません。」との表示が必要である。その他の成分事例については、育種や栽培法も深くかかわるため、機能性野菜の項目でさらに詳細に紹介する。

(2) 無機物（ミネラル）

　現在、一般的には118種類の元素が見出されているが、その中で炭素、酸素、水素、窒素以外の無機成分の総称をミネラルと呼ぶ。つまり、3大栄養素である、炭水化物、タンパク質、脂質の主な構成成分となっているものはミネラルから除かれている。

　野菜や果物はヒトへのミネラルの重要な供給源でもある（図3）。まず、植物および動物について、それらを構成する元素について整理した（表3）。

野菜を含め、植物はそれ自体の生育のために自然界から元素を取り込んでいる。そもそも植物はヒトに食べられるために生育しているわけではなく、ヒトが植物を食料として利用しているに過ぎない。

　植物が正常に生育するために必要な栄養元素は必須元素と呼ばれ、最初にＡｒｎｏｎらにより定義された。必須元素とは、その元素を欠如させると、①栄養および生殖生長の全過程（ライフサイクル）を完結できない、②その元素の欠乏症状は、元素に特異的であり、他の元素で代替できない、③その元素の直接の関与であることの、3原則が求められている。このような必須元素は後記の17元素であり、要求量の多さから、炭素、酸素、水素、窒素、リン、カリウム、カルシウム、マグネシウム、イオウの9元素は多量要素、鉄、銅、マンガン、亜鉛、ホウ素、モ

成分として含まれる生体内活性物質	ヒトでの欠乏症状
ンパク質、核酸、脂質等	栄養失調
ンパク質、核酸、脂質等	
ンパク質、核酸、脂質等	
タンパク質、核酸等	
ヒドロキシアパタイト	骨粗しょう症
ヒドロキシアパタイト	骨疾患
	無力症、不整脈
アミノ酸、グルタチオン	
胃酸	
	筋肉痛、熱けいれん
Mg結合ATP	心臓疾患
ヘモグロビン、酵素	鉄欠乏性貧血
酵素	脱毛、皮膚疾患
酵素	貧血
酵素	骨病変
甲状腺ホルモン	甲状腺腫
酵素	心臓疾患、克山病
酵素	
ビタミンB_{12}	悪性貧血
GTF	耐糖能低下
酵素	
酵素	
酵素	

それ以外のミネラル、×:規格基準がある食品中有害元素
部抜粋、改変)。 2） 高橋英一、比較植物栄養学、1974より。

	※	元素名	元素記号	元素番号	植物の必須性	ヒトの必須性	ほ乳類の必須性	化学性状		地殻中濃度（%）	海水中濃度 g／L,（g/kg*）		被子植物濃度[2)] mg/kg	成人人体内存在量 体重70k
		炭素	C	6	○	○	○	非金属		0.02	0.026	＊	454000	12.6 kg
		水素	H	1	○	○	○	非金属		0.14	-		55000	7 kg
		酸素	O	8	○	○	○	非金属		46.6	0.0024	＊	410000	45.5 kg
		窒素	N	7	○	○	○	非金属		0.002	0.0083	＊	30000	2.1 kg
主要ミネラル	◎	カルシウム	Ca	20	○	○	○	金属	軽金属	3.39	0.41		18000	1.05 kg
主要ミネラル	○	リン	P	15	○	○	○	非金属		0.08	0.0006		2300	0.7 kg
主要ミネラル	◎	カリウム	K	19	○	○	○	金属	軽金属	2.4	0.38		14000	140 g
主要ミネラル		硫黄	S	16	○	○	○	非金属		0.06	0.905		3400	175 g
主要ミネラル		塩素	Cl	17	○	○	○	非金属		0.19	18.8		2000	105 g
主要ミネラル	○	ナトリウム	Na	11		○	○	金属	軽金属	2.63	10.77		1200	105 g
主要ミネラル	◎	マグネシウム	Mg	12	○	○	○	金属	軽金属	1.93	1.29		3200	105 g
微量ミネラル Ⅰ	◎	鉄	Fe	26	○	○	○	金属	重金属	4.7	0.00002		140	6 g
微量ミネラル Ⅰ	◎	亜鉛	Zn	30	○	○	○	金属	重金属	0.004	0.000049		160	2 g
微量ミネラル Ⅰ	◎	銅	Cu	29	○	○	○	金属	重金属	0.01	0.0000003		14	80 mg
微量ミネラル Ⅰ	○	マンガン	Mn	25	○	○	○	金属	重金属	0.09	0.000002		630	100 mg
微量ミネラル Ⅰ	○	ヨウ素	I	53		○	○	非金属		0.00003	0.0005			11 mg
微量ミネラル Ⅰ	○	セレン	Se	34		○	○	非金属		0.00001	0.000002			12 mg
微量ミネラル Ⅰ		モリブデン	Mo	42	○	○	○	金属	重金属	0.0013	0.0001		0.9	10 mg
微量ミネラル Ⅰ		コバルト	Co	27		○	○	金属	重金属	0.004	0.0000005			1.5 mg
微量ミネラル Ⅰ		クロム	Cr	24		○	○	金属	重金属	0.02	0.000003			2 mg
微量ミネラル Ⅱ		フッ素	F	9			○	非金属		0.03	0.013			3 g
微量ミネラル Ⅱ		ケイ素	Si	14			○	類金属		25.8	0.002		200	2 g
微量ミネラル Ⅱ		ルビジウム	Rb	37				金属	軽金属	0.03	0.00012		20	320 mg
微量ミネラル Ⅱ		臭素	Br	35				非金属		0.00025	0.067			
微量ミネラル Ⅱ	×	鉛	Pb	82			○	金属	重金属	0.0015	0.0000001		2.7	120 mg
微量ミネラル Ⅱ		アルミニウム	Al	13				金属	軽金属	7.56	0.000000005		550	60 mg
微量ミネラル Ⅱ	×	カドミウム	Cd	48				金属	重金属	0.00005	5 E-09			50 mg
微量ミネラル Ⅱ	×	ホウ素	B	5	○			類金属		0.001	0.0044		50	
微量ミネラル Ⅱ		バナジウム	V	23			○	金属	重金属	0.015	0.000025		1.6	1.5 mg
微量ミネラル Ⅱ	×	ヒ素	As	33			○	類金属		0.0004	0.000037			2 mg
微量ミネラル Ⅱ		ニッケル	Ni	28	○		○	金属	重金属	0.01	0.000017		2.7	10 mg
微量ミネラル Ⅱ	×	スズ	Sn	50			○	金属	重金属	0.004	0.0000001			20 mg
微量ミネラル Ⅱ		リチウム	Li	3				金属	軽金属	0.006	0.00018			
微量ミネラル Ⅱ		ストロンチウム	Sr	38			○	金属	軽金属	0.0375	0.0078	＊	26	320 mg

※人間の生命活動に不可欠な栄養素で、科学的根拠が医学的・栄養学的に広く認められ確立されたものが対照であり、◎:規格基準が定められているミネラル、

出典:糸川嘉則編集、ミネラルの事典、2003より（一部抜粋、改変）。　1）　糸川嘉則編集、ミネラルの事典、2003。

表３　植物および動物を構成する元素

リブデン、塩素、ニッケルは要求量が比較的少なく微量要素といわれる。有機物を含め肥料は、これらの必須要素を植物に供給し、正常に生育させるために利用される。

ヒトの主要・微量ミネラルは植物と共通するものが多い（表3）。動物はこれら植物が集積した様々な元素を栄養素として利用する。当然、微量ながら有害な成分も常に含まれている。要は摂取量の問題であるが、食べるという行為の根本には、許容濃度範囲の広い成分と、それが狭い成分とを混合物として摂取していることがある。

栄養成分として考えた場合、ミネラルに様々な機能があるのはビタミンと同様である（表2）。栄養機能食品は、栄養成分の機能の表示をして販売される食品である。ビタミン同様、1日当たりの摂取目安量に含まれる当該栄養成分量が定められた上・下限値の範囲

内にある必要があるほか、栄養機能表示だけでなく注意喚起等も表示する必要がある。

6 機能性成分の由来

(1) 一次代謝産物と二次代謝産物

植物に含まれる成分には一次代謝産物と二次代謝産物がある。一次代謝産物は、糖類、脂質、タンパク質、核酸など、生物の基本的なプロセスを担う有機化合物である。したがって、細菌から人類までほぼ共通する有機化合物といえる。一方、二次代謝産物は生命維持に直接かかわらない。むしろ、地球上の生物の多様性に対応して発現している。高等植物では、これら二次代謝産物が顕著に発現している（南川ら、1981）（図5）。多くの場合、野菜の機能性を示すのは二次代謝産物である（佐竹、2016）。

(2) 多様な二次代謝産物とその合成経路

野菜の機能性成分については様々なものがあり、表4のようにまとめられる。これらの代謝産物の原料は、一次代謝産物、さらにいえば光合成産物である（図5）。二次代謝産物の植物自体に対する役割は多くはわかっていないが、病害虫への抵抗性を増すことが考えられている（Stamp, 2003/Brandt, 2011）。

一方で、人類は医薬や栄養素として、これら二次代謝産物に多大なる恩恵を受けている。代表的な経路には、ポリケチドをつくる酢酸マロン酸経路、イソプレノイドをつくるメバロン酸経路、フラボノイドをつくるシキミ酸・酢酸マロン酸経路、アルカロイドをつくるアミノ酸経路などがある。野菜の機能性成分の多くは、これらの基本的な合成経路をもとに、その他の経路が組み

図5　光合成を起原とする代謝の概要

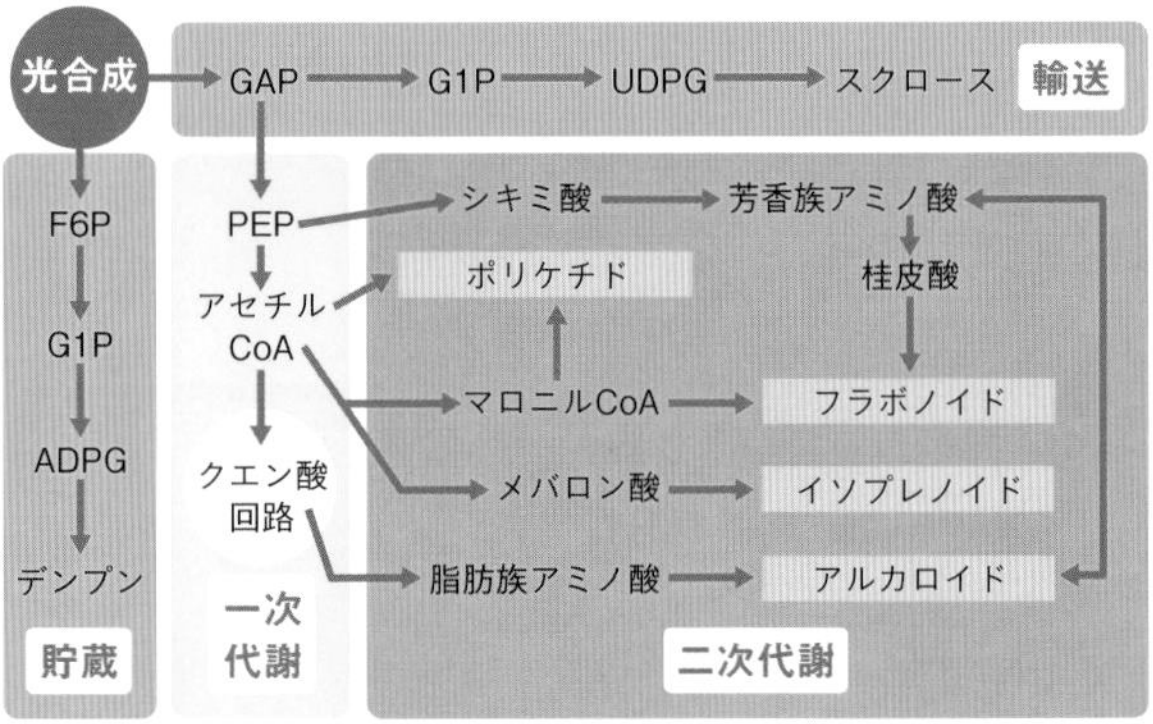

GAP：グリセロール3-リン酸、PEP：ホスホエノールピルビン酸、
G1P：グルコース1-リン酸、F6P：フルクトース6-リン酸、ADPG：ADPグルコース、
UDPG：UDPグルコース

分類			機能性	含有農産物食品例
ポリフェノール	アピイン（アピノール）		精神安定、頭痛改善、抗がん作用、食欲増進	セルリー、パセリ
	クロロゲン酸		抗酸化作用、がん予防、老化防止、生活習慣病予防	カンショ、ゴボウ、ナス
	ラクチュコピクリン		鎮痛作用、睡眠促進効果、食欲増進、肝臓・腎臓の機能向上効果	レタス、チコリ
	アントシアニン		目の機能向上・眼精疲労回復効果、抗酸化作用、生活習慣病予防	赤ジソ、紫キャベツ、ナス、スイカ、紫色のカンショ
	ケルセチン		抗酸化作用、抗炎症作用、発がんの抑制、動脈硬化予防、毛細血管の増強、花粉症抑制、体内に摂取した脂肪の吸収を抑制	タマネギ、エシャロット
	ルチン		生活習慣病予防	ケール、ホウレンソウ、アスパラガス
	イソフラボン		更年期症状緩和、骨粗しょう症予防、冷え性予防、女性ホルモンの欠乏を補う	ソラマメ、エダマメ
	ジンゲロール		抗酸化作用、がん予防、動脈硬化予防、老化予防、消化吸収促進、血行促進作用、発汗作用	ショウガ
アミノ酸	リジン		成長促進作用、皮膚炎予防	エダマメ、ソラマメ、ブロッコリー、ニンニク
	トリプトファン		不眠症予防・改善、抗うつ症状の緩和	エダマメ、ソラマメ、ニンニク、ホウレンソウ
	アスパラギン酸		疲労回復作用、スタミナ増強作用	アスパラガス、トマト
	グルタミン酸		脳や神経の機能活性化、排尿作用	トマト、ハクサイ、ブロッコリー
オリゴ糖			整腸効果、便秘解消効果	ゴボウ、タマネギ
レシチン			老化予防、動脈硬化予防、脂肪肝予防	エダマメ
キャベジン（ビタミンU）			胃腸障害に有効	キャベツ、レタス、セルリー
キシリトール			虫歯予防効果	イチゴ、レタス、ホウレンソウ、カリフラワー
ムチン			胃壁保護、肝臓・腎臓の働きを助ける、高脂血症予防、糖尿病予防	ヤマノイモ、サトイモ、オクラ、レンコン
アスコルビン酸（ビタミンC）			抗酸化作用、がん予防、抗がん物質生成	野菜全般
カロテノイド	α-カロテン・β-カロテン		抗酸化作用、がん予防	ニンジン、ホウレンソウ、ブロッコリー、カボチャ
	γ-カロテン		抗酸化作用	トマト、アンズ
	リコピン		抗酸化作用、がん予防	トマト、スイカ
	アスタキサンチン		生活習慣病予防効果、抗疲労作用、抗炎症作用	含まれない
	カプサンチン		抗酸化作用、がん予防、生活習慣病予防、老化予防	ピーマン
	キサントフィル類	ゼアキサンチン・ルテイン	視力低下抑制効果	ホウレンソウ、マンゴー、パパイア
		β-クリプトキサンチン	抗がん作用	ミカン、トウモロコシ、ポンカン
		ルテイン	視力低下抑制効果	ホウレンソウ、トウモロコシ
イオウ化合物	硫化アリル		生活習慣病予防、がん予防、胃腸炎改善	タマネギ、ネギ、ニラ、ニンニク、ラッキョウ
		アリシン	殺菌作用、がん予防、疲労回復	ニンニク
		硫化プロピル	血糖値低下	タマネギ
		サイクロアリイン	血栓を溶かす	タマネギ
		その他の硫化アリル	肥満改善	タマネギ
	イソチオシアン酸類		がん予防	キャベツ、ブロッコリー、カリフラワー
クロロフィル			がん予防、コレステロール値低下作用、貧血予防効果、炎症鎮痛作用	ホウレンソウ、ニラ、ピーマン

出典：独立行政法人 農畜産業振興機構の「野菜ブック」の情報から抜粋整理

表4　野菜等に含まれ機能性をもつといわれている成分

合わさった複合的な経路により合成されている（図5）。

（3）野菜に含まれる様々な機能性成分

前述のように、いわゆる機能性は、健康志向の高まりとともに顕在化してきた特性であり、最も特異な品質のひとつである。つまり、安全性、おいしさは当たり前とした、さらなる付加価値である。そのため、逆に差別化を図るシーズとなり、ビジネスのシーズにもなる。

現在まで知られている主な野菜の機能性成分と期待される生理機能を整理した（表4）。多くは二次代謝産物であり、今後、科学的に効能が評価され、機能性表示食品として販売される可能性を秘めている。しかし、生活習慣病などは、機能性食品で解決しようとすべきではない。例えば、動物性食品を食べ過ぎている場合、植物性食品の良さを見直し、食生活に取り入れることだ。つまり、主食として穀類をおき、野菜や果物、ダイズ製品、海草などをふんだんに利用し、多過ぎない量の魚や肉、卵や牛乳を組み合わせた、植物豊富な食べ方を健康的な食生活の基本とし、適度の運動を行う。

いずれにしても、トクホや機能性表示食品の機能性はわずかなものでしかない（高橋、２０１６）。それにもかかわらず「大きな効果」があるかのように喧伝し過ぎることは「フードファディズム」とされている。このような基本的な認識をもって、野菜の機能性についても考えるべきである。

以下では、野菜の品質機能を生産により向上させる取り組みについて述べるが、栄養成分については、食生活により基準をクリアし、いわゆる機能性成分については、期待し過ぎず適切な摂取を心がけるということである。

7 野菜の品質機能と植物工場等、環境制御等による制御

植物工場では、光、温度、湿度、培養液管理などを任意に制御できるため、特定の機能性成分を向上させる事例が多く見られるようになった。付加価値の高い野菜生産を実現できるツールとして注目される理由がここにある。今後は、生産から流通・加工を含め、これら有効成分の利用法が、さらに盛んに研究・開発されるであろう。

ここでは、野菜の品質について、特に植物工場を軸に慣行栽培や有機栽培と比較しながら考察してみる。

（1）生産性と品質機能

高糖度トマトは食味も良く、様々な成分濃度が高く高機能化が図られてい

るといえる（斎藤、2016）。しかし、基本的には、このような品質と生産量とはトレードオフの関係にあるため（中野ら、2015a）、収量低下は免れないのが現状である（図6）。

生産量にせよ糖に代表される品質成分にせよ、そのもとは光合成産物である。それが、果実そのものの重量増加

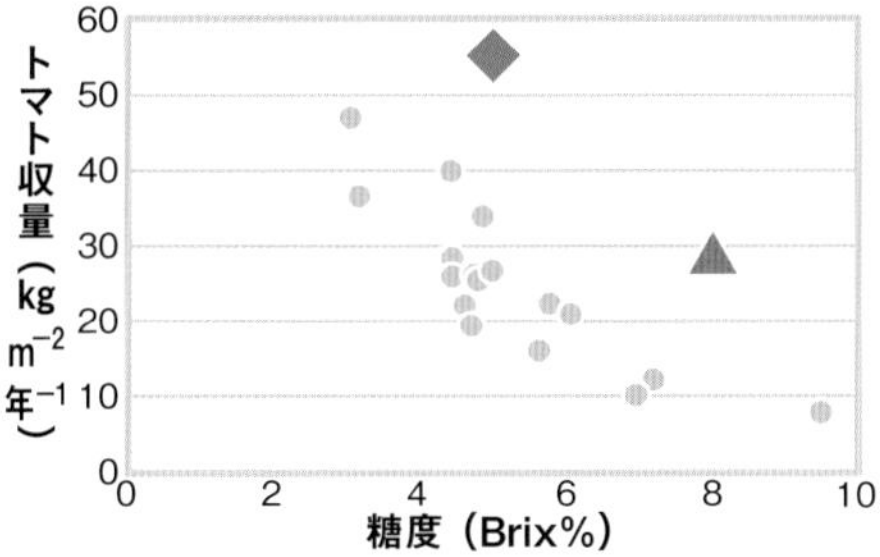

◆ SIP等における達成値　▲ 輸出型植物工場における達成値

※農研機構、兵庫県、石川県、および聞き取り調査などの収量および糖度のデータから作成。低段の場合は周年生産を想定して再計算してプロットした。

図6　大玉トマトの年間収量と糖度との関係

のためのセルロース等の多糖合成に振り分けられるか、食味や機能性に寄与する低分子成分に振り分けられるかは、（図5）ストレスの程度に因るところが大きい。そこで、まずは光合成速度を最大化させ、植物工場ならではの厳密な環境制御により、生産量を低下させずに、内容成分を充実させることが目指されている。そのような制御法（ストレスの強さと期間等）は、野菜の生産性（収量×品質）を高める上で、今後蓄積されるべき知見である。これらのテーマについては、SIP（戦略的イノベーション創造プログラム：Cross-ministerial Strategic Innovation Promotion Program）など国を挙げたプロジェクト研究でも取り組みが進んでいる（中野、2015）。

（2）植物工場野菜の品質機能

生産性を単位時間・単位エネルギー当たりに生み出される富とする“工場”という一般概念からいうと、植物工場は生産性を最大化を目指す生産システムであろう。ここでは、生産性＝［生産量×価値］／［時間×エネルギー］と、ある程度単純化して考えてみる。工場は、生産性を最大化させるため、最適な制御を行う場であり、機能性はここで価値を高める要素である。

一般に植物工場では、植物の生育速度が速くなることが多く、生産量は向上するのであるが、相対的に成分量が低い場合も認められる。一方で、様々な制御が可能であるため、生産速度を制御し、また比較的低い付加的なエネルギーで、投入以上の付加価値の創出が可能である。以下には、野菜の機能性向上を品質機能の向上として広くとらえ、植物工場において実施されている事例について、トマト等主要品目を中心にトピックス的に取り上げる。

A トマトそのものの機能性研究

機能性という視点からトマトを見ると、トマトで特に多い成分ということになる。トマトジュースのラベル表示では、リコピン、GABA(ギャバ)、まれにβ-カロテンリッチなトマトジュースがある。

トマトの健康機能成分で最近注目されている成分に、13-オキソ-9、11-オクタデカジエン酸(13-oxo-ODA)があり、肥満性糖尿病マウス血液中の脂肪増加を抑える効果が認められた(Kimら、2012)。また、動脈硬化予防の効果が期待されるエスクレオシドA(Manabeら、2010)がある。

グルタミン酸は、特に加工用のトマトに多く含まれるアミノ酸である。

トマト果実は成熟に伴い、グルタミン酸は増加するが、それに合わせるようにGABAが減るのが一般的である。GABAが多い品種や、増加する環境条件の研究が実施されている。ゲノム編集でGABAを多く含むトマトが開発され(Nonakaら、2017)、上市されようとしている。

一方で、一般的にアミノ酸類はおいしさに寄与する。つまり、遊離糖とクエン酸含量(糖度+酸度)に加えて、グルタミン酸含量を評価すれば、おいしさの化学性のかなりの部分が説明できるだろう。トマトが他の果実と違う点は、果実内部にゼリー部と果肉部があり、均一ではないことである。これは、味にも大きく影響する。成分としては、前述のエスクレオシドAは、果肉よりゼリー部に圧倒的に多く、逆にリコピンはゼリー部より果肉部に多いとされる。

既に高リコピンを謳った商品が流通販売されている。カゴメの高リコピントマトはその一例であり、通常のトマトの1.5倍のリコピンを含有していることが示されている。

今後も健康志向の流れは変わらない。また、海外に輸出する場合も、高品質の要素のひとつとして、リコピンなどの機能性はセールスポイントのひとつである。各社同様の商品開発が行われており、競争も激化するものと思われる。

B 肥培管理と品質

養水分管理は農産物の品質に大きく影響する。表5に見られるように、地下部の栽培条件においては、窒素と土壌水分がその品質に大きく影響を与えていることが考えられる。また、肥料成分を中心にした報告でも、同様に、N、P、K、Caなどで品質を向上させることが多く報告されている(Martin-Preval, 1999)(表6)。

有機農産物の品質が良いといわれる

が、有機物活用の事例を含めて、栽培が高品質化や収量向上に資する可能性のあるメカニズムについて、トマトの事例を中心に考えてみる。これ以外にもある様々な栽培方法が品質に与える影響について考えることにより、将来の植物工場における高品質化とはどのようなものになるのかを考えるヒントになるだろう。

水耕栽培による抗酸化物質の増加：収量を低下させず機能性成分を蓄積させ

種類	品質と収量	窒素	リン酸	カリウム	微量要素	地温	土壌水分	土壌病害虫
果菜類	外観	◎	○			◎	◎	○
	日持ち性	△		○		◎	○	○
	糖度	◎				○	◎	○
	酸度	◎				○	◎	○
	ビタミンC	◎				○	○	○
	収量	◎	○	○	○	◎	◎	○
葉菜類	外観	◎				◎	◎	○
	日持ち性	◎				◎	◎	○
	糖度	◎				○	◎	○
	酸度	△		○		○	○	○
	ビタミンC	◎				○	○	○
	収量	◎	○	○	○	◎	◎	○
根菜類	外観	◎				◎	◎	○
	日持ち性	◎	○		○	◎	◎	○
	糖度	◎	○	○		○	◎	○
	酸度	△				○	◎	○
	ビタミンC	◎				○	◎	○
	収量	◎	△	○	○	◎	◎	○

注：◎：深く関係する、○：関係がある、△：はっきりしない　出典：文献（1）より抜粋一部加筆

表5　野菜の品質と地下部の栽培条件※（青木）

	--	-	=	+	++	?
有機物	1	2	8		11	4
微生物			1		2	
N	23	11	24	17	37	33
P		1	8	5	24	9
S				2	12	1
Cl	1					
Si				1		
K	4	2	9	5	18	6
Mg	1		2		6	1
Ca			1	1	11	
Na	1	1				
Fe			2	1	5	1
Mn			1	1	13	1
Zn	1		1	1	13	1
Cu	1		1		2	
Mo						
B	2		2	1	3	
I						2
Se						1
希土類元素					1	

注：--：好ましくない効果がある、-：好ましくない傾向がある、=：中立的または効果が疑わしい、+：場合によって良い効果がある、++：良い効果がある、?：要旨に記載がない

表6　個別の土壌環境に関する成分が作物の品質に与える影響についての報告事例

るための栽培条件を最適化し、その知見を集積していく必要がある。国内では、植物工場においてアスコルビン酸含量（ビタミンC）が高いバジルが生産された（古川、2015）。光、温度、湿度および培養液管理による環境制御にその生産ノウハウがある。ビタミンCの十分な摂取はフレイル（加齢に伴う心身活力の低下）のリスクを下げる可能性があり（石神、2019）、社会的にも重要なターゲットであろう。海外でも同様の研究が進んでいる。例えば、水耕と土耕で生育させたバジルにおける抗酸化物質と栄養価が評価されている（Sgherriら、2010）。バジルは、生鮮、冷凍、乾燥品があり、年間を通じて需要がある。バジルの成分濃度は環境によりある程度異なることが想定されるが、土耕と水耕で抗酸化成分等を比較したところ、ビタミンC、ビタミンE、脂肪酸、総フェノール、ロスマリン酸について、含量は土耕に比べ水耕で高かった。

　特徴的なのは還元型のリポ酸が水耕で、土耕に比べ3倍も高くなったことである。これらは一例であり、栽培条件により異なることも想定されるが、水耕栽培においても品質向上が可能であることを示す例である。

水分：一般に土壌に有機物を施用することにより、土壌の団粒構造が発達して、水はけが良くなり、程良いストレスがかかることが高品質の要因と考えられる。このような、低水分条件、または塩類ストレスは植物体のバイオマス生産を低下させるが、特に糖度を上昇させるとともにアミノ酸の濃度も上昇させることが知られている（斎藤、2016）。

窒素：作物への窒素施用量を減らすと、二次代謝産物が増えることが多くの研究によって示されている。これはある種のストレスであり、特に有機農業における施肥ではこのような状況が起こり、病害虫の攻撃から作物体を防御するのに関係する二次代謝産物が増えるとされている（Brandt, 2011）。このことが人間の健康増進にも寄与する可能性が示唆されている。しかし、その分、生産量は低下することも多くの論文でいわれている。すべてを把握することは困難であるが、ある程度総合的に判断する必要があるだろう。

無機塩類：野菜畑の土作りとして堆肥は1〜1.5t／10a程度、投入することが勧められている。しかし、一般に家畜糞系の堆肥にはKやCaなどの無機塩類も多く含まれるため、施肥量を勘案しないと予想以上に塩類が集積する場合がある。特に降雨が遮断されている施設生産ではその傾向が顕著である。したがって、図らずも塩類ストレスが付加され、生産量は減少するものの、糖度が上昇する可能性がある。

また、多くの無機成分が添加されるためか、若干ではあるが、慣行農産物に比べて無機成分含量が増加する場合もある（中野、２０２０）。

カリウム(K)増施で抗酸化物質が増加：トマト果実の赤色の主成分であるリコピンはカロテノイドの一種であり、高い抗酸化作用を有し効率的に活性酸素を捕獲することにより発がんの危険性を軽減するとされている。近年、消費者の健康志向の高まりからリコピン含量の高いトマト果実の需要が高まっており、このことがリコピン高含有品種の育成やリコピン含量を増加させるための栽培技術の開発に対する研究意欲を亢進してきた。これまでに、トマト果実のリコピンを増加させる栽培方法として、養液栽培における培養液中のEC（電気伝導度）を高める方法が提案され、実際に果実リコピン含量が有意に高まることが示されている。しかし、高EC処理によってトマト果実収量が低下することも同時に認められ、実用化に至っていないのが現状である。

一方、K施肥量を増加させることで果実収量を維持しつつリコピン含量を増進することを実験レベルで明らかにしている事例もある（Taberら、

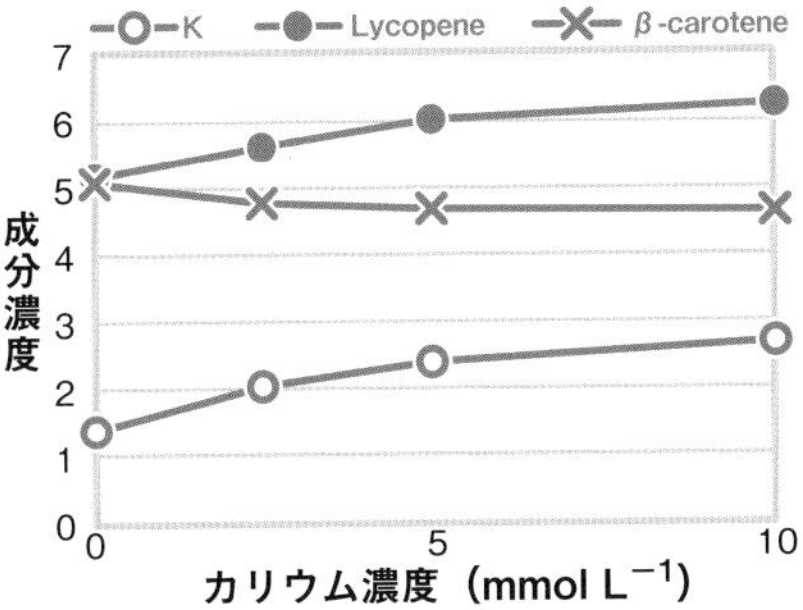

K：mg gFW^{-1}, Lycopene：mg100g FW^{-1},
β-carotene：mg kg FW^{-1}

図7　カリウム濃度の増加による各種成分濃度の変化

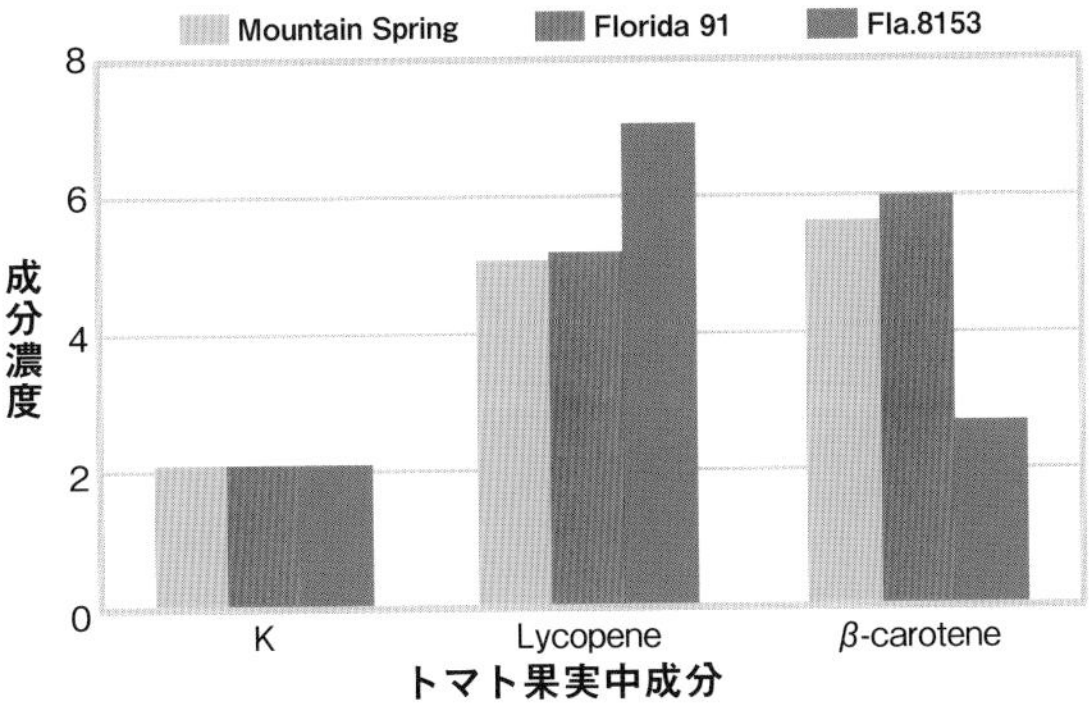

K：mg gFW^{-1}, Lycopene：mg100g FW^{-1}, β-carotene：mg kg FW^{-1}

図8　各種成分濃度の品種間差異

２００８）（図７）。この場合も、Ｋ増施によるリコピン増進効果には品種間差があり（図８）、また、リコピン増進効果を誘導する適切なＫ施肥量は詳細には明らかになっていない。

水耕栽培した普通品種の「ハウス桃太郎」と、β-カロテンを蓄積させる変異品種である「Ｂｅｔａ」に対してＫ増施を行うと、「ハウス桃太郎」ではリコピン含量が、「Ｂｅｔａ」ではβ-カロテン含量が高まることが示され、Ｋ増施は品種を問わずカロテノイド合成を促進する可能性が示唆されている（名田、２０１６）。植物工場においては、養液中のＫの制御が可能であるため、今後Ｋを制限因子とした機能性成分の向上技術の開発が期待される。

低Ｋ野菜植物工場において可能となる品質管理：我が国において近年増加傾向にある腎臓病透析患者は、Ｋを体外に十分排出できないためＫの摂取を制限されている。養液栽培においてＫの施肥量を制限することで、可食部の生育を維持しつつ、Ｋ含有量の少ないホウレンソウの栽培方法が確立されている（小川ら、２００７）。また、Ｋの減少を補うようにナトリウムおよびMg含有量が増加した。このように養液栽培では、内容成分を制御できる可能性が高い。詳細については、4章で解説する。この事例では、ある特定の成分を増加させるものではないが、特定のニーズをもつ消費者のターゲットに対して、付加価値の高い野菜を生産できることを示している。広い意味では高機能性の野菜である。このような、水分、窒素、無機塩類の影響による高品質化のメカニズムは、必ずしも有機物でなければならないということではない。例えば、養液栽培でも水分や塩類ストレスをかけることにより、有機農産物以上に高糖度のトマトが生産できるからである。

土壌微生物：有機物を土壌に添加すると、それを餌として土壌生物が増加する。多様性が高まるという報告と、そうでもないとする報告がある。これにより、病害抑制が可能となることも期待されているが、土壌条件は多岐にわたるため普遍・理論化はされていない。養液栽培でも、ヒスチジンが青枯病を抑制するという成果があるが（Seoら、２０１６）、生産現場で安定的に効果が得られるところまで、知見を集積し技術として仕上げる必要があろう。

微生物による食中毒：２００６年に、全米各地で病原性大腸菌Ｏ-１５７による食中毒患者が発生し、20州で計約１００人が下痢や吐き気などの症状を訴え、１人が死亡する事件が発生した。

アメリカ食品医薬品局（ＦＤＡ）は、カリフォルニア州の自然食品会社などから出荷されたホウレンソウが感染源と断定した。これは有機野菜に発生した事案であるが、慣行の農産物でも同様に発生する。

しかし、全体的に見ると植物工場などは一般細菌数が少ない傾向にあり、露地栽培はそれが高い傾向にある（東京都、２０１１）。品質の劣化などを考えると、一般細菌が少ない植物工場産品の方が望ましい可能性はある。いずれにしても、流通に際しては低温管理による静菌などを適切に行うことが必須である。

残留農薬：有機農産物では化学合成農薬の使用が禁止されているが、実際に分析してみると慣行農産物でも有機農産物でも、許容される濃度より十分低い濃度であることがほとんどである（中野ら、２００９）。現在では全ての農薬は承認されるまでの評価が厳しいため、ヒトへの健康影響や環境に与える影響はほとんどないと考えられている。一方で、植物工場産では、無農薬で栽培されたことを謳う商品もあり（中野ら、２０１５ａ）、この面での消費者の不安は極限まで低下されているといえる。

ＪＦＥライフ株式会社は、土浦グリーンハウス等において、レタスの周年栽培を実施している。栽培法は、太陽光利用型植物工場での養液栽培である。ハウスの中央にハウス全体の環境を制御するセンサーを設置し、日射、温度、湿度の情報から天窓やカーテンを自動操作している。また、冬期の曇天は日照が不足するため、メタルハライドランプによる補光を実施している。これらの特徴は、湛液《たんえき》型水耕栽培で農薬も使用していない点である。収穫後は速やかにパッケージ・出荷され、雑菌量が極めて少ない。完全密封包装により日持ち性の向上と、パッケージから出して１枚目から安心して食べられるなどの利便性がセールスポイントである。「エコ作」としてレタスの商品開発が行われている。これも、三次機能に着目した、いわゆる機能性野菜ではないことは明らかである。しかし、洗わずに食べられる等の付加価値が実感され定着したブランドを形成したといえる。

Ⓒ 地上部環境制御による品質

光制御による高品質化：２多くの機能性成分については、光合成量に関連した変化が認められるものもある（畑ら、２０１２）。ケールでは、日照時間が長くなるほど、新鮮重あたりのルテインやβ-カロテンが増加し、連続光下で最大となっている（Lefsrudら、2006）。蛍光灯の連続照射で生産したピーマンでは、果実のγ－カロテン含量が、自然光下のハウスの2倍になるという事例がある（枡田、2002）。自然光下では、通常シシトウガラシは辛味を呈さないが、人工気象室内で、白色蛍光灯を光源として栽培すると辛味を呈する果実が高頻度で発生するという現象が認められている（村上ら、2006）。このような知見の応用により、果実の高機能化が図られる可能性がある。その他、イチゴの場合はUV照射により、うどんこ病に抵抗性が付与される事例が報告されている（神頭ら、2011）。農薬の施用回数を減らす戦略が考えられ、高品質化のツールとなる。

湿度管理による高品質化：多収ハウスの環境を解析したところ、年間を通じて適湿に保たれていることが重要であった（中野ら、2015b）。このような環境は、植物にとって好適なだけでなく、病害の抑制にとっても有効である。冬季のハウス内除湿は葉の水分付着を減少させる。送風により植物体表面の水滴付着を減少させることにより、灰色かび病の発病複葉率は0・6％と、無処理区の11・3％に対して著しい抑制効果が認められた（松浦ら、2004）。このような環境制御により、農薬散布回数の低減化が可能であり、これも高品質化のツールである。

8 植物工場産野菜の品質機能の総合評価

植物工場産野菜については、品質が著しく悪いとの指摘もあった一方で、優れるという指摘もあった。野菜の品質は前述のように、生産環境により異なるため、スーパーホルト協議会（2012）では、植物工場拠点で生産された生産環境が明確な野菜の成分評価、細菌検査、日持ち性の検査を実施した。具体的には、植物工場拠点のレタスと露地レタスとで、糖度、抗酸化力、ビタミンC、硝酸イオン、Ca、Kの6項目について比較評価を行った。野菜はレタス（品種名「フリルアイス」）であり、夏、秋、冬の3回の調査。また、植物工場産と露地産とで、大腸菌数と一般細菌数、日持ち性の試験が実施された。

その結果、成分評価、日持ち性については、各試験時期の露地産とほぼ同等であると結論されている。一方で、一般細菌については、植物工場産では露地産に比べて大幅に少なくなった。一般細菌であるので問題はないが、衛生面に関連する項目であり、植物工場がその優位性を訴求すべき品質機能のひとつであろう。往々にして、個別の品質が注目されがちであるが、総合評価も合わせて実施すべきであろう（図4）。

9 日本と世界の野菜と健康寿命

（1）野菜消費の日本と世界の動向

日本における野菜の品質は、世界の中でも高いとされている。しかしながら、その消費量はどうであろうか。１９７０年代の初め以来、40年にわたり減少傾向にある（表7）。近年の日本人１人当たりの摂取量は２９５ｇであり、厚生労働省の「健康日本21」が示すところの望ましい野菜摂取量１日３５０ｇ以上には届いてない。品質も優れ、述べてきたような野菜の機能性が関心を集めているにもかかわらず、消費は伸びていないのである。

多くの国で野菜の消費が増えているのになぜ、日本は減少傾向にあるのだろうか。原因は不明としつつも、社会が便利になり過ぎたことがその原因との意見がある。何事もわずらわしさを回避し過ぎているのだろう。メディアが特定の食品の機能性を取り上げると一時的に話題になり消費も増えるが、それで終わることが多い。手軽に健康を手に入れようとする行動と分析される。野菜ジュースの消費が増えているのも、お手軽化の現れだと解釈されている（施山、２０１３）。手軽さを追求しつつも、その内容で持続的な消費の増加を促すような手法が求められている。

行動経済学の分野で「ナッジ理論」というものがある。小さなきっかけを与えて、人々の行動を変える戦略である。「野菜が体に良い」とはよく言われることであるが、「なぜ消費に結びつかないのか？」。もしかしたら、ちょっとしたきっかけで消費が伸びるのかもしれない。野菜の機能性も、消費拡大のきっかけになるポテンシャルを大いに秘めている分野であろう。

野菜消費と健康寿命との関係は、大雑把に見ると正の相関がある（図9）。もちろん細かく見ると国により背景も異なり、その要因の解析は難しいが、日本も掲げる１日３５０ｇの野菜の消費は目標値としては妥当な線であろう。

一方で、図9からは限界もあるように読みとれる。アメリカでは肥満の問題もあり、経済が発展し野菜を食生活に取り入れることが標準となりつつも、過食がその行く手を阻んでいるのかもしれない。また、平均してしまうと見えてこない国内の貧富の格差もその背景にはあるだろう。健康寿命の延長は人類共通の願いであろうが、特に途上国において、ミネラルやビタミンの供

	1960		1970		1980		1990		2000	
1	ヨルダン	177	ギリシャ	239	UAE	267	レバノン	300	中国	145
2	イスラエル	159	トルコ	172	ギリシャ	263	ギリシャ	271	ギリシャ	254
3	トルコ	154	スペイン	167	トルコ	193	UAE	254	トルコ	242
4	イラク	154	イスラエル	163	韓国	191	トルコ	226	韓国	218
5	ギリシャ	153	イタリア	159	クエート	188	イスラエル	219	エジプト	209
6	スペイン	153	韓国	148	レバノン	174	韓国	209	チュニジア	209
7	イタリア	149	イラク	145	イタリア	173	イタリア	177	レバノン	206
8	バハマ	145	バハマ	142	スペイン	172	ポルトガル	170	イラン	203
9	クエート	143	クエート	139	イラク	166	スペイン	170	アルバニア	201
10	フランス	143	エジプト	134	ルーマニア	163	クエート	163	マルタ	200
11	エジプト	126	ポルトガル	131	イスラエル	162	チュニジア	162	イスラエル	196
12	日本	120	UAE	128	北朝鮮	157	北朝鮮	156	クエート	185
13	ポルトガル	118	チュニジア	128	エジプト	154	エジプト	156	ポルトガル	177
14	レバノン	118	日本	125	チュニジア	148	バミューダ	156	ルーマニア	174
15	キプロス	115	ルーマニア	120	バハマ	136	ニュージーランド	146	イタリア	161
16	ブルガリア	113	フランス	118	サウジアラビア	134	マルタ	146	スペイン	148
17	チリ	108	キプロス	118	ブルガリア	133	中国	145	キューバ	146
18	ポーランド	96	ブルガリア	112	ポルトガル	132	イラン	141	北朝鮮	141
19	アメリカ	94	韓国	111	イラン	131	アルバニア	138	ラオス	137
20	ハンガリー	94	レバノン	110	バミューダ	130	イラク	137	ニュージーランド	131
21	北朝鮮	90	マルタ	108	台湾	122	ルーマニア	132	イラク	131
22	ルーマニア	89	バミューダ	106	日本	121	キプロス	132	モロッコ	131
23	モルジブ	87	南アフリカ	103	マルタ	121	ポーランド	129	UAE	131
24	バミューダ	86	ポーランド	103	フランス	118	ブルガリア	128	アメリカ	124
25	ニュージーランド	85	アメリカ	103	ポーランド	114	サウジアラビア	126	ポーランド	121
26	チュニジア	85	モルディブ	102	アメリカ	109	バハマ	124	台湾	120
27	韓国	84	チリ	100	キプロス	109	アメリカ	121	バミューダ	119
28	マルタ	82	ハンガリー	99	カナダ	108	台湾	120	キプロス	119
29	アルゼンチン	81	台湾	97	チリ	108	カナダ	119	カナダ	118
30	カナダ	80	イラン	91	マカオ	95	日本	115	アルジェリア	115
31	ギニア	80	カナダ	91	モルディブ	95	フランス	113	バハマ	114
32	オランダ	80	ニュージーランド	87	ニュージーランド	94	チリ	102	ヨルダン	113
33	スイス	76	香港	86	スイス	94	ヨルダン	98	日本	105
34	オーストリア	70	ギニア	84	ハンガリー	91	モロッコ	95	ハンガリー	104
35	アルバニア	68	スイス	83	ヨルダン	90	ハンガリー	95	フランス	104
36	イギリス	68	オランダ	80	イギリス	82	スイス	94	デンマーク	103
37	キリバス	66	アルゼンチン	78	香港	82	オーストラリア	87	香港	101
38	イラン	66	アルバニア	78	ギニア	80	マカオ	87	スイス	99
39	香港	66	オーストリア	77	ドミニカ	79	イギリス	86	オーストラリア	99
40	フィリピン	65	イギリス	77	中国	77	ドミニカ	80	オーストリア	98
41	ボリビア	64	ヨルダン	76	オーストラリア	76	ドイツ	80	サウジアラビア	98
42	オーストラリア	64	ポリネシア	69	オランダ	75	デンマーク	78	マカオ	97
43	シエラレオネ	63	フィリピン	69	ポリネシア	75	ブルネイ	78	ドミニカ	96
44	ポリネシア	63	キリバス	67	アルゼンチン	74	オランダ	77	イギリス	92
45	中国	62	オーストラリア	67	アルバニア	74	アルジェリア	77	ブルガリア	90
46	エクアドル	62	ドイツ	64	オーストリア	74	アイルランド	75	ドイツ	90
47	パラグアイ	61	ボリビア	62	ドイツ	73	オーストリア	75	オランダ	90
48	台湾	61	パラグアイ	61	デンマーク	73	アルゼンチン	75	カーボベルデ	90
49	カンボジア	59	アイルランド	59	アイルランド	70	ギニア	72	ベトナム	90
50	サウジアラビア	54	ニューカレドニア	57	モロッコ	70	スリナム	71	カメルーン	90

FAOSTATデータをもとに作成。1960（1961～1969年の平均値）、1970（1970～1979年の平均値）、1980（1980～1989年の平均値）、1990（1990～1999年の平均値）、2000（2000～2013年の平均値）。
わかりやすいように、動向が注目される国に着色した。

表7　国別の野菜消費量の変化（FAOSTATより、kg／人／年）

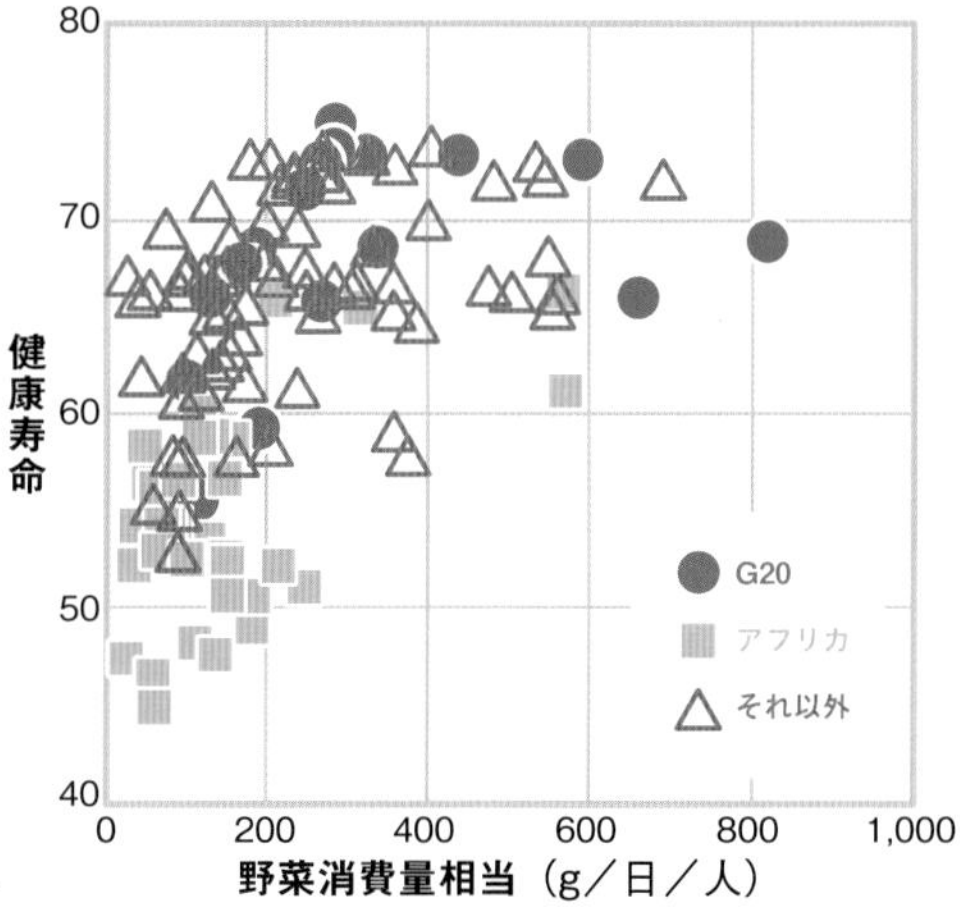

図9　野菜消費と健康寿命の関係

給源として、食生活の中の野菜の果たす役割は大きい（渡辺、2016）。

今後、100年スパンで大いに発展すると予想されているアフリカなどは（峯、2019）、現状では健康寿命が相対的に短く野菜の消費も低い。経済が発展し、野菜の消費も増えることが予想される。カロリーと併せて、野菜が食生活に確実に位置づけられるような発展が望ましい。先進国が直面している格差、そして肥満という同じ轍を踏まない発展を目指すべきだろう。

10 機能性を含めた農産物情報の展望とその受け止め方

(1) 農産物に付随する情報

品質機能に着目した場合、農産物にはそれに付随する様々な情報がある。それは農産物表示制度において、農産物に添付される情報を見てもわかる。多様な情報があるが、消費者が見てわかりやすくなるように、文字の大きさもある程度確保しなければならず、情報量も限られる。このような情報は近年のICT技術を使用して、それらの情報を参照できる環境が構築されている（中野、2018）。増えていく情報を的確に表現し、意味のある情報として消費者に伝えることが求められている。

(2) コミュニケーションツールとしての機能性

栄養成分や機能性成分に限らず、農産物には様々な情報があり、それを見て消費者が考え判断する。いわゆる〝脳で食べる時代〟になってきた。何を購入するか意思決定を補助するツールが求められるとともに、販売する方としてはフードファディズムに注意しつつ、物語戦略（岩井ら、２０１６）が必要となる。つまり、農産物がもつ化学成分、効能だけではなく、背後にある歴史などの物語は、商品の付加価値となる。

　これらを総合的にマネジメントして消費者の選択にインパクトをもたらす「シンボリック・ストーリー」を形成する。そのような農産物により地域が活性化する事例もあるだろう。農産物がコミュニケーションツールになっている事例は多々あるが、さらなる情報化の進展により、このような流れが加速化するであろう。

　そして、パーソナルユースとしての食も発達するだろう。カリウムが栄養機能食品の成分となったが、そこには、「腎機能が低下している方は本品の摂取を避けて下さい」との注意書きがある。個別の消費者の健康を支えるために、食はオーダーメイドになるだろう。それは、ＩＣＴやＡＩが発展しつつある現在においては、実現可能な食生活になりつつある。

　常に目新しさを出さないと、特に国内では持続的な消費増加は望めない。これには、組み合わせによる新たな商品開発がＩＣＴやＡＩにより加速化するだろう。また、ＴＰＯに合わせた提案が、ＩＣＴにより収集された情報に基づき、ＡＩによりなされるだろう。これにより消費の増加と持続的な発展が期待される。

（３）情報を受け取る側として

　本稿では、野菜を中心にその果たすべき機能について解説した。メディアでは往々にしてひとつの成分がトピックス的に取り上げられることが多い。しかし、本当に認識すべきは、品質とは非常に広範なものであるということである。そして、健康について、何か一発逆転のスーパー農産物やスーパー食品はないのであり、むしろ生活習慣と併せて食習慣を日々振り返り、主体的に見直すことが重要だろう。

　そのきっかけとして、食の情報を活用するのは良いことであろう。楽しく踊ることは良いが、踊らされて、無駄な支出をするべきではない。そのためにも、食については、飛び交う情報に右往左往しない、どっしりとした認識を各人が身につける必要があるのではないだろうか。

※本文中の引用・参考文献は１９９ページ参照。

2章

野菜の機能性

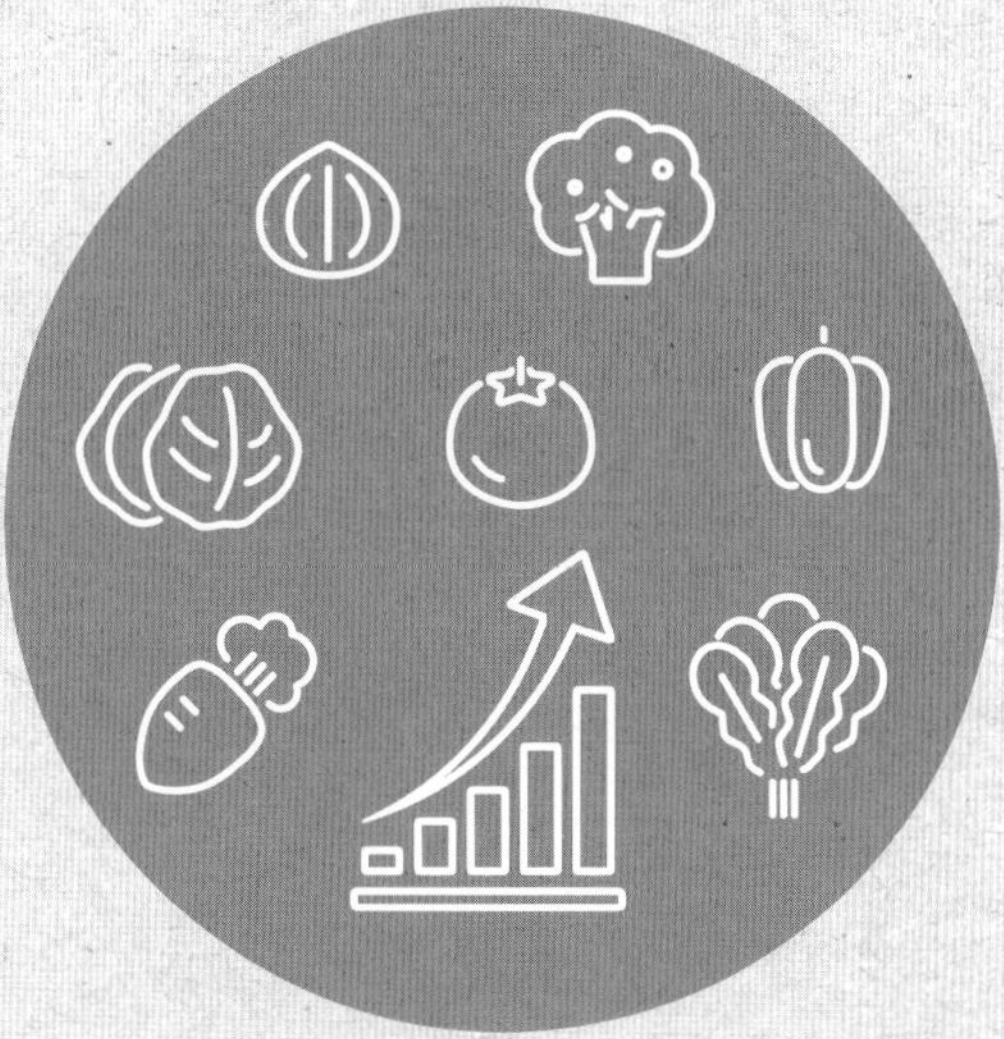

野菜の機能評価に基づいたデリカフーズグループの取り組み

～野菜品質評価指標デリカスコアと中身成分分析(野菜の健康診断)の重要性～

デリカフーズ株式会社
東京事業所 品質管理室長
有井雅幸

1 はじめに

消費者／実需者の野菜ニーズは、安全で、美味しく、健康維持・増進に資することであるが、ビタミン・ミネラル・食物繊維の重要不可欠な摂取源である野菜には、その他の多種多様な機能性成分が豊富に含まれている。そのため近年では、野菜に含まれる各種「抗酸化物質」が、がんや糖尿病などの疾病リスクを低減し、循環器疾患や心疾患、脳血管系疾患での死亡リスクを低下させることが国内外の疫学データで証明されてきている。

少子高齢化・要介護者の増大を背景とした医療や介護などへの膨大な社会保障費を低減するため、適切な食生活等を推奨することで、「国民の健康寿命を延ばす」ことを目的に、野菜摂取不足が懸念される全ての世代に対して、家庭や外食などでプラス70gの野菜(合計1日350gうち、緑黄色野菜120g)を食べることが推奨されている。

2 野菜品質評価指標デリカスコア

デリカフーズグループでは、形や色などの外観だけでなく、中身成分に基づいた野菜評価を実施するため、指定野菜を含む各種国産野菜に対する数万検体の分析データベースを保有している。国内外の産地で生産された野菜が、季節毎の国産野菜(平均値)と比較して、美味しさや栄養価、抗酸化力に優れているかどうか、数値として見える化できるようになった。

その結果、「旬の野菜」が美味しくて健康にも良いことを科学的に示すことができ、また同じ旬でも、土づくりや栽培方法など圃場・産地によって中身成分が異なることもわかってきた。

そこで、「中身成分分析（野菜の健康診断）を中心に、安全・栽培・流通」に関する19項目からなる新たな野菜品質評価指標「デリカスコア」（⇩15ページ・図4参照）を構築した。

生産・流通・消費（サプライチェーン）全体での統一指標として、また今後さらに多様化する野菜ニーズの評価ツールとして、さらに、より付加価値の高い野菜生産への取り組み目標として、野菜生産者・産地と一緒に展開・導入を取り進めている。

安全指標：

(1) 残留農薬、有害微生物、有害重金属、栽培履歴、安全認証（GAP）

生産者や加工・流通業者は、食品衛生法等に基づき食品安全確保が義務付けられている。

栽培指標：

(2) 生産量・安定供給、土づくり・栽培技術、環境配慮

野菜生産は気象の影響を大きく受けるため、優れた農業技術（土づくり、栽培技術など）を継承し、年間を通して安定的な供給量と価格を確保すること、また消費者ニーズの多様化に対応していくことが大切である。さらに生産性を保持しながら持続的に農業を行っていくには、環境への配慮も欠かせない。

中身成分指標：

(3) Brix糖度、ビタミンC、抗酸化力など

美味しさとして「糖度（Brix）や酸度」、栄養素として「ビタミンCやβ-カロテン」、機能性として「抗酸化力（DPPH法、ORAC法、ESR法など）」を評価している。

流通指標：

(4) 鮮度、外観、品温、冷蔵施設・設備

野菜の鮮度保持・菌数制御に最も効果的な条件は低温を保ち湿度を下げないことだが、種類によっては低温や高湿度により生理障害（品質低下）を受ける野菜もあるので、生産〜流通〜消費に至るすべての過程において、適切な温度／湿度管理が重要である。

※次ページより、「品目別・野菜の栄養と機能性」について解説する。

注1：本文および図表中の「抗酸化力」は、「抗酸化力（植物ストレス耐性力）」を表す。
注2：記載した図表のうち、出典の表記のないものは、すべて「デリカフーズグループ測定データ」によるものである。

トマト

品目別・野菜の栄養と機能性

リコピン　カリウム　ビタミンC　クエン酸

種類、栽培方法、栄養・機能性等で選択

株式会社メディカル青果物研究所（デリカフーズグループ）研究開発室長
武井安由知

1 トマトについて

ナス科トマト属のトマトは、ペルーやボリビア、チリ北部をまたぐアンデス高地が原産の野菜である。インカ帝国で作物化され、16世紀末にヨーロッパに渡ったが、有毒植物と思われていたため、食用ではなく観賞用植物として育てられていた。しかし、イタリアで食用にしようと200年にも及ぶ開発が行われ、現在のような食用のトマトの形となった。これがヨーロッパへと広まり、一般的に食用となったのは18世紀のことである。一方、北アメリカでは、しばらくは食用としては認知されず、毒がないことを食べて証明するなどしてゆっくりと広まっていった。

日本へは17世紀初期にオランダ人によって長崎に渡来した。日本でも当時は観賞用の植物であったようだ。食用としては明治時代初期に欧米から導入されたものの、小さく、トマト独特の青臭い匂いをもっていたため、日本人には受け入れられなかった。20世紀に入り、アメリカから導入された大玉のピンク系品種が広く受け入れられたのをきっかけに、トマトの需要は急激に増加していった。

2 トマトの生産量と活用

現在、世界で最も多くトマトを栽培しているのは中国で、次いでインド、アメリカ、トルコ、エジプトと続く。日本がトマトを最も輸入しているのは韓国で（4807t）、2018年の

総輸入量約9198tのうち約半分を占める。その他、ニュージーランドやメキシコ、カナダからの輸入量も多い。

国内における平成30年のトマトの出荷量は65万7100t。このうち加工用トマトとしての出荷は2万5700tであった。全国で最も多くトマトを出荷しているのは熊本県(13万2800t)、次いで北海道(5万500t)と続く。3位の愛知県の出荷量は4万4000tである。また加工用トマトの出荷は茨城県が最も多く、1万3100tで、次いで長野県(6980t)であった(農林水産省「作物統計作況調査」より)。

トマトは日本では生で食べられることが多いため、一般的には甘味が強いものが好まれる。一方、南欧では炒めたり煮込んだりする調理方法が多く、国によって好まれるトマトの味わいは異なる。例えば、イタリアでは料理に欠かせない甘味、酸味、コクが求められる。スペインではサラダ・炒め物・ソース・スープなど様々な料理に使用するので、甘い中にも酸味もあり、さらにトマトらしい青臭い香りも必要なのである。

3 種類と抗酸化力の比較

トマトの需要が日本で急激に増加した背景には、サラダの需要の広がりもあった。味のわかりやすさ、リコピン等の言葉が普及し健康的なイメージが広く認知されていること、そして各品種や企業のもつブランド力も相まって子供から大人まで幅広く愛され、好きな野菜ランキングでも常に上位にランクインする地位を確立した。日本人の1人当たりのトマトの年間消費量は年々増加しており、平成2年では3552gだったのに対し、平成26年には4022gに増加している(総務省統計局「家計調査年報」)。食卓に登場する回数の多さと共にその種類も多くなってきている。通常の大玉トマトの他に、サイズの異なるミディトマト、

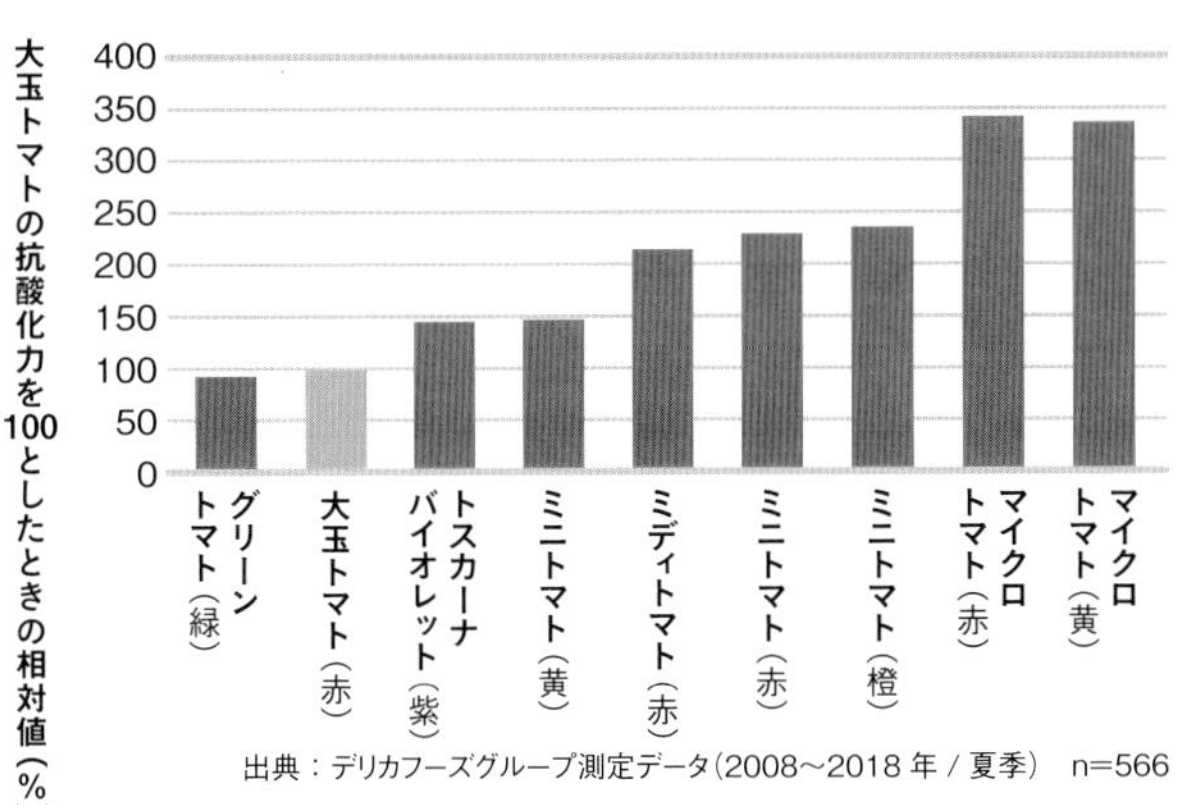

出典：デリカフーズグループ測定データ(2008～2018年 / 夏季) n=566

図1 トマトの種類と抗酸化力の比較

ミニトマト、マイクロトマト等があり、果皮の色も赤だけではなく緑色のまま食するグリーントマトや黄色、オレンジ、紫と非常にカラフルなラインナップである。トマトの種類別に抗酸化力を比較してみると、サイズの小さな種類ほど高い数値となった（図1）。

4 栄養と機能性

トマトで最も認知度の高い成分はリコピン(※1)であろう。リコピンは、カロテノイドの一種で強い抗酸化力を有している。またカリウムも多い（２１０mg／１００g）。暑い夏には汗をかき塩分が欲しくなるが、摂取し過ぎたナトリウムを細胞外へ排出する役割をもつのがカリウム。

また、夏野菜は発汗、利尿効果があり身体を冷やす作用ももつ。その他。トマトはビタミンCも含んでいる（15mg／１００g）。夏に日焼けした肌に潤いと弾力を与えるのに必要なコラーゲンの生成を助けるためにも、夏には普段より多くトマトを摂取したいものである。

トマトの酸味の元になるのは、食欲を増進させたり疲労物質である乳酸の代謝を促進させたりするクエン酸。やはりトマトは夏バテしやすい季節に適した野菜であるといえる。

機能性表示食品としてトマトが初めて届出されたのは２０１８年。その関与成分はＧＡＢＡで、血圧が高めの方の血圧を下げる機能があることが表示されている。ＧＡＢＡの3件以外では、２０１９年10月に初めて関与性分をリコピンとした機能性表示食品のトマトが届出受理された。その表示される機能性は、血中ＬＤＬコレステロールを低下させる機能（リコピンを22mg／日摂取した場合）であった。

5 栽培方法と季節による差

トマトの栽培方法は昔ながらの露地栽培の他、ハウスによる土耕栽培、水耕栽培、養液土耕栽培、閉鎖型養液栽培等々、様々な技術が確立している。栽培方法と内部品質の関係を見ると、Ｂｒｉｘ糖度やリコピン含量において、栽培方法により大きく異なることがわかる（図2）。これはトマトの栽培方法は1つではなく、今後、栽培技術を高めることで特定の成分や味を一定に保ったり、適した用途に向けて適した栽培技術を確立したりする可能性が高いことを意味するともいえる。

今では1年中食べることができるが、南米が原産国であるトマトの本来の旬は夏だ。夏の日差しの元で育ったトマトには、格段の力がある。夏野菜のトマト本来の力は、夏の暑さで火照った身体を冷やし、日光の紫外線から身体

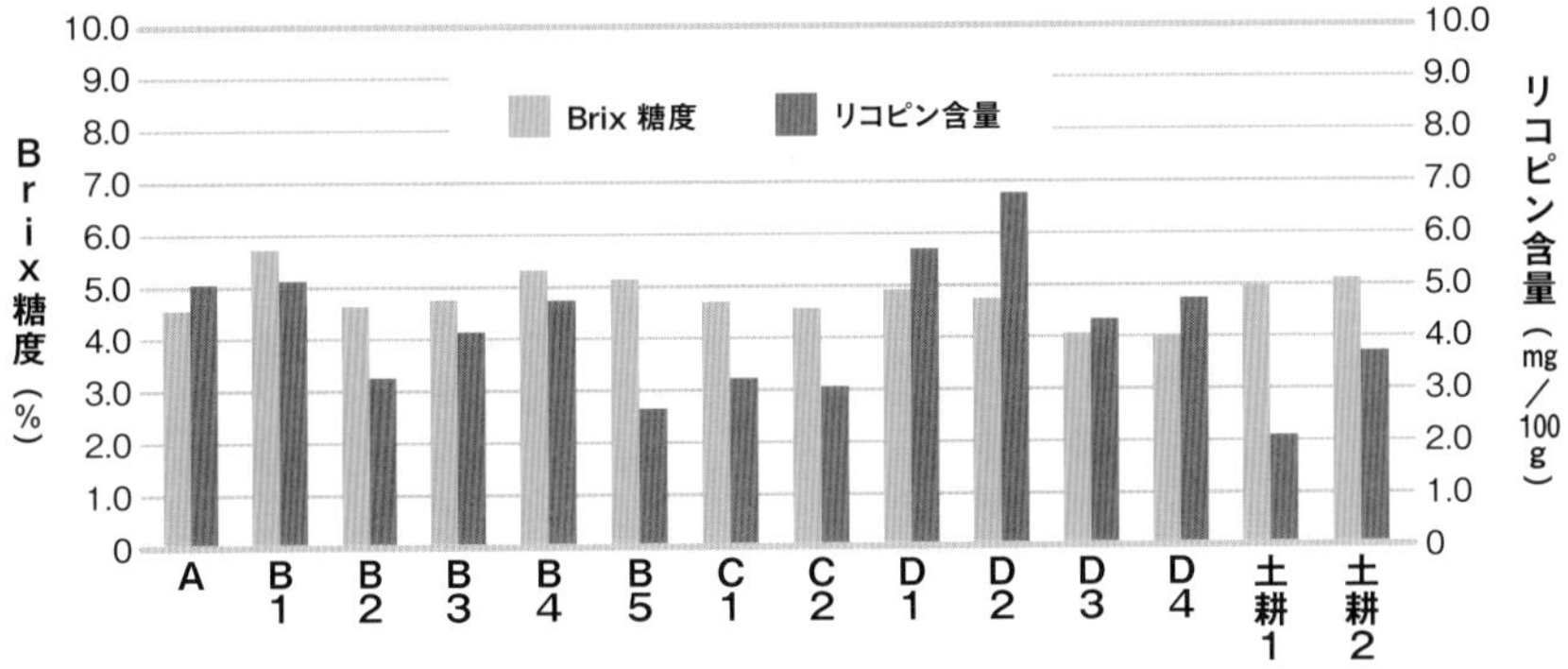

注：A〜D 施設栽培

出典：デリカフーズグループ測定データ（2011〜2012 年） n=52

図2　栽培方法と中身成分の差

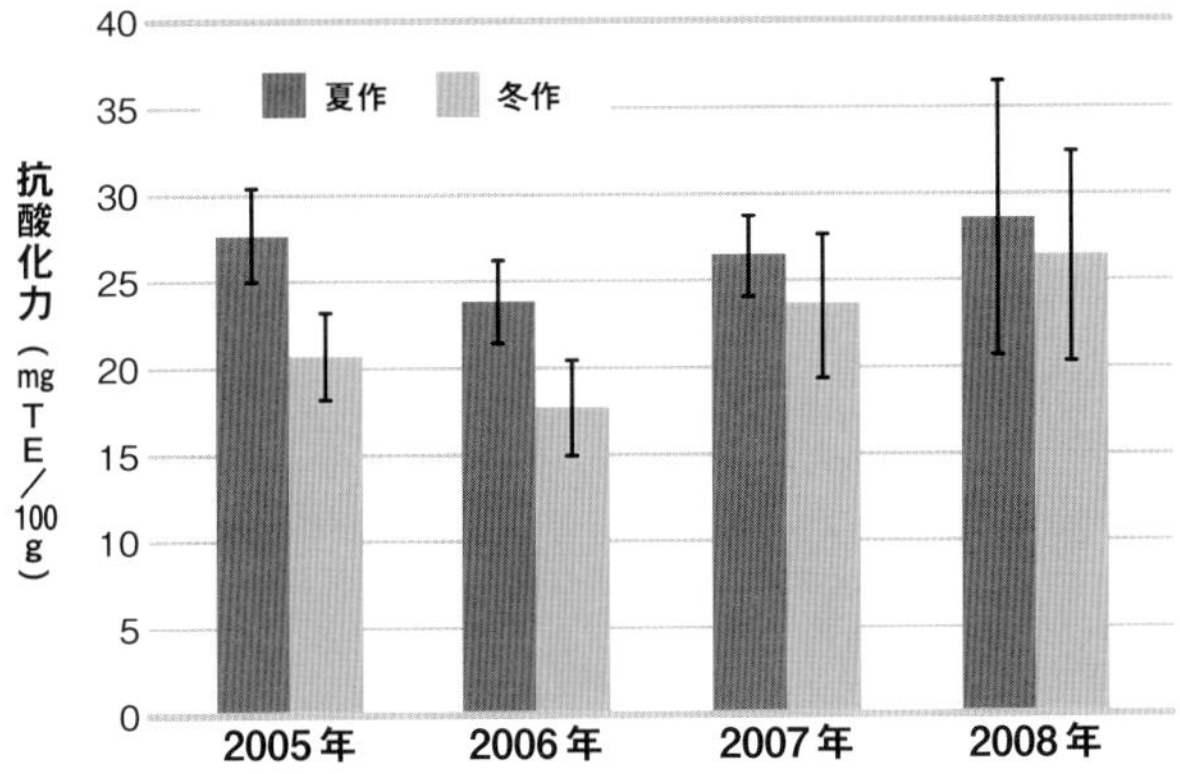

図3　トマトの抗酸化力の違い（夏作 VS 冬作）

を守ることで発揮される。

トマトにはリコピン以外にも抗酸化力を示す成分がある。7年にわたりトマトの季節別の抗酸化力の測定を続けたところ、夏作のトマトの方が冬作のトマトより抗酸化力が高いという結果が複数年にわたり得られた（図3）。

6 収穫開始時と収穫ピーク時の差

常に店頭に並んでいるトマトだが、その中身成分は一定ではない。同一ハウス内で、収穫開始時期と収穫ピーク時（最盛期）にその中身成分を比較してみると、全てのミニトマトの品種において、ピーク時にその中身成分が高くなることがわかった（図4）。これはトマトの中身成分が収穫段数で変化していくことにも関係がある。夏作トマトで段数による中身成分を比較したところ、段数が高いほうがビタミンCや抗酸化力が高くなる傾向が見られた（図5）。

高い中身成分をもつトマトを食べると遺伝子発現にどのような変化が起こ

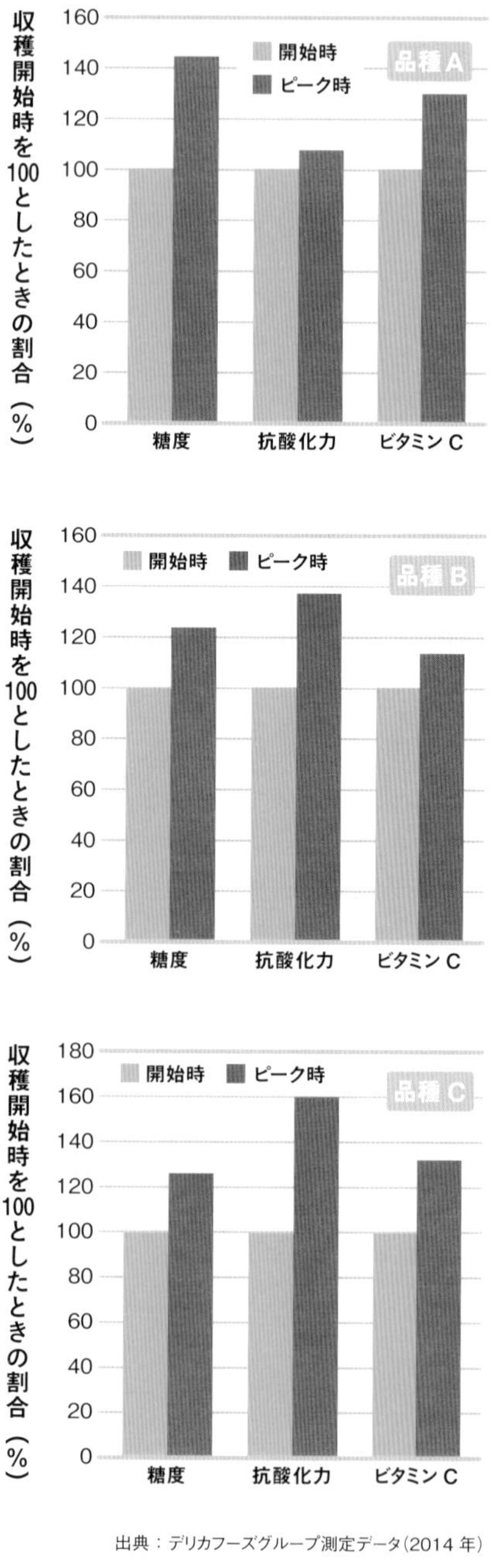

出典：デリカフーズグループ測定データ（2014年）

図4　出荷開始時期とピーク時期の中身成分の比較（ミニトマト）

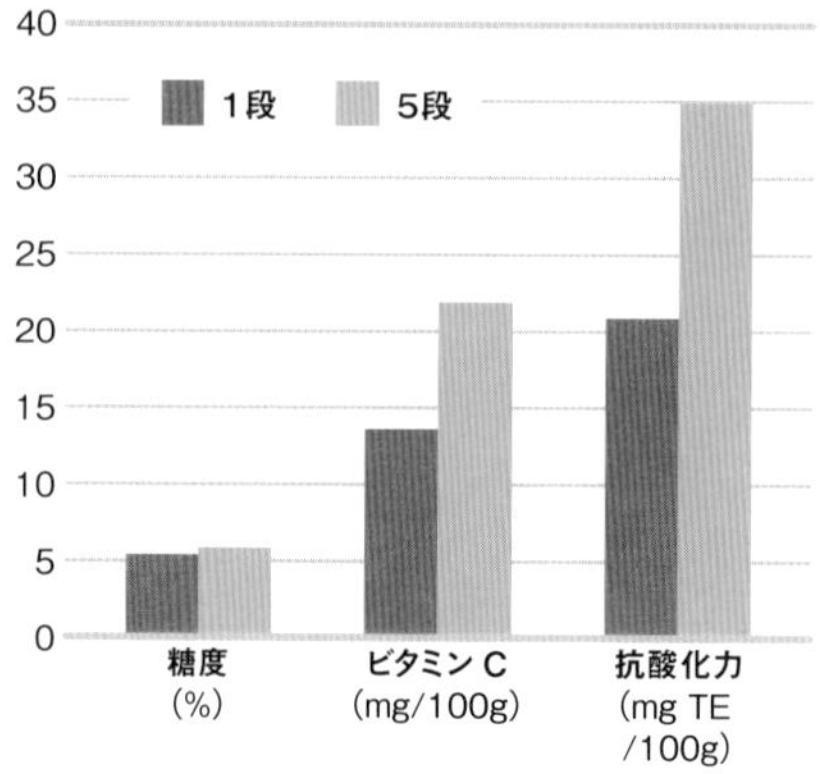

図5　段数による中身成分の比較

るのかを、デリカフーズグループが三重大学と共同で調査した(※2)。通常のトマトと、その3・5倍の抗酸化力をもつトマト（カンパリトマト）を肥満モデルのゼブラフィッシュに食べさせ、その後の遺伝子の発現を見ると、脂質合成系遺伝子群の減少ならびに肝臓中の脂肪の減少が見られた。

今後、このようなトマトの中身成分の情報を消費者に提供することで、生産側は時期によって付加価値のついた商品を提供でき、消費側も購買の際の選択ツールが増えることになるかもしれない。

※1「リコピン」はドイツ語読みであり、英語読みの「リコペン」と同じ。本書ではリコピンで統一表記した。

※2 Transcriptome analysis of anti-fatty liver action by Campari tomato using a zebrafish diet-induced obesity model., Tainaka et al. Nutrition & Metabolism, 8:88, (2011).

キャベツ

ビタミンU　ビタミンK　ビタミンC

デザイナーフーズリストの上位に君臨

1 キャベツについて

アブラナ科アブラナ属のキャベツの原種は現在のケールのような形で、ヨーロッパ西部や南部の海岸地帯に生息する多年草だった。世界最古の野菜の1つであり、古代ギリシャや古代ローマでは既に栽培が行われていたが、現在のような結球型になったのは、栽培化が進んだ13世紀頃。その後ヨーロッパから16世紀頃にカナダ、17世紀にはアメリカに伝わったとされる。時を同じくして陸路を経て中国にも伝わったが、日本へは18世紀初頭にオランダ人によって長崎に持ち込まれたのが最初である。当時は主に観賞用の葉ボタンとして栽培され、オランダ人が持ち込んだことから紅夷菘《おらんだな》と呼ばれていた。キャベツという名称は、英語の"cabbage"からきているが、その語源はフランス語の"caboche（頭でっかち）"やラテン語の"caput（頭）"だといわれている。和名の"玉菜《たまな》"もキャベツの丸い形状から名づけられており、当時は丸く固まった形状の野菜は非常に珍しく、注目されたのであろう。丸く結球したキャベツが広く栽培されるようになったのは明治時代に入ってからで、一般家庭に広く普及したのは第二次大戦以降。日本独自の栽培品種を中心に主要野菜としての地位を築き、さらにその出荷量は増加している。

2 キャベツの生産と流通

農林水産省「作物統計調査野菜生産出荷統計」によると、2007年のキャベツの全国出荷量は118万3000tで、うち加工向けが5万3000tであったが、2017年には出荷量が128万tへと増加し、そのうち加工用が13万4900tと、加工向けの比率が高くなっているのがわかる。2018年の全国におけるキャベツ出荷量はさらに増加し、131万9000tとなっている。2018年に最も多くキャベツを出荷したのは群馬県で25万8000t、次いで愛知県（23万2400t）、千葉県（11万5300t）、茨城県（10万2800t）、鹿児島県（6万8300t）である。

加工業務用野菜の需要の高まりにより水田からの変換作物としてキャベツを選定する県も多く、その出荷量ランキング順位も変わりつつある。2018年に5位にランクインした鹿児島県は、2007年には8位の3万1800tの出荷量であった。

今後ますます加工業務用の割合が増えていく中で、ニーズに向けた品種の選定や栽培方法の開発が必要になっていくだろう。

3 種類と抗酸化力

玉が硬く締まり、中の色が白い冬キャベツ（寒玉）は、寒さや霜に当たると甘味を増し、加工用や煮込み料理に適している。一方、巻きがゆるく緑の濃い春キャベツは、軟らかい葉が特徴の生食に向く品種だ。キャベツと同じ形だが、ひと回り小ぶりな品種「グリーンボール」は、葉はやや厚めだが軟らかく巻きの硬い品種である。さらに小さい品種が「芽キャベツ」だ。葉の付け根のわき芽が2〜3㎝程に結球し、太く伸びた茎にたくさん付く。ほろ苦い独特の味わいがあり、炒め物に適している。この芽キャベツと、元々のキャベツの原種であるケールを掛け合わせたものが、「プチヴェール」。茹でてサラダにしたり、形を活かした付け合せにしたりする。

大きさは冬キャベツと変わらないが、その葉が縮れているのがフランスのサボア地方で生まれた「サボイキャベツ」。煮崩れしにくいので煮込み料理に向いている。その他、日本国内での栽培量はさほど多くないものの、北ヨーロッパやアメリカ全土、中国ではよく見られるのが、葉が赤紫色の「紫キャベツ」だ。紫の色素はアントシアニンだが、その色は土壌のpHによって変わり、酸性土壌ではより赤く、中性ではより紫色に、アルカリ性では黄緑色になるため、同じ種類であっても地域によって違う色になることがある。調理すると赤紫色が青色に変わってしまうので、赤紫色を活かすためには酢または酸性の果物を加える必要がある。

各キャベツの抗酸化力を比較すると、色のあるレッドキャベツが最も高く、次いでプチヴェール、サボイキャベツという結果であった（図1）。

また、キャベツの仲間で近年一躍注目を集めたのが「ケール」である。戦後、病院や学校給食での栄養補給を目的に青汁の原料として試されるようになり、1年中栽培できるので収穫量も多く、栄養バランスにも優れていることから、青汁＝ケールというイメージが定着していった。アメリカやヨーロッパでは

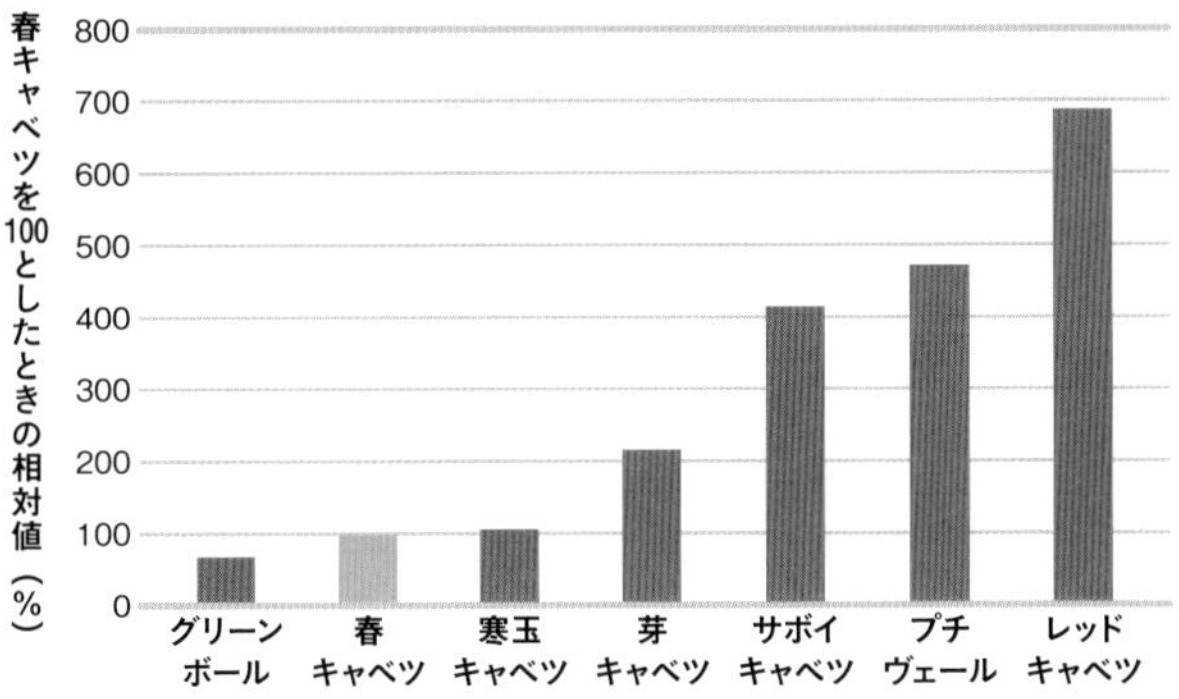

出典：デリカフーズグループ測定データ（2007～2018年） n=42

図1 キャベツの品種別・抗酸化力

サラダや調理用の野菜としても重宝されている。その豊富な栄養や、その他の葉野菜と比べると比較的取り扱いやすいことから、チョップドサラダ用のカットケール、ベビーケール、ケールチップス等のスナック菓子、パウダー、ミックスジュース、シリアル等々、非常に多くの製品が販売されている。ケールはキャベツと異なり、結球せず茎が立ち、葉は長楕円形や円形で茎の上部に密生する。葉がちりめん状になる系統を一般的にケールというが、葉の縮みのない（少ない）ものをコラードという。一方、縮みやしわが多く、葉が灰緑色のものをスコッチケール、茎が肥大するものをマローケール、茎が立つ系統をツリーケールという。

ケールの生育適温は15～20℃で比較的冷涼な気温を好むが、19世紀にロシアからカナダに渡ったシベリアのエアルーム品種（自家採種と選択を繰り返し、50年以上代々受け継がれた品種で、在来種、伝統野菜のこと）は、最も耐寒性のあるケールのひとつで、赤紫色の茎と青緑色の葉が美しいコントラストを織り成す品種だ。最近ではサラダで食されることも多くなってきたため、「キッチン」や「サンバカーニバル」のような食べやすいカーリーケール品種も多く出てきている。それらの抗酸化力とビタミンC含量を比較してみると、赤色の混じったシベリア系品種がいずれも最も高い値となった（図2）。輸

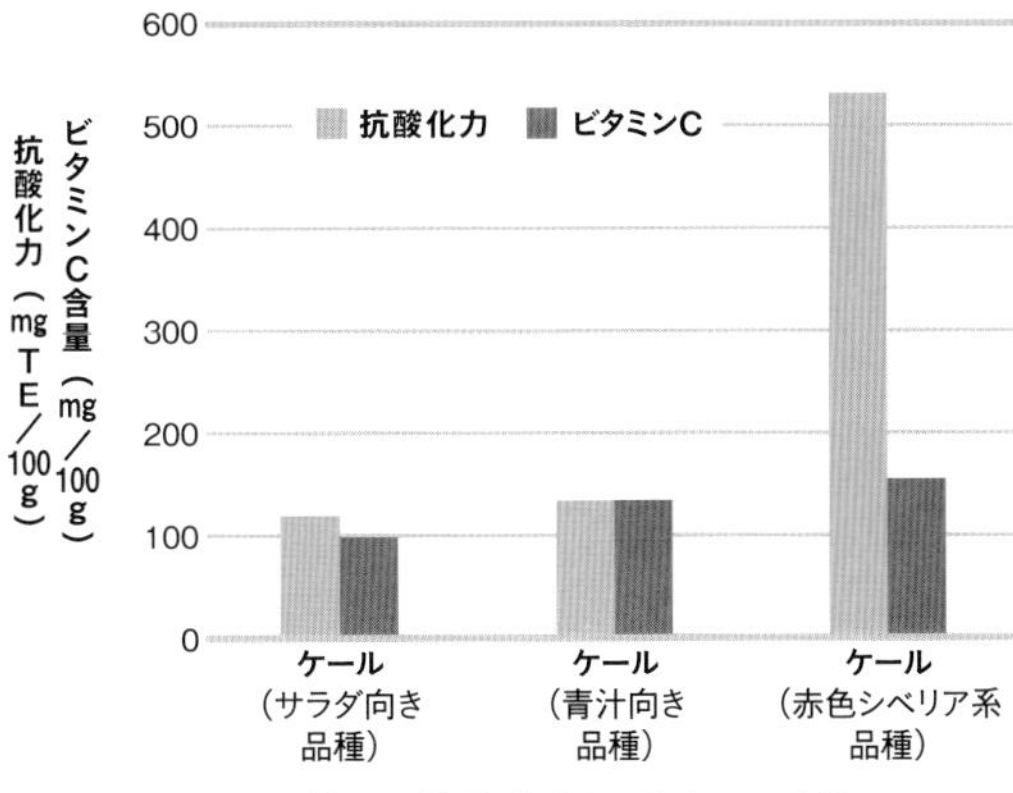

図2 ケールの品種別・抗酸化力とビタミンC含量

入品種（アメリカ、メキシコ）と国産品種間でその抗酸化力を比較すると、その数値はまちまちで（図3）、品種や栽培地域、栽培方法や栽培時期等々、中身成分をコントロールする様々な要因がありそうだ。

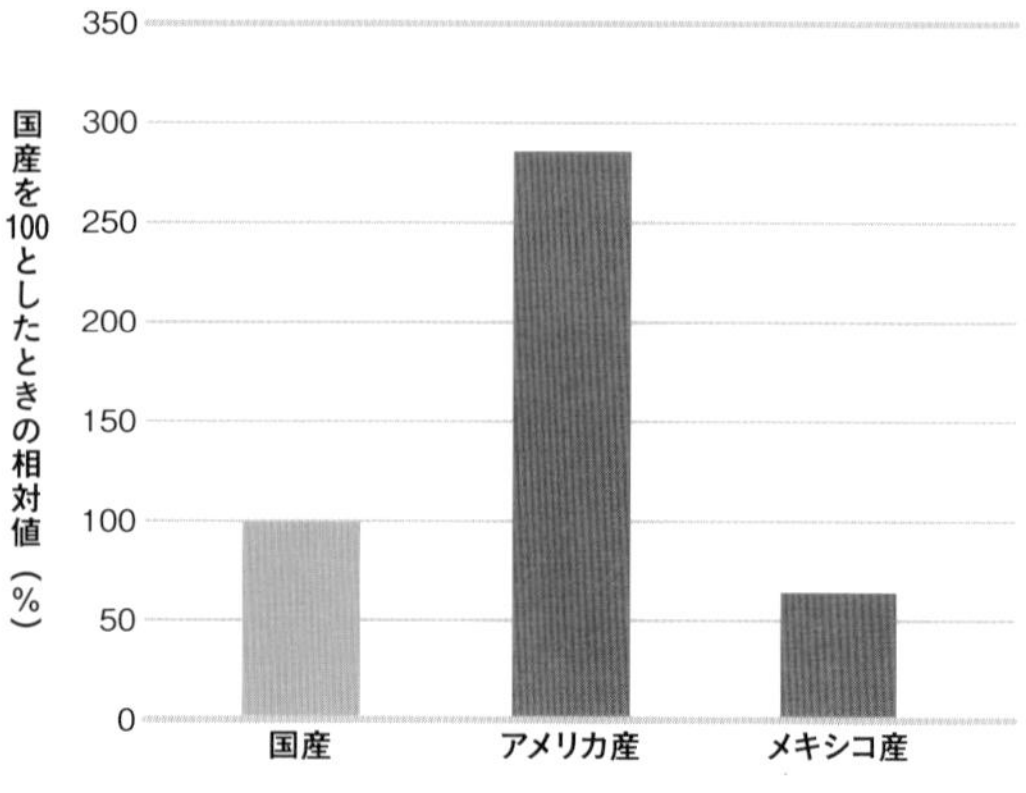

図3　栽培国による抗酸化力の比較（ケール）

4 キャベツ類の栄養と成分

昔から知られるキャベツの成分として、胃の働きや胃の粘膜を正常に保つビタミンUがある。またアブラナ科の植物に特徴的なピリリとした辛味はイソチオシアネート。辛味の強いキャベツほどイソチオシアネートを多く含んでいる可能性もある。キャベツの外側の葉には、骨を丈夫にするビタミンKが含まれている。

また、キャベツはビタミンCが豊富な野菜でもある（41mg／100g）。旬の時期のキャベツのビタミンC含量は、レモン果汁とほぼ同量（50・3mg／100g）にまで増加する結果を得た。食物繊維は1・8g／100gで、ミネラルではカリウム（200mg／100g）やカルシウム（43mg／100g）が多い（「食品成分表2017」より）。

前述したケールは、体内でビタミンAに変換されるβ-カロテンの含有量が多く（2900μg／100g）、その含有量から緑黄色野菜に分類される。その他、同じカロテノイド系色素であるルテインやβ-クリプトキサンチンも含む。ビタミンCや葉酸、マグネシウム、カルシウム等のミネラルも多く、特にカルシウムはホウレンソウの5倍も含まれる（220mg／100g）。

5 キャベツ類の中身成分の季節変化

1年を通してキャベツの中身成分を測定してみると、ビタミンC含量が高くなるのは12～1月であった（図4）。またケールも、春夏秋冬でその抗酸化力を比較すると、冬季に最もその力が強くなる傾向が見られた（図5）。

アメリカ国立がん研究所が1990年代に発表した「デザイナーフーズリ

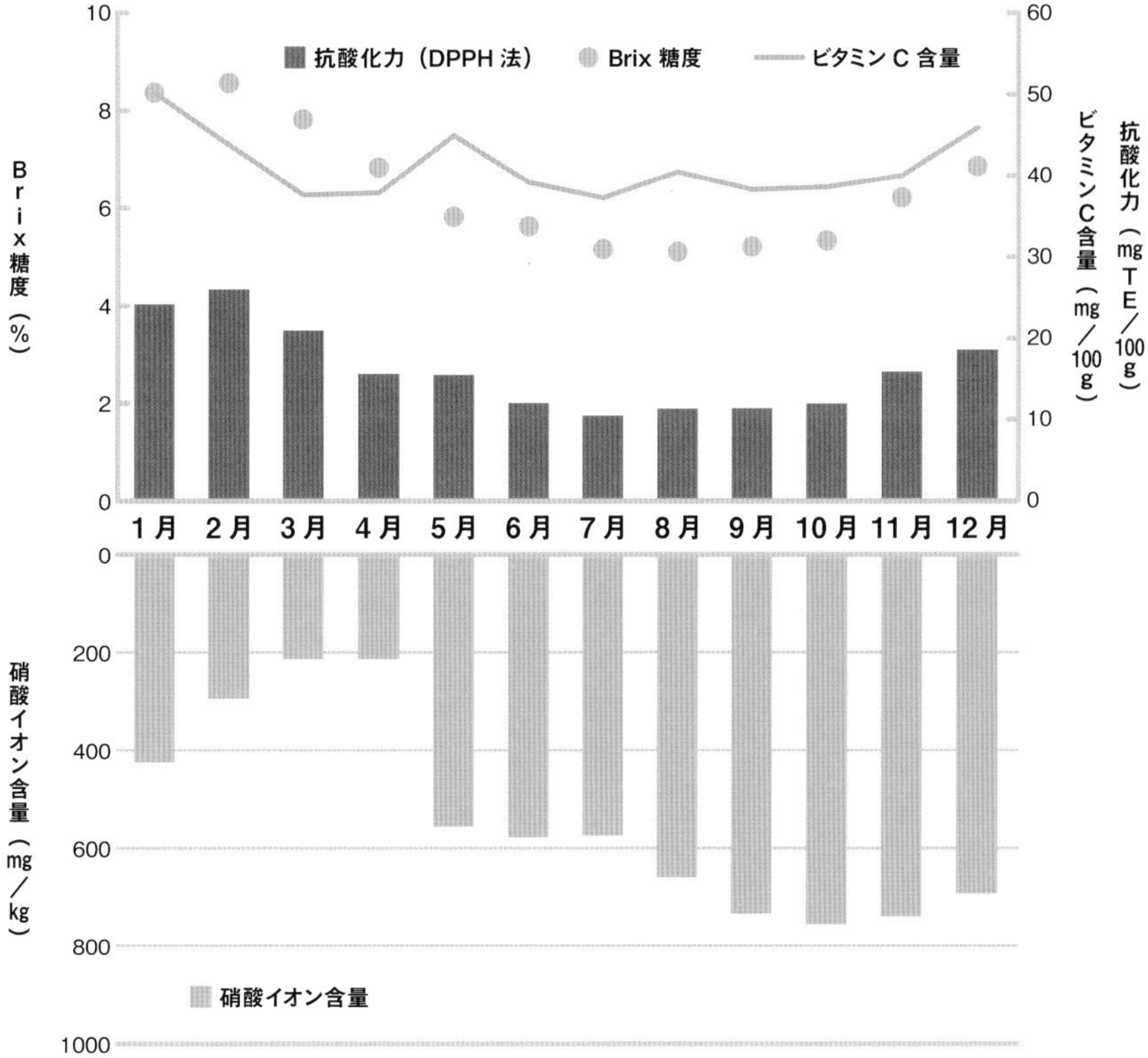

出典：デリカフーズグループ測定データ（2008〜2017 年） n=1447

図4 キャベツの中身成分の月別変化

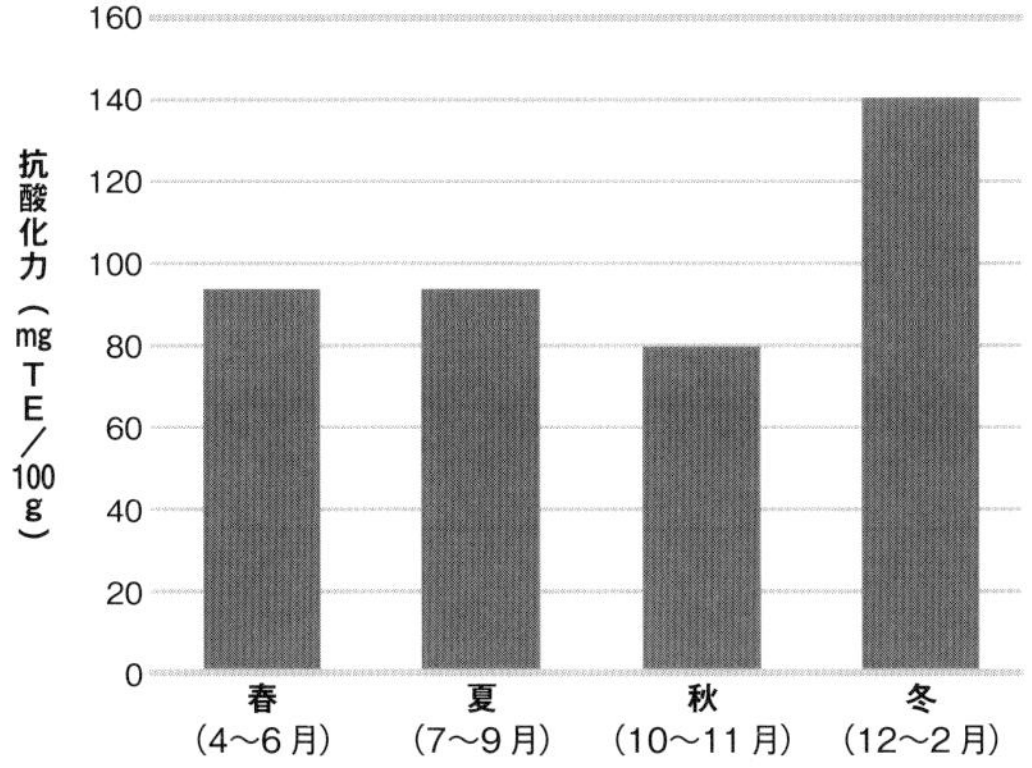

図5 季節別の抗酸化力の比較（ケール）

スト」では、がん予防に有効性があると考えられる野菜類が40種類ほど公開されたが、その2位に君臨しているのがキャベツであった。そのヘルシーパワーを享受するためにも、旬の冬の時期にこそキャベツを多く召し上がっていただきたい。

ピーマン

ビタミンC　β-カロテン

強い抗酸化力、熟すことでより高栄養に

1 ピーマンについて

ピーマンはナス科の一年草で、トウガラシの栽培品種に分類される。日本の店頭で食用として販売されるものは、明治以降にアメリカから伝わった中型で緑色のものが一般的だ。しかし消費の増加に伴い周年供給が求められるにつれ、作型と品種が多様化した。最近では、カラーピーマンも多く出回るようになっている。

ピーマンの緑色は未成熟な果実の色であり、成熟すると一般的なものは赤色のほか黄色、橙色に変わるものもある。北米やヨーロッパでは大形の成熟した様々な色のものが流通し、白色や黒色（濃い紫色）、紫色のものまである。大きさも多様で、小さなものは3gから大きなものだと300g程度のものまである。

シシトウに代表される甘味種のトウガラシもピーマンの仲間として取り扱われる。また、パプリカもナス科トウガラシ属の果菜で、主な辛み成分であるカプサイシンの合成が潜性遺伝子であるため、ピーマンやシシトウガラシと同じく果実に辛みをもたない栽培品種である。トウガラシのうち、シシ群とベル群という2つの品種群がピーマンと呼ばれ、ベル群の中でさらに肉厚の大果種がパプリカと呼ばれる。

ピーマンは熱帯アメリカが原産地として知られるが、パプリカの品種を作り育てたのはハンガリーで、現在も一大産地となっている。次いでスペイン、オランダ、韓国などが主要産地として知られ、日本では9割を輸入に頼っている状況だ。特に低価格帯の韓国産が多く出回るようになってから、我が国の食卓へパプリカが登場する機会も多くなってきた。苦味をあまり感じないという味の面から、そして彩りとしてパプリカを使用するメニューも増えていることからも、今後も消費拡大が見込まれる野菜の1つである。

その他の大型肉厚種であるラージベル型ピーマンや円錐形のピメント系ピーマン、扁球形のスカッシュ系ピー

マンは果肉が厚いため缶詰用としてもよく活用されている。品種はそれぞれ異なるが、世界中でピーマンの仲間は多数あるのだ。

2 ピーマンの生産量と流通

ピーマンの消費が急増したのは生活の洋風化が進んだ1960年代で、その頃からトウガラシとは別にピーマンの名で農林統計に記載されるようになった。その後も生産量はどんどん増加し、1980年にはその収穫量は16万1400tであった。その後の推移を見てみると、平成元（1989）年には18万2400tにまで増加した。その後、平成10（1998）年になると16万t、平成20（2008）年には15万3000tと緩やかに減少し、平成30（2018）年は14万3000tの収穫量となっている。

平成30年にピーマンの出荷量が最も多かったのは茨城県（3万1300t）で、次いで宮崎県（2万5100t）、高知県（1万2900t）と続く（農林水産省「作物統計作況調査」より）。

3 ピーマンの栄養と機能性成分

ピーマンはトウガラシの1種であるが、肉厚でカプサイシンを含まないのが特徴である。ただし、ピーマンが赤くなると共にカプサイシン含量はわずかだが増えてくる。緑黄色野菜の特徴であるβ-カロテンも多く含み（400μg／100g：「食品成分表2017」より）、またビタミンC含量が非常に多いのも特徴の1つだ（図1）。

ビタミンCは強い抗酸化作用を有し、皮膚や粘膜の健康維持を助ける。シミを予防する美容効果等も化粧品のCM等でもよく謳われている。厚生労働省の「日本人の食事摂取基準」では、大人1日当たりのビタミンC摂取の推奨量は100mgである。

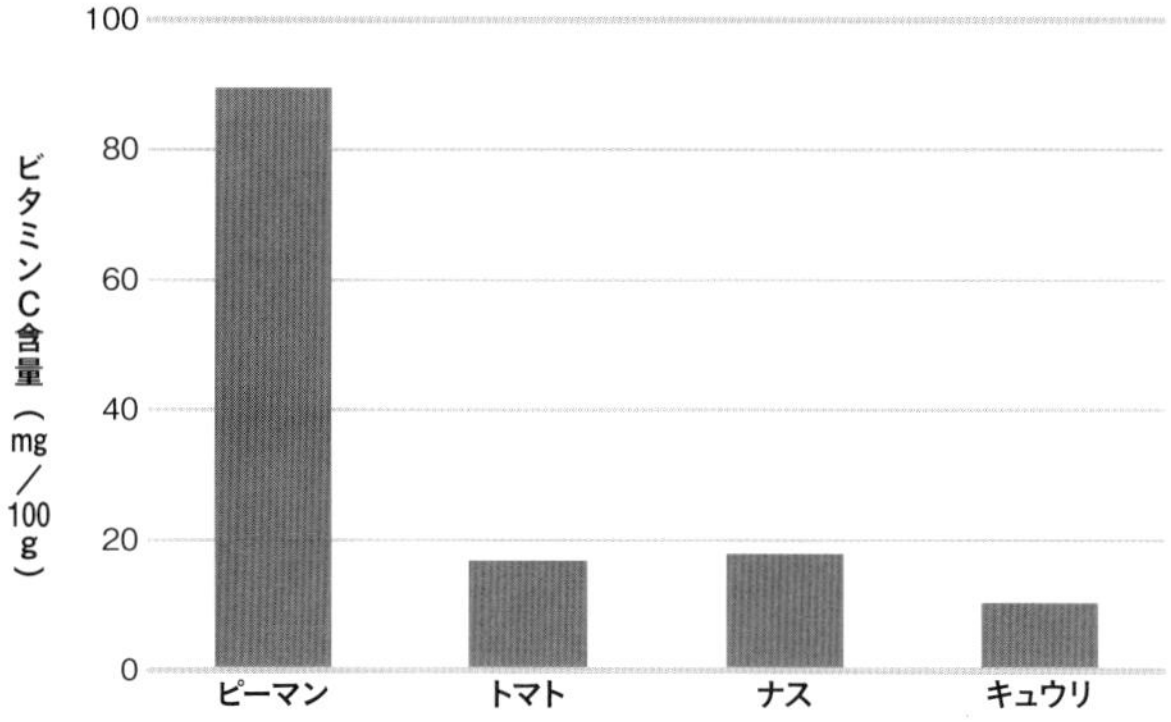

出典：デリカフーズグループ測定データ（2009年）

図1　果菜類のビタミンC含量の比較

宮崎県では、県内で栽培されるピーマンを『みやざきビタミンピーマン』とするブランド認証を2015年にスタートさせた。このピーマンは、全国標準に比べてビタミンC含有量が1・3倍高いという。2017年にはこのピーマンを「栄養機能食品」として販売も開始している。「栄養機能食品」とは、ビタミンやミネラルの補給のために利用される食品で、各栄養成分の機能を表示するものを指す。2015年に施行された食品表示法によって、生鮮食品にも栄養機能食品が認められるようになった。

また、パプリカにもビタミンCが豊富に含まれている。周年にわたってその含有量を調べてみると、その含有量はピーマン（79mg／100g）と比べると、多い時には約2倍以上（163mg／100g）であり、ビタミンCが豊富なイメージのあるカンキツ類よりも多く含まれているのだ。色によって多少の差はあるものの、全体を通して多い含有量なので、レモンを100g食べるのと比較して、パプリカなら容易に多くの量を食べられる。簡単にビタミンC摂取ができることもその魅力の1つだろう。

子供が嫌う野菜で上位に挙げられることが多いピーマンだが、その理由である独特の苦みや香りは、実はピーマンが好きという理由とも共通している。〝ピーマン臭さ〟の主成分はピラジンで、血栓ができるのを抑制する（抗血栓）効果もあるといわれている。また、〝苦味〟に関してはフラボノイドの一種に起因することが推察されている。これらの成分は熟度や調理方法で減少することが知られているので、完熟させてみたり、油で加熱してみたりする等の工夫をしてピーマンの味を再度楽しんでみてはいかがだろうか。

4 色と機能性

様々な色を有しているピーマンだが、パプリカにもいろいろな色がある。よく見かける赤や黄色をはじめオレンジや緑、紫、黒、茶色などもある。パプリカの鮮やかな色は、カロテノイドの一種であるカプサンチンによるものだ。カプサンチンには強い抗酸化作用がある。その酸化力を色別にパプリカで比較してみると、その値の強さは赤、オレンジ、黄色、緑の順になった（図2）。また、フルーツピーマンの品種「アナスタシア」でその他の色も比較して見ると、赤、紫、黄色、緑の順で値に差があることがわかった（図3）。

艶やかな緑色をしたピーマンは、一見するとその熟度は同じに見えるが、実はトマトのように緑→赤へと少しずつ熟度が変化している。一般的にオレンジや赤になりかかったピーマンは敬

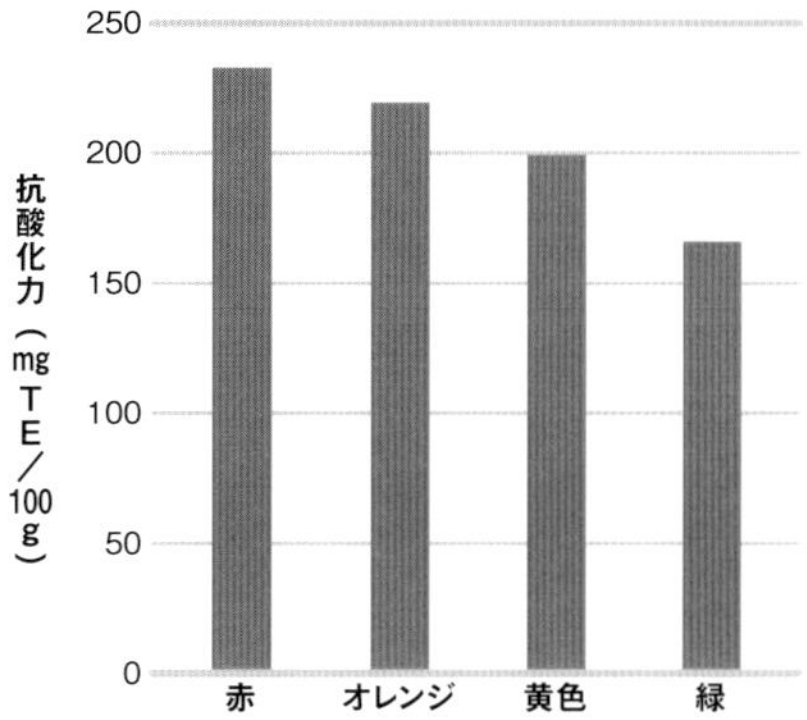

出典：デリカフーズグループ測定データ（2009 年）　N=25

図2　パプリカの色別抗酸化力の比較

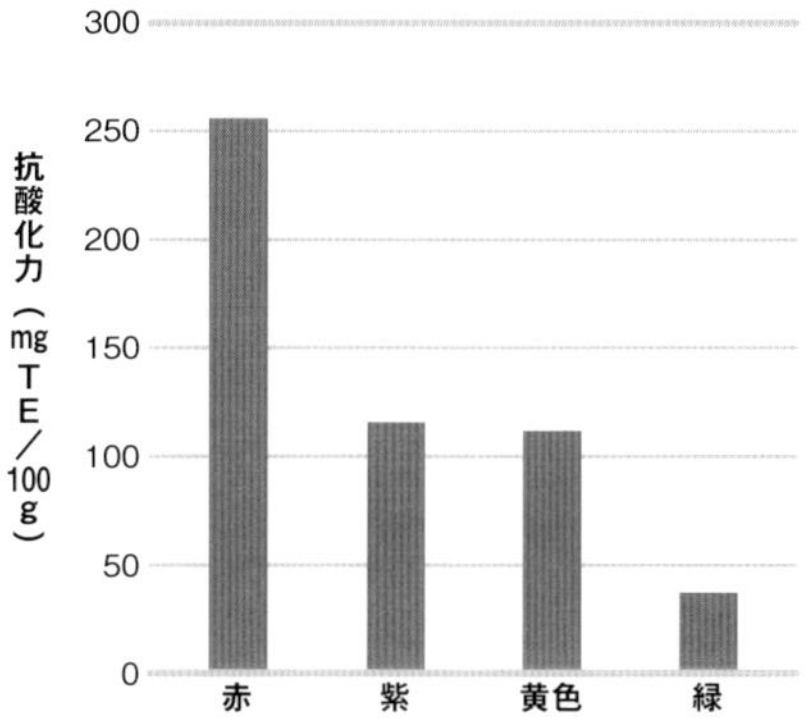

出典：デリカフーズグループ測定データ（2009 年）　N=8

図3　アナスタシアの色別抗酸化力の比較

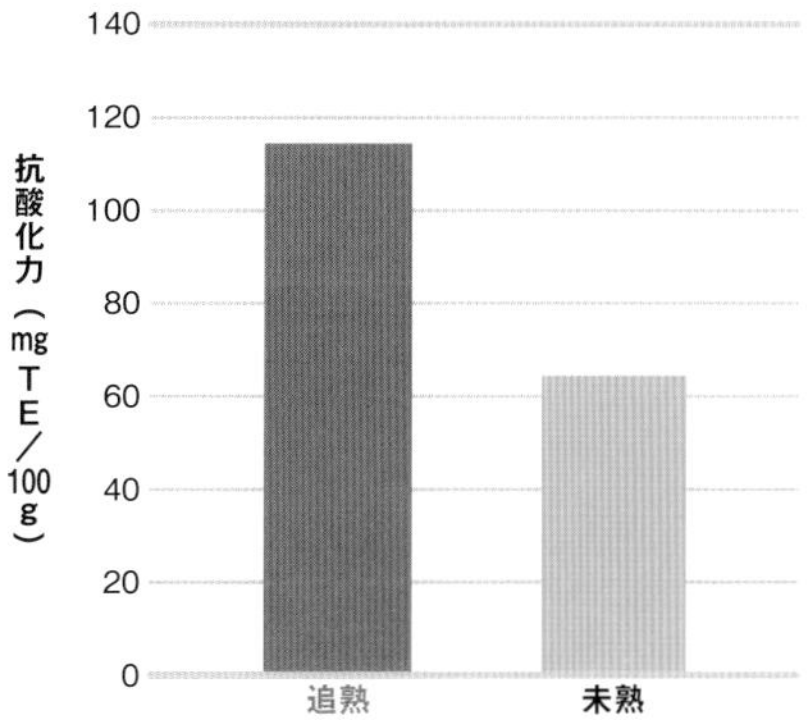

出典：デリカフーズグループ測定データ（2009 年）

図4　抗酸化力の比較

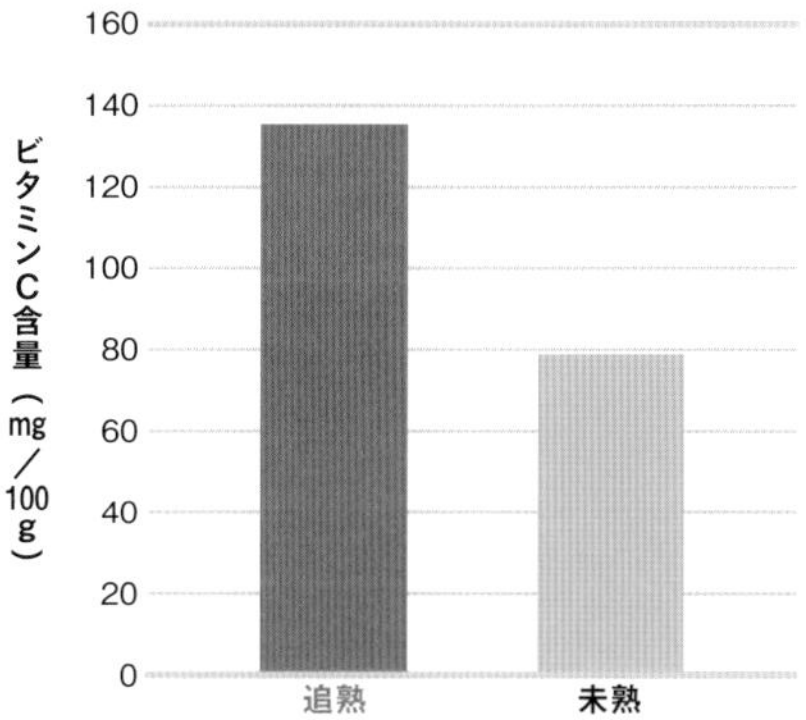

出典：デリカフーズグループ測定データ（2009 年）

図5　ビタミンC含量の比較

遠されがちだが、その中身成分はどのように変化しているのだろうか？　緑色の未熟ピーマンを1週間追熟させ、その中身成分を比較してみた。その結果、追熟したピーマンの抗酸化力、ビタミンC含量が増加していることがわかった（図4～5）。

実際に匂いをかいでみるとわかるのだが、赤くなってきたピーマンはフルーティな良い香りがする。未熟なもの（緑）より完熟したもの（赤）の方が値も高くなっているのは自然の摂理ともいえるだろう。

5 産地・月による違い（パプリカ）

国内で流通しているパプリカは、まだ輸入品が多い状況だが、生産国によってその中身成分を比較してみると、国産パプリカの抗酸化力が最も高く、

（図6）ビタミンC含量も多いという結果になった。

また、今では1年中店頭で見かけるようになったパプリカだが、抗酸化力は季節によって変化しているのか否かを、赤と黄のパプリカで比較した（図7）。

輸入品もまだ数多くある中では、パプリカの旬の値は明確ではなかったものの、今後国産パプリカの生産量が伸びてくると、国産の旬の栄養素、機能性を明確に打ち出すことができるようになるかもしれない。機能性表示食品や栄養機能食品を追風として、国産パプリカの優位性を数値で表現し、中身成分の値の良さで付加価値をつけ、消費者にその情報を提供していくことは、消費者の方の選択の幅を広げ、さらに消費拡大や輸出への販路を広げることにも繋がるのではないだろうか。

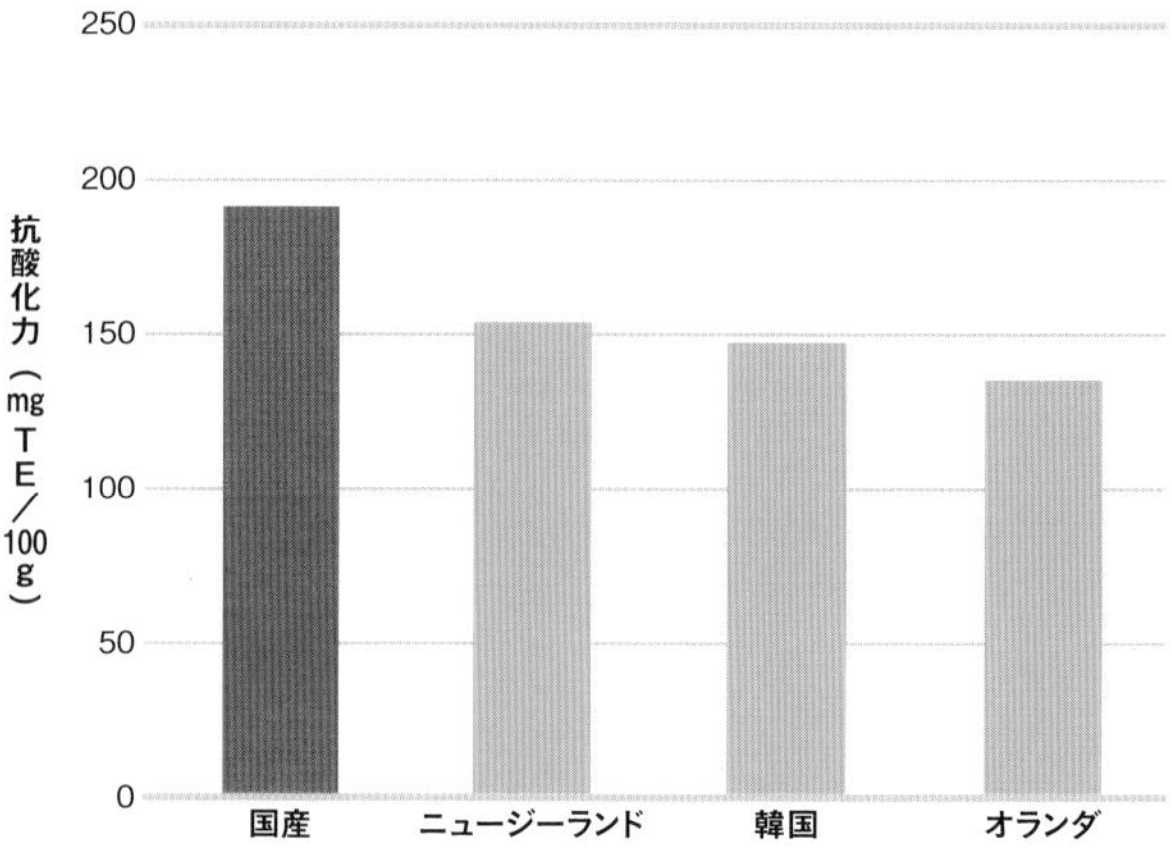

図6　産地別・抗酸化力の比較

出典：デリカフーズグループ測定データ（2014～2015年）n＝35

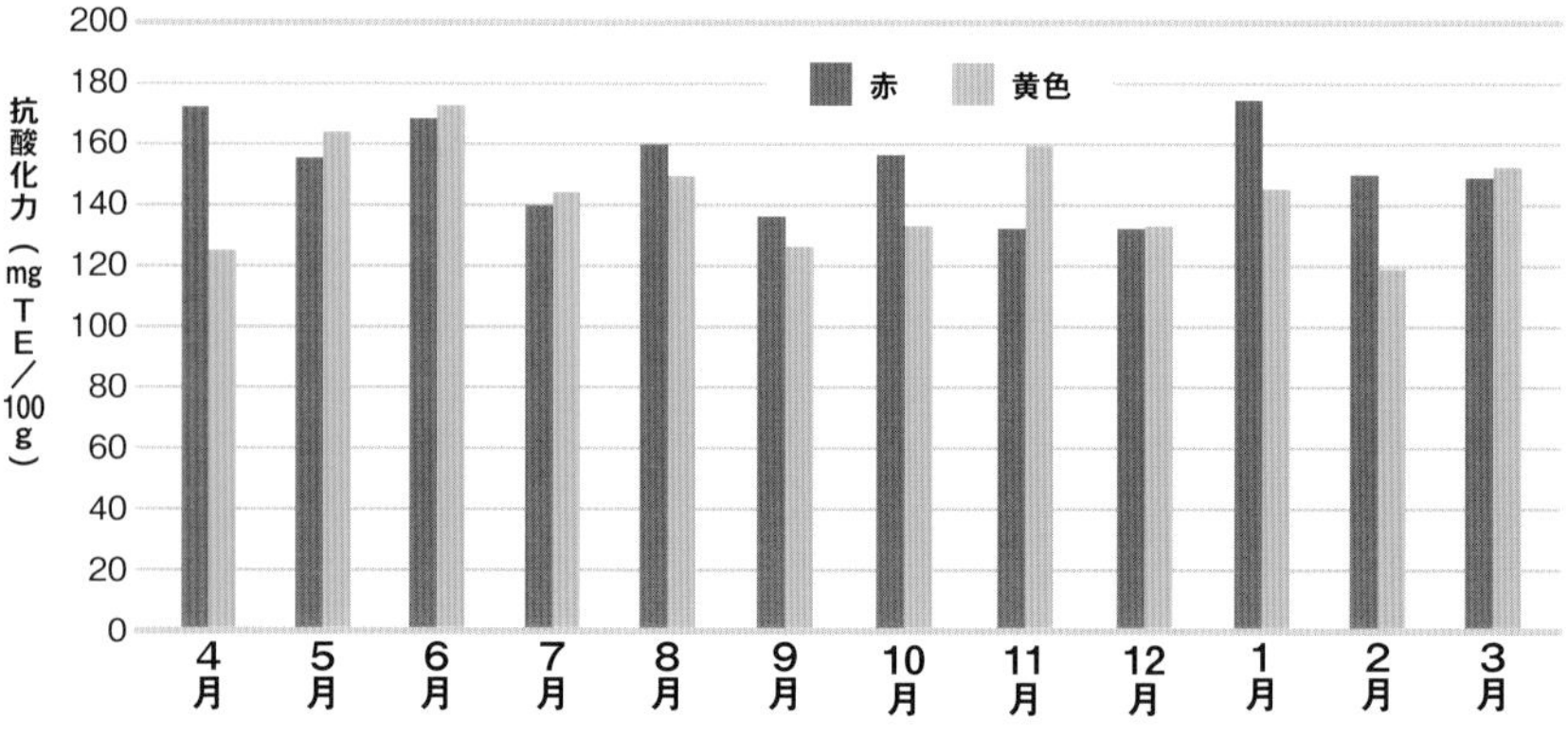

図7　抗酸化力の月別変化（パプリカ）

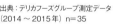

ホウレンソウ

旬の時期に多く摂りたい総合栄養食

β-カロテン　ミネラル　ルテイン　ビタミンC

1 ホウレンソウについて

中央アジアから西アジアを原産とするホウレンソウ。これまでアカザ科として知られてきたが、DNA解析に基づく新しい植物分類学により「ヒユ科」ホウレンソウ属に分類された(※1)。原産地近くのイランで栽培されるようになり、そこからイスラム教徒によって東西に分かれて広まったといわれる。ヨーロッパへ渡ったものが「西洋種」、中国方面の北部の寒い地方に伝わったものがトゲのある「東洋種」として成立し栽培されるようになった。

ホウレンソウの英名はspinachであるが、その語源であるラテン語の"spina"は「トゲ」を意味する。今でこそトゲのあるホウレンソウは目にしないが、原種のホウレンソウはトゲがある植物だったのであろう。

東西に分かれたホウレンソウは、それぞれの環境の違いにより形や風味が少しずつ変化していった。西洋種は葉の切れ込みが浅めで丸みのある葉をもち、葉肉は厚めでアクがあり、根元の赤色は薄めでトウ立ちしにくく病害虫に強いという特徴がある。

一方、東洋種の葉は深い切れ込みをもち、葉は薄くて軟らかくアクが少ない、根元が赤い、寒さが厳しくなると地面に葉を張り付け収穫しにくいという特徴をもつ。

ホウレンソウが日本へ渡来したのは17世紀頃である。江戸時代から長く栽培されていたのは「日本ホウレンソウ」といわれる東洋系の在来種だが、明治になって外国から様々な西洋種のホウレンソウが輸入され、東洋種と西洋種の交配品種が作られるようになった。

日本ホウレンソウは、先端が針のように尖っている三角形の種子をもつ。明治以後に生まれた雑種系のホウレンソウもこの性質をもつが、西洋種の特徴が強くなるにつれ、丸い粒のトゲのない種子となる。一般的なホウレンソウの種子は、実は果実部にあたり、本当の種はその中に入っている粒である。この小さな粒が、果実部である硬い殻を突き破って芽を出すため、殻が水分を含んで軟らかくなっている必要がある。

しかし、ホウレンソウの場合、水分が過剰になると発芽が極端に悪くなる特性ももつ。そのような理由から、「ホウレンソウは生えぬもの」と江戸時代から言われてきたようだ（※2）。

2 生産量と流通

日本全国に広まったのは20世紀に入ってからだが、今ではなくてはならない野菜の代表格になった。世界でも中国、アメリカに次いで日本が第3位の生産量を誇っている。中国の生産量は群を抜いて多く、全体の約91%を占める（FAOSTAT／2016年）。農林水産省「作物統計調査」によると、平成28年の国内でのホウレンソウの生産量は24万7300tで、10年前（29万8800t／平成18年）と比べやや減少傾向にある。平成30年の収穫量は22万8300tで、さらに減少している。

全国で最もホウレンソウを出荷しているのは千葉県（2万3300t）で、次いで埼玉県（2万100t）、群馬県（1万9600t）、茨城県（1万6200t）と続き、全国総出荷量の約4割を関東地方の4県で占めている。

輸入は冷凍野菜としての扱いがほとんどで、平成30年の冷凍ホウレンソウの輸入量は5万1796tと、前年比13・8%増と伸長した。輸入先国は、トップが中国で前年比10・4%増、次ぐ台湾も56・7%増と大幅に増加した。それ以外の輸入先国としては、イタリア、ベトナム、ベルギーなどがある（「財務省調査」）。生鮮品が不作になると輸入量が急増するが、それ以外でも需要が継続している。

3 品種と抗酸化力

ホウレンソウは、風の媒介によって受粉が行われる風媒花である。前述したように、明治時代に日本ホウレンソウの近くに播かれた西洋種が花粉を飛ばし、日本ホウレンソウを雑種に変えてきた。こうして関東では「豊葉《ほうよう》」、中部地方では「次郎丸《じろうまる》」が誕生した。その「次郎丸」に戦時中に中国から導入された「禹城《うじょう》」が交配し、関西では「新日本《しんにほん》」という品種が生まれた。ホウレンソウは雌雄異株の植物で、比較的簡単にF_1品種を作ることができる。そのためには、まず抽苔して花芽を伸ばす雄株を取り除く除雄作業を行う必要がある。次に近くに花粉を提供する異品種を植えておけば、F_1を作ることができる。

現在、流通しているホウレンソウは西洋種が圧倒的に多いが、その先駆け

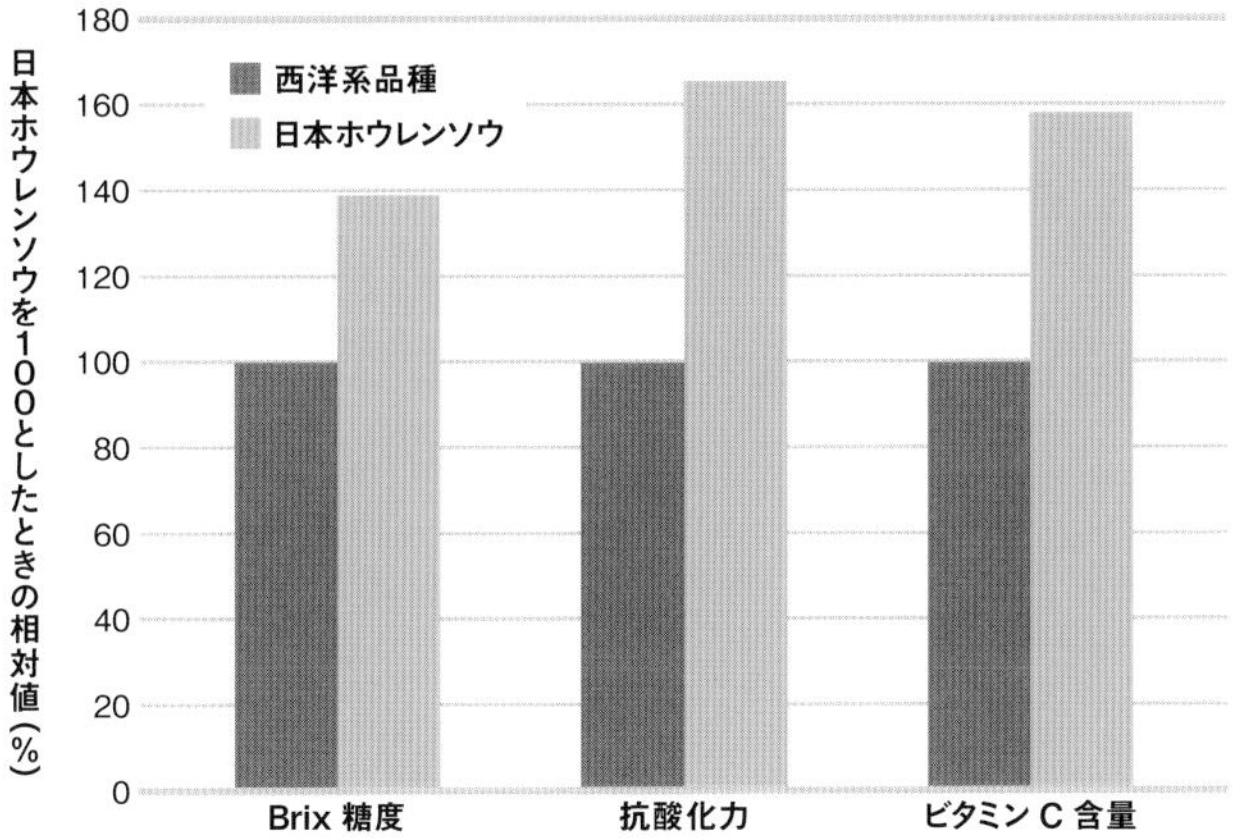

図1　日本ホウレンソウと西洋系品種の中身成分の比較

となったのが昭和47年に販売された「アトラス」であった。寒さが厳しくなると地面に葉を張り付けて収穫しにくい草姿の東洋種と異なり、立性で収穫しやすく、肉厚大葉で多収量の「アトラス」は、周年大量供給を要求された生産地に瞬く間に導入されていったのである。現在も種苗会社からは多くの品種が出されているが、その育種の主な目的は、味よりも収量や病抵抗性などに重きが置かれているようだ。

東北で根の赤い系統を選抜して固定した「山形あかね」等、東洋種の特色が強い品種もまだ栽培されている。

年間を通して栽培された西洋種系と東洋種系の品種別に、Ｂｒｉｘ糖度、抗酸化力、ビタミンC含量を比較してみると、その軍配は東洋種に上がった（図1）。

戦後、日本の発展と共に〝味より形の大量消費時代〟が形成されてきたが、今また味や栄養価に重きをおいた日本ホウレンソウも市場に台頭して欲しいと願う。

4 栄養と機能性成分

ホウレンソウはコマツナと並ぶ緑黄色野菜の双璧だ。β-カロテン含量で比較すると、ホウレンソウ（４２００μg／１００g）はコマツナ（３５００μg／１００g）の約１・２倍である。また、ナトリウムの排泄に役立つカリウムはコマツナの約１・４倍、うつ病や中枢神経機能において重要な関わりをもつマグネシウムは、なんとコマツナの約6倍も含まれている。

ミネラルの他にはビタミンB群やビタミンC等の他、食物繊維も豊富で、レタス（１・１g／１００g）と比較すると2倍以上（２・８g／１００g）の量を含んでいる。

ホウレンソウは〝総合栄養食〟とも呼ばれる程の栄養価をもつ（「日本食品成分表2017」）。

そして、ホウレンソウの注目成分は何といっても「ルテイン」だ。ルテインはカロテノイドの1種で「キサントフィル系」に分類される。よく耳にするβ-カロテンやα-カロテンは、同じカロテノイドでも「カロテン系」に分類される。ルテインは、ヒトの体内では目の水晶体や黄斑部に存在する。ルテインは網膜で発生する活性酸素を取り除いて眼病を予防する働きや、目の網膜に到達する青色の光（ブルーライト）を吸収して、目のダメージを軽減するといった働きが明らかにされている。

国内では、このルテインを関与成分として機能性表示食品の届出が行われている。効果としては、ブルーライトなどの光による刺激から目を保護すること、年齢とともに減少する網膜黄斑部の色素量を増加させること、目のコントラスト感度（色の濃淡を判別する力）をサポートすること等が表示されている。既に生鮮食品のホウレンソウとして1件、ケールで3件の機能性表示食品が販売されている。また加工食品ではルテインを関与成分として79件の機能性表示食品が販売されている（2020年3月現在）。

5 時期と成分変化

周年栽培されるホウレンソウの旬は冬。冬になると毎年その抗酸化力やビタミンC含量が増加する（図2）。ホウレンソウは冷凍品も非常に多く出回っている野菜の1つだが、その中身成分は生鮮と比べてどのようになっているのだろうか？　冷凍ホウレンソウの中身成分を年間にわたり測定した結果、生鮮で最も栄養価が落ちてしまう夏場であっても比較的高い抗酸化力とビタミンC含量を有していることがわかった（図3）。

ルテインの含有量も、寒締め処理により増加するとされているが、実際にその含有量を比較してみると、秋作（9・04mg／100g）に対し、冬作では（10・30mg／100g）と増加していた。ルテインは毎日摂取する必要があり、目の健康の為には毎日10mgのルテインを摂る必要があるといわれている。目を酷使することの多い現代の生活では、ぜひ冬季の旬の時期のホウレンソウを、毎日様々なメニューに取り入れていただければと思う。

※1 大場秀章編著『植物分類表』（2009年11月20日刊）
※2「農業全書」

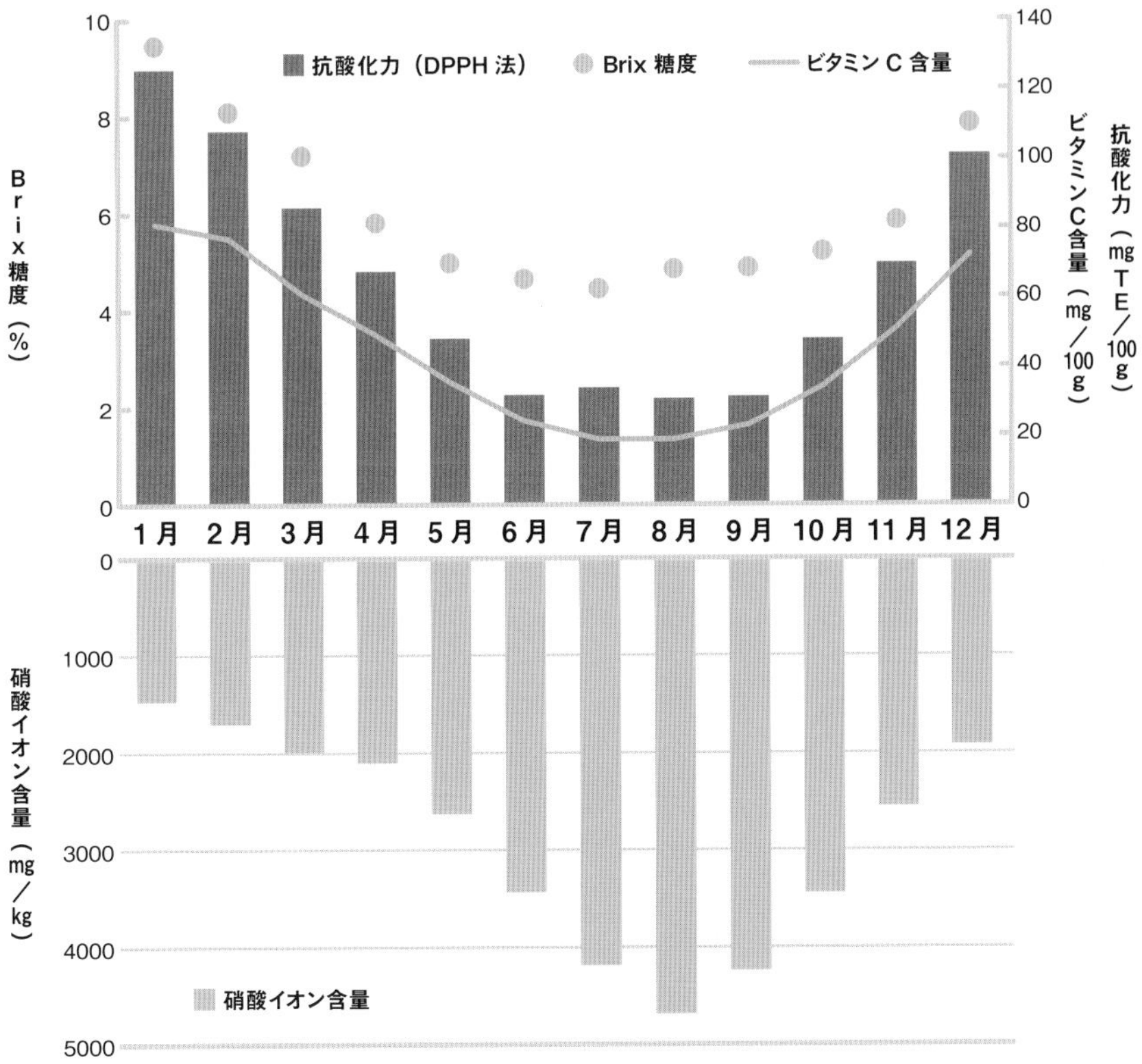

図2　ホウレンソウの中身成分変化（月別）　出典：デリカフーズグループ測定データ（2008〜2017 年）　n=1,121

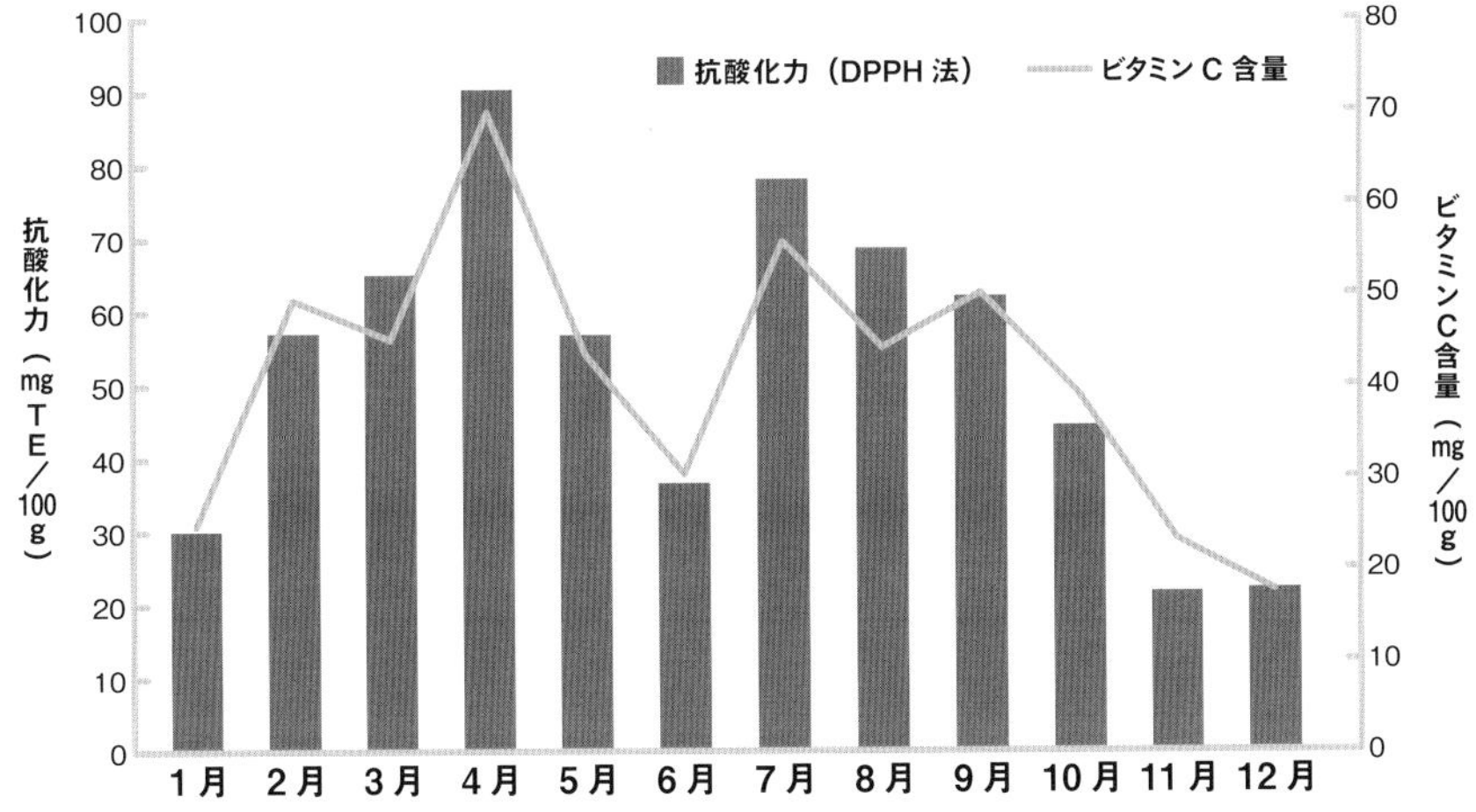

図3　冷凍ホウレンソウの中身成分変化　出典：デリカフーズグループ測定データ（2015〜2017 年）　n=19

ビタミン吸収を高める主要野菜

スルフィド類　アリシン　β-カロテン　ビタミンC

1 ネギの歴史と産地

ネギ科ネギ属の長ネギの原産地は中央アジアや中国西部といわれ、中国では6世紀頃から既に栽培されていたようである。その後、華北では太ネギ群、華中・華南では細ネギ群に分化していった。日本には8世紀頃に伝わり、平安時代には既に栽培方法も記録され、主要野菜の1つとなっていた歴史の古い野菜である。京都の「九条《くじょう》ネギ」もこの頃には栽培されており、京の伝統野菜の中で最も古い栽培の歴史をもつ。江戸時代には栽培方法が確立され、中期になると愛知県で「越津《こしつ》ネギ」が栽培され、江戸幕府へ献上されるようになった。江戸時代後期には「下仁田《しもにた》ネギ」が栽培され始め、明治時代にはより良い優良品種の導入・育成が進み、この過程で「曲がりネギ」が生み出された。21世紀になると野菜の機能性などに注目が集まり、これまで少量栽培されていた山形県の在来種「赤《あか》ネギ」が注目され、増産されるようになった。

現在、長ネギの生産量が全国で多いのは、埼玉県、千葉県、茨城県の関東3県で、次いで北海道や群馬県。輸入量は、生鮮としては5万～6万tで安定的に推移しており、輸入先国としては、ほぼ中国のみとなっている。

国産ネギと中国産ネギの中身成分（Brix糖度、抗酸化力、ビタミンC含量）を比較してみると、図1のような結果となった。

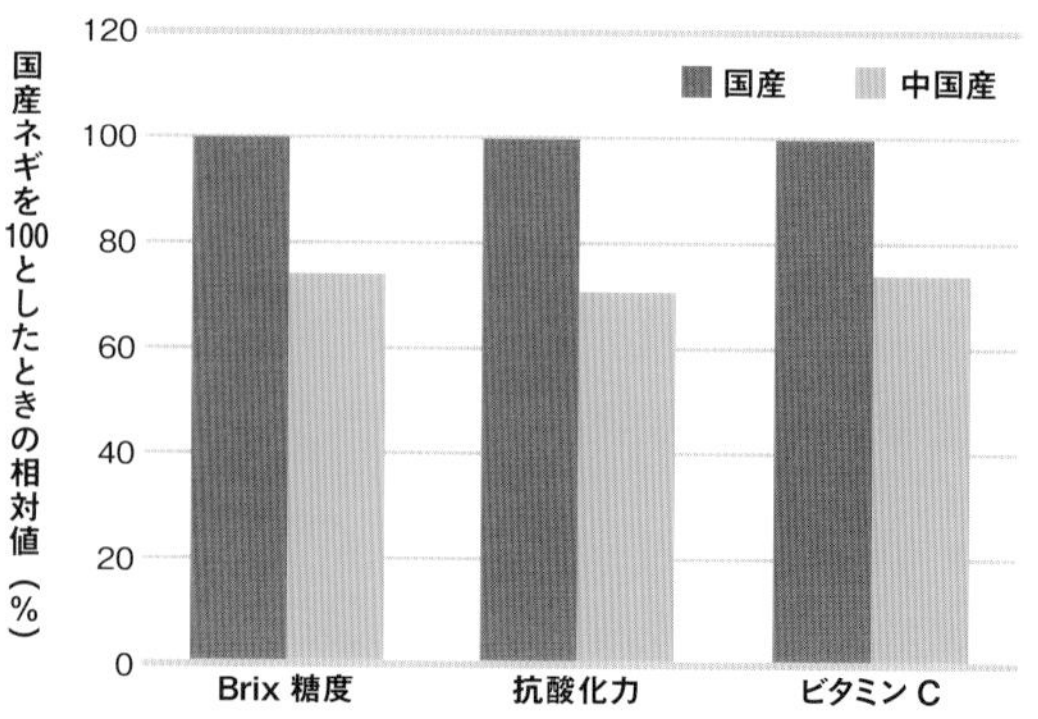

出典：デリカフーズグループ測定データ（2007～2015 年）　n=288

図1　長ネギの産地による中身成分の比較

2 ネギ類の品種とその特性

ネギ類と呼ばれる一群は、ユリ科・ネギ属（Allium）に属する植物で、ヨーロッパ、アジア、北アフリカ、北アメリカなど北半球の温帯を中心に、約450種存在する。その内、野菜として栽培されているものは、ネギ、タマネギ、ニンニク、ラッキョウ、ニラ、アサツキ、ワケギ、リーキ、ヤグラネギなどがある。西洋では主として、タマネギ、ニンニク、リーキ（西洋ネギ）が栽培され、ネギ、ラッキョウ、ニラ、アサツキは東洋独特の作物である。

我が国のネギは根深ネギと葉ネギに大別されるが、根深ネギの主体は東北・信越・北陸・山陰地方に分布する加賀群と、関東を中心に分布する千住《せんじゅ》群である。そして葉ネギの代表は前述した歴史の古い九条群となる。九条群には、太めの「九条太《くじょうふと》」と細めの「九条細《くじょうほそ》」がある。「九条細」はその名の通り葉が細く、通常は軟白化（土を寄せるなどして植物体に光を当てずに栽培し、白く柔らかい生産物とする）せず、青い葉を利用する。

各地で見られるコネギの多くは九条ネギを品種改良したり若採りしたりしたもので、それらの品質を高め、一定の基準を維持したブランドネギが各地で作られている。関東以北ではアサツキ（浅ネギ）との混同がしばしば見られるが、アサツキはチャイブの変種といわれ、ネギとは別の種になる。ネギよりも色が薄いことからその名がつき、食用とされるネギ類の中では最も細い葉をもつのが特徴だ。また、見た目は青ネギやアサツキと似ているワケギも、種子ではなく球根で増えるという特性をもち、ネギとタマネギが交雑したもので別の種となる。

3 栄養と機能性成分

長ネギには、香味や辛みの素になるスルフィド類や、硫化アリルの1種であるアリシンが含まれている。アリシンはビタミンB_1の吸収を高める働きがあり、胃の消化液の分泌を促して食欲増進や消化促進、胃腸を健康にする働きもあるといわれている(※)。ビタミンB_1を多く含む豚肉と一緒に食べるとその効果がより高まるといえるだろう。また、白い茎の部分には、抗菌作用があるネギオールが含まれている他、葉の緑の部分にはβ-カロテンも含まれる。その他、ビタミンC、カルシウム、カリウム、食物繊維も含んでおり、ビタミンやミネラルの摂取にも重要な野菜である。

コネギは根深ネギと比較して、カリウム（320mg／100g）やマグネシウム（17mg／100g）、カルシウム

（100mg／100g）、鉄（1・0mg／100g）などのミネラルをより多く含む。また、ビタミンCの含量も、根深ネギが11mg／100gなのに対して31mg／100gと約3倍も多く含んでいる。葉が可食部であるコネギのβ−カロテン含量は、根深ネギが14μg／100gなのに対し、2200μg／100gもあり、アサツキ（1800μg／100g）やワケギと共に貴重な緑黄色野菜といえる。β-カロテンは体内でビタミンAに変換され、皮膚を正常に保つ働きがある。また、コネギも香味成分である硫化アリルやスルフィド類を有しており、身体を温めたり胃腸を刺激して消化を促進してくれたりする効果が期待できる。

4 品種別抗酸化力と食べ方

長ネギにはいくつかの品種群が存在する。加賀群は寒地に分布し、「下仁《しもに》田《た》ネギ」などがこれに含まれる。千住群は関東地方を中心に、根深ネギとして多く栽培されている。前述した「赤ネギ」も千住群に属し、茨城の一部でも栽培されている。

品種別に長ネギの抗酸化力を見ると、軟白部分が白い「千住《せんじゅ》ネギ」「下仁田ネギ」等よりも、色が着いた「赤ネギ」の方が抗酸化力は高くなる傾向があるようだ。また、長ネギは生で蕎麦や味噌汁等の薬味として食べたり鍋で煮込んだり、串に刺して焼く食べ方もある。長ネギは焼くことで、抗酸化力が生よりも約2・5倍高くなるという結果も得られている。

5 ネギ類の抗酸化力の比較と季節変動

ネギ類の抗酸化力を「根深ネギ」の値を100として比較してみると、図2のような結果となり、コネギは根深ネギの約1・2倍の抗酸化力を有していることがわかった。コネギの抗酸化力の月別変化を図3に示す。抗酸化力は2~3月にやや高くなる傾向が見られるが、その他の時期は比較的一定に

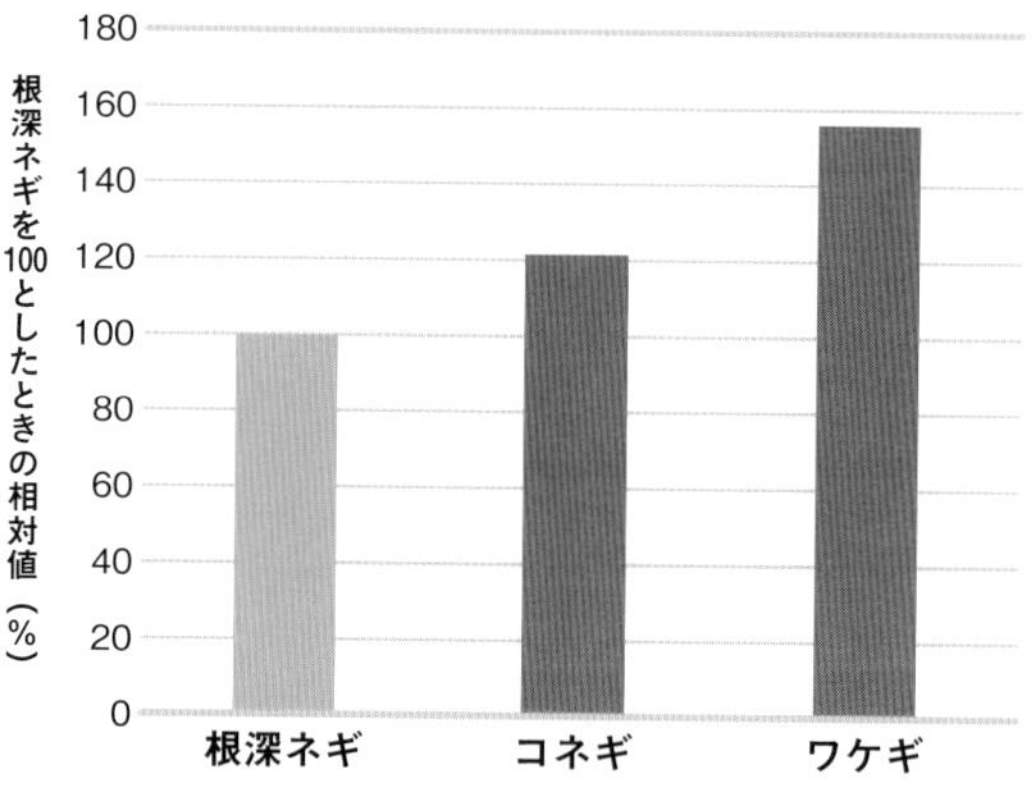

図2　ネギ類の抗酸化力の比較

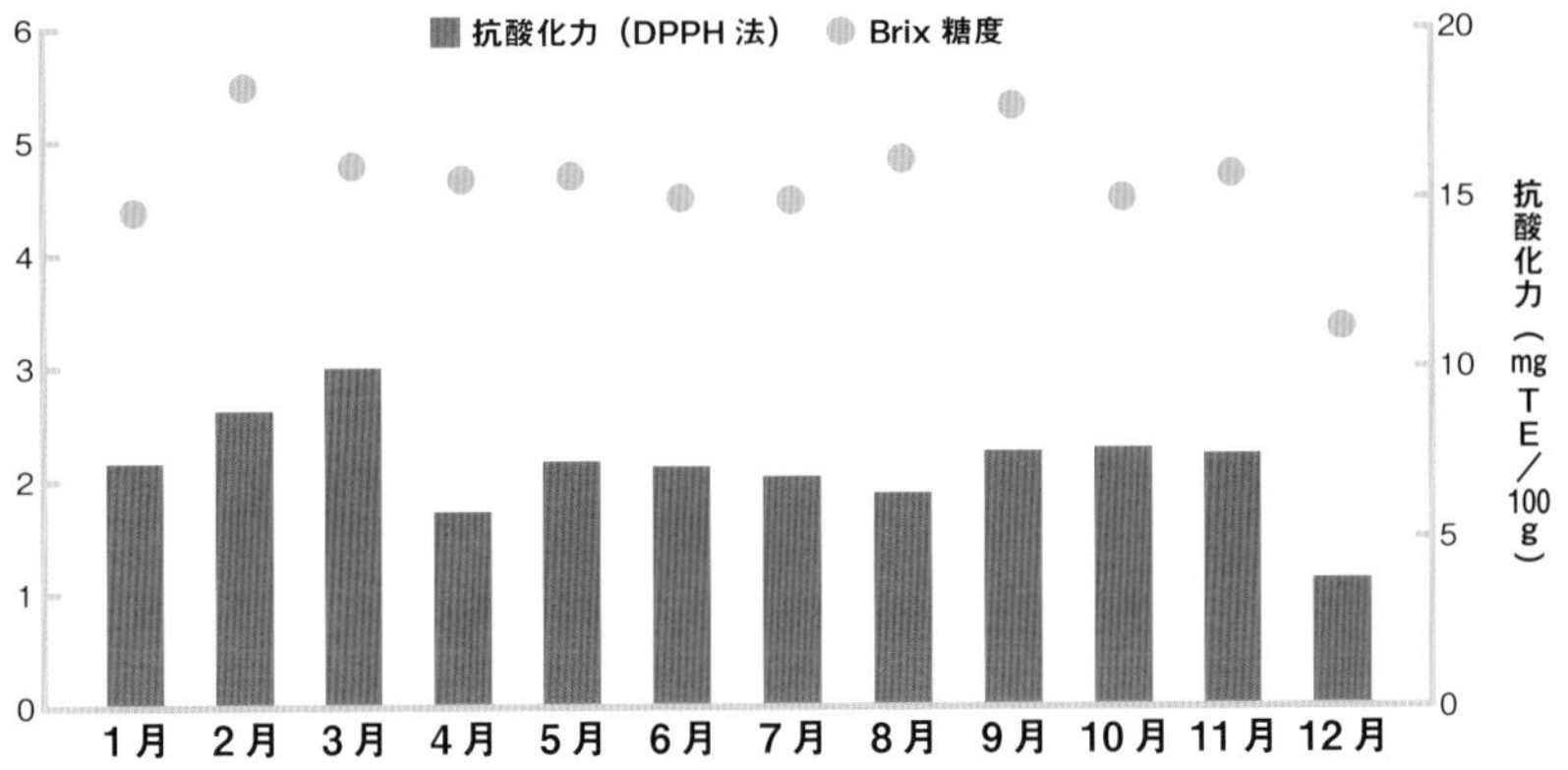

図3　コネギ（月別変化）

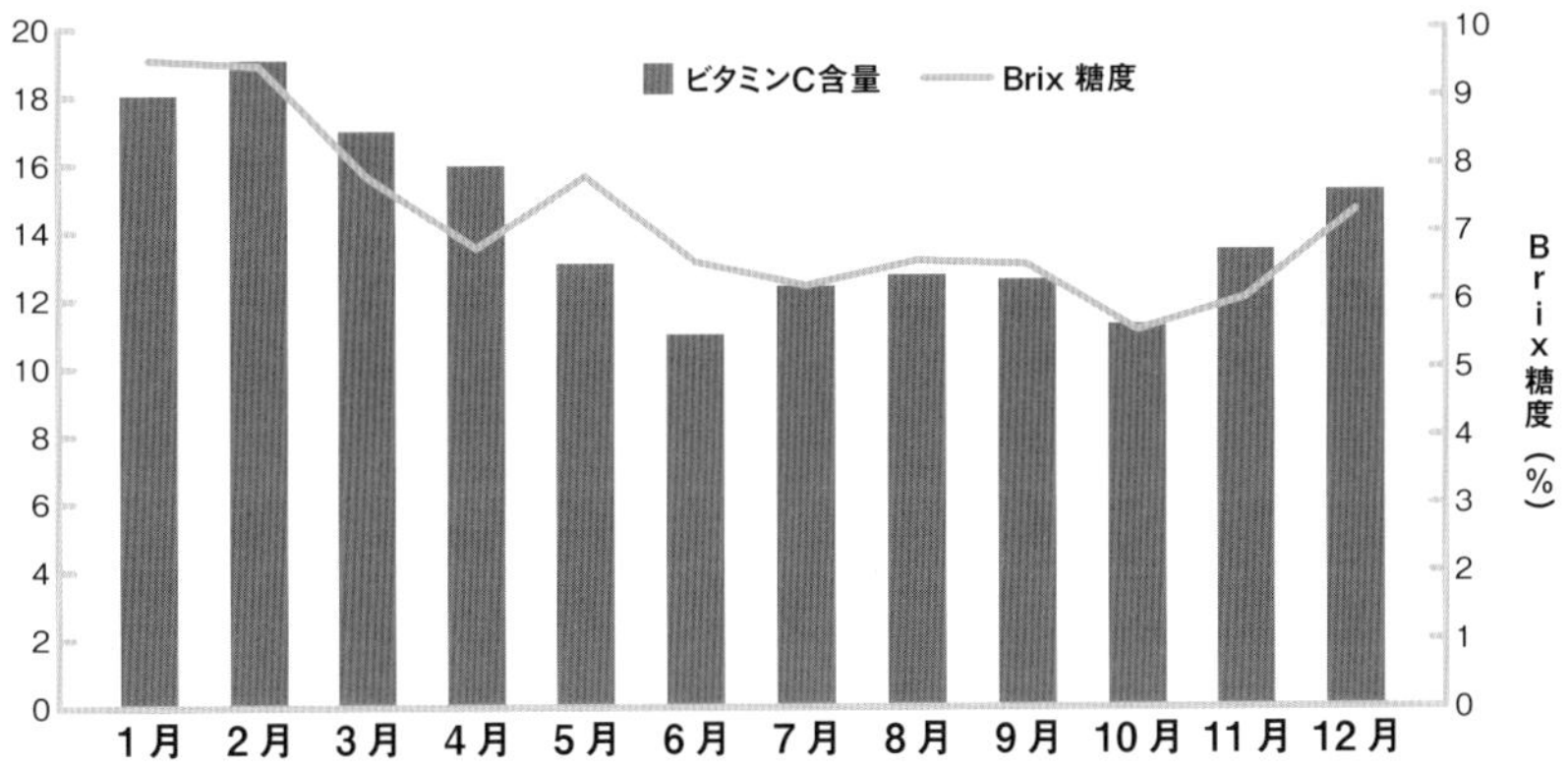

図4　ビタミンC含量とBrix糖度の月別変化

保たれていることがわかる。これはコネギが水耕栽培などの一定の条件の元での栽培が可能であり、品質が均一に保たれているともいえる。また、Brix糖度は2月と9月に高い結果となった。

一方、長ネギのビタミンCの季節変動を見ると、やはり旬である冬季に高まっていることがわかる（図4）。同時にBrix糖度も高まっていくので、冬季はどんどんネギが美味しくなっていく季節のようだ。

薬味のイメージも強いネギ類だが、冬にはぜひ通常とは異なる食べ方で、ネギ類の魅力を再確認していただきたい。

※ Anti-influenza A virus effects of fructan from Welsh onion (Allium fistulosum L.). Food Chem. 2012 Oct 15;134(4):2164.

辛味・甘味・旨味、三拍子揃った食卓の強い味方

ケルセチン　アリシン

1 タマネギについて

中央アジア（北西インド〜アフガニスタン）が原産地のタマネギは、紀元前3000年頃の古代エジプトや古代ローマでも既に食用とされていた非常に歴史の古い農作物である。16世紀にヨーロッパ全土に広まり、栽培されるようになっていった。日本へは江戸時代に長崎に伝わったとされるが、本格的な栽培が始まったのは明治時代以降になる。品種の系統としては、アメリカから導入された春まき栽培用品種が北海道に、秋まき栽培用品種が大阪に、そしてフランス系品種が愛知に定着していった。その後、自家採種や選抜が重ねられ、地域ごとに特徴のある品種が作られていったのである。

1枚1枚むける皮のような部分は、実は皮ではなく、タマネギは葉（鱗葉《りんよう》）の集合体（鱗茎《りんけい》）なのである。タマネギを切らずに見たとき、目に触れる部分は葉の裏にあたる。タマネギの鱗葉の数は、個体にもよるが、だいたい8枚程度である。タマネギを輪切りにすると葉の枚数がわかるので、機会があれば数えてみていただきたい。縦2つに切って断面を見ると、根元にある短い部分が茎である。鱗葉はそこから出て、巻くように重なっていき、成長するにつれて太くなっていく。タマネギの球には、水分や養分が蓄えられており、それを利用して新しい芽が育っていく。長く貯蔵されていたタマネギを切ると、真ん中に緑の芽が出ていることがあるが、それが新しい芽の「萌芽葉《ほうがよう》」である。萌芽葉ができると、蓄えられた養分はそちらに移り、芽が成長するにつれタマネギはしぼんでいく。私たちが普段食しているのは、その養分が蓄えられた部分である。

2 産地と出荷量

昭和40年代までは、5〜9月の間に兵庫や大阪、愛知などの府県産が集中して出荷され、11月〜翌4月までは品不足の状況が続いていたが、北海道で

の生産量が著しく増大したことにより、今日ではその様相が一変した。平成29年の出荷量が国内で最も多かったのは北海道（72万8900ｔ）で、次いで佐賀県（9万3800ｔ）、兵庫県（8万3900ｔ）（「平成29年農林水産省作況調査」より）となっている。近年では、佐賀県・兵庫県産が4～6月、北海道産が8～10月と、時期によって明確に産地がずれているので、1年中美味しいタマネギを食べることができる。

1年中多くのメニューや加工品にも使用されるタマネギは、輸入量も多い。2018年の輸入量は約29万4256ｔで、その量は前年と比べると約1％増加している。輸入先国としては、中国がダントツで約27万1943ｔである。その他、アメリカ、ニュージーランド、オーストラリア、タイなどからも輸入している（「財務省統計」）。

国産タマネギに求められるものとしては、貯蔵性に加えて味や加工適正等、品質に関するものも多くなってきたように感じる。

3 タマネギの種類

今日のタマネギは、そのほとんどが腐敗の少ない貯蔵後品質に優れているF_1品種となっている。日本で栽培されるのは、東欧系の辛味品種が多い。球の色は、黄銅色（黄タマネギ）が多いが、白色、紅葉色などの種類もあり、形も一般的な球形以外に扁球形、紡錘形等がある。

タマネギは、葉が倒れるとその収穫時期が来たとわかる。土中の球がある程度肥大すると地上部の葉鞘が葉を支えられなくなって倒れる性質（倒伏）をもつからだ。収穫後は干され、表皮を乾燥させて保存性を高めてから出荷される。これは黄タマネギの品種で一般的に行われる。

一方、新タマネギと呼ばれるものは、主に白タマネギの品種で、水分が多く、乾燥処理に向いていないので収穫後すぐに出荷される。ちなみに、黄タマネギを乾燥処理せずに収穫後すぐに出荷されたものも新タマネギと呼ぶことがあるのでご注意を。

タマネギには南欧系の甘味品種もある。甘味品種には、「湘南《しょうなん》レッド」に代表されるような赤タマネギがある。前述した、春に出回る早生種の白タマネギや葉タマネギは、水分が多く甘味が強いものが辛味品種に分類される。また、小タマネギに分類される小さなペコロスやパールオニオンも辛味品種である。

4 品種別の抗酸化力

種類別に抗酸化力を比較してみると、

その色合いから赤タマネギの抗酸化力が高いことは想像が容易であるが、葉の部分も一緒に食べる葉タマネギも高い抗酸化力を有していた（図1）。葉タマネギは、青ネギのような緑の葉がついた状態で流通し、球の部分がふくらむ前のまだ小さな段階で収穫したものである。食すのは主に葉の部分で、甘味と同時に粘りを感じる味わいである。

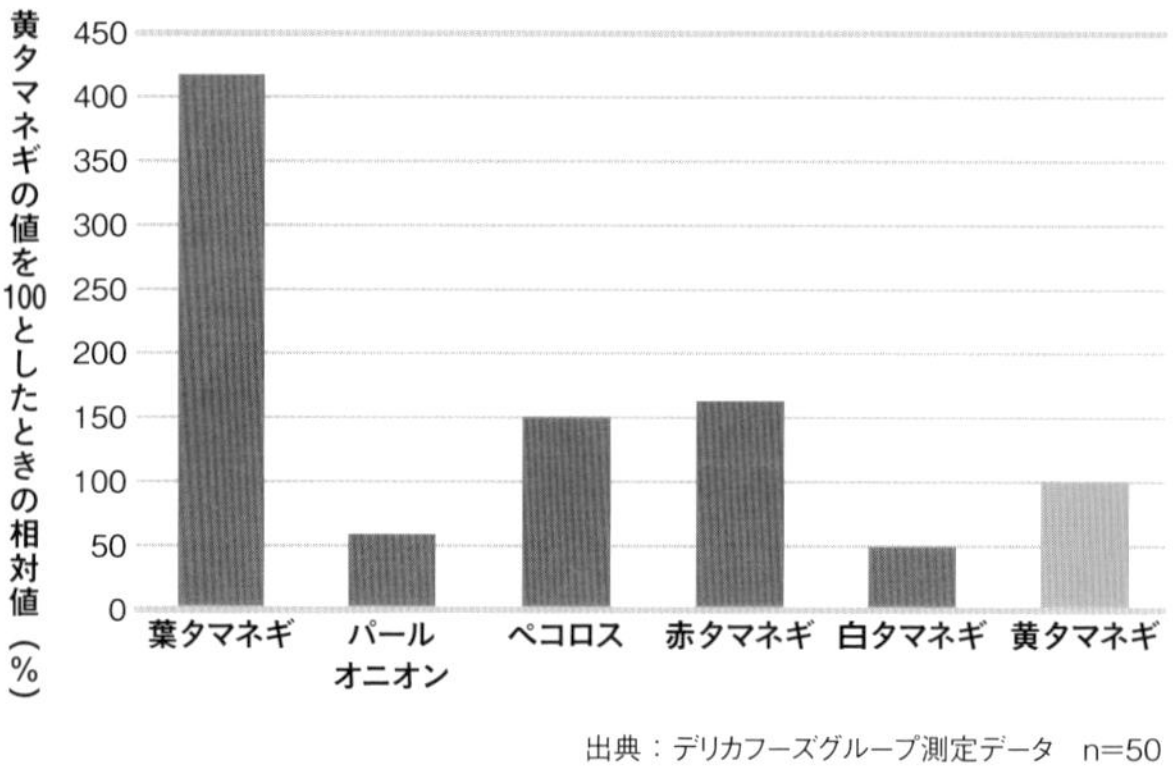

出典：デリカフーズグループ測定データ　n=50

図1　タマネギの種類別・抗酸化力の比較

　また、最近では同じペコロスでも様々な色のものが輸入されている。ペコロス（白）の値を100とした場合の相対値で、色別にその抗酸化力を比較すると、紫が250、黄色が150という結果となった。色の違いは、含まれている色素の違いによる。黄色はケルセチンの色、赤はアントシアニンの色である。白タマネギには色素は含まれていない。アントシアニンやケルセチンは抗酸化作用を有しているので、抗酸化力の高い野菜を食べたいときは色付きのものを選ぶとよい。

　Ｂｒｉｘ糖度は、スーパー等で特に果物に表示されることが多くなったため広く認知されているが、これは糖の含有量だけを示すものではなく可溶性固形分全ての含量を示す。タマネギのＢｒｉｘ糖度は比較的高い値だが、この値が味覚としての〝甘味〟に直結しない場合もある。

5 栄養と機能性成分

　タマネギはカリウム（150mg／100g）やマグネシウム（8mg／100g）を含む。〝血液サラサラ〟の謳い文句で知られてきたタマネギだが、特徴的な成分としてケルセチンが挙げられる。また、タマネギ特有の香りと辛みの成分はアリシンで、ビタミンB_1の吸収を高める働きがあるとされ、豚肉等と一緒に食べるのが効果的。調理の際の涙の原因物質でもあるが、調理前にタマネギを十分に冷やすことで硫化アリルが気化しにくくなるので、ぜひお試しいただきたい。

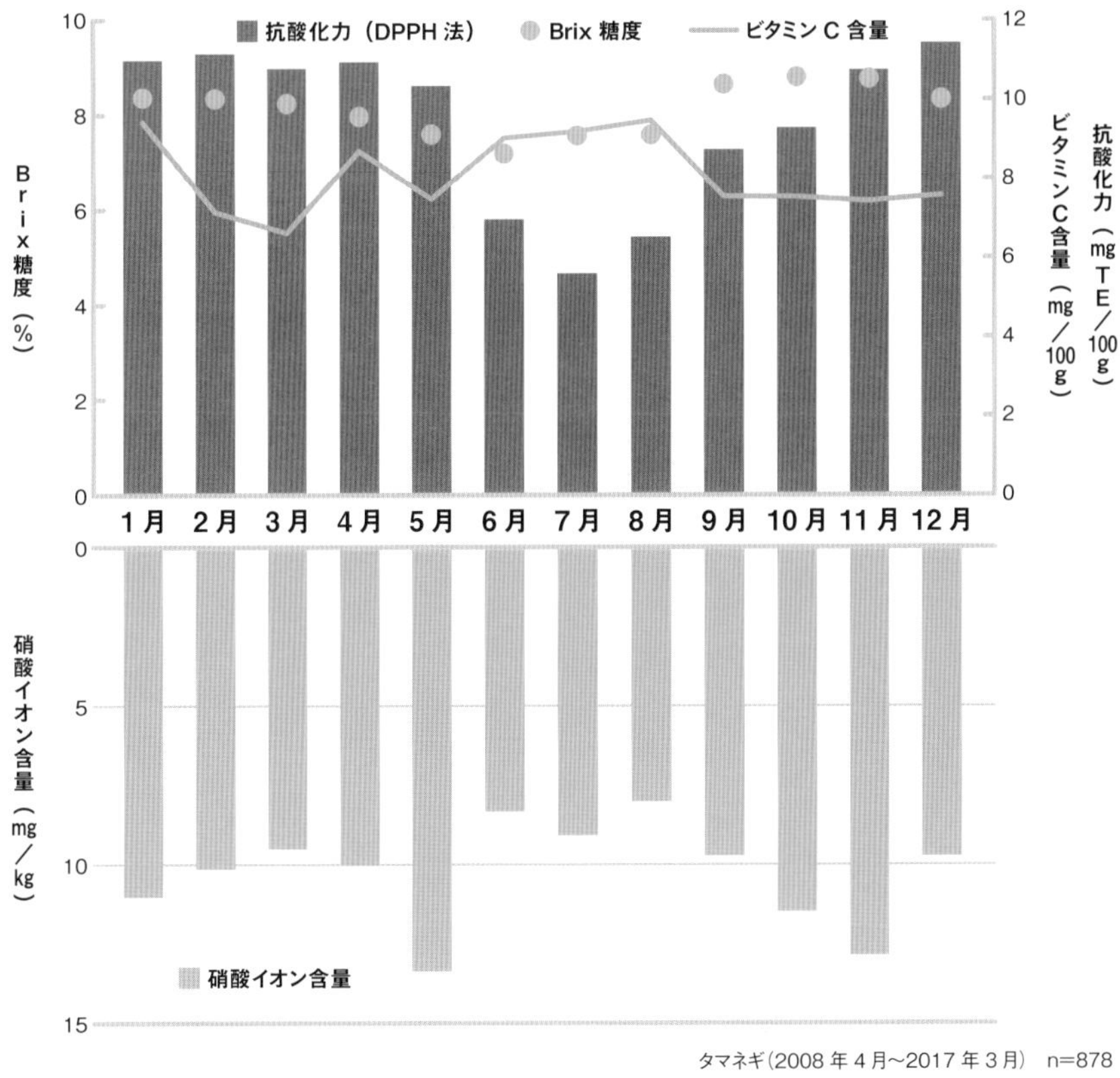

タマネギ（2008 年 4 月～2017 年 3 月） n=878

図2　タマネギの中身成分の月別変化

6 季節による中身成分の変化

タマネギは使用されるメニューも非常に幅広く、生でサラダとして食べられる他、ステーキとして焼いて食べられることもある。また、酢豚などの中華料理では炒めて利用され、シチューやカレー、肉じゃが等では煮込んで使用される。

このように1年中使用されるタマネギの中身成分はどのように変化するのだろうか？　1年を通じてタマネギの中身成分（Brix糖度、ビタミンC含量、抗酸化力、硝酸イオン）を測定した結果を図2に示す。梅雨～夏場の特定の時期を除いて、その抗酸化力もBrix糖度もほぼ変化せず、一定の値が保たれているようだ。

ニンジン

β-カロテン

緑黄色野菜の王様は加熱で栄養価アップ

1 ニンジンについて

中央アジアのアフガニスタンを原産とするセリ科のニンジン。元々は根が枝分かれした刺激の強い植物で薬用として栽培されていた。原産地周辺で東西に分岐し、世界各地に伝播していったといわれている。中国を経て東方に伝わった東洋ニンジンは、日本で古くから知られていた薬用ニンジンと根の形が似ており、葉の形がセリに似ていることから「せりにんじん」と呼ばれた。「にんじん」という名前は、枝分かれをしている薬用ニンジンの根の形が人間の形に似ていることから付けられているが、薬草ニンジンはウコギ科の植物であり、ニンジンとは異なる植物である。

一方、現在日本で主に流通している西洋ニンジンは、アフガニスタンからヨーロッパへ広がり品種改良が行われてきた。日本へは江戸時代に伝わったが、食卓によく登場するようになったのは明治になってからである。平成29年産野菜生産出荷統計によると、ニンジンの平成29年の収穫量は全国で59万6500t。うち最も収穫量の多いのは北海道（19万3300t）で、次いで千葉県（10万1900t）、徳島県（5万3100t）と続く。1990年代後半をピークにその収穫量はやや減少傾向にあるが、ジャガイモやダイコンの栽培面積の減少率と比較すると非常に緩やかで、食卓や業務加工用野菜としてのニーズや人気の高さが伺える。

2 種類と抗酸化力

現在日本で販売されているニンジンのほとんどは、オレンジ色が強く円錐型の西洋ニンジン（五寸ニンジン）だが、おせち料理によく用いられるのは東洋ニンジンである赤色の金時ニンジン（京ニンジン）である。また、黄色の島ニンジンも東洋ニンジンの一種である。その他、ポリフェノールの一種であるアントシアニンを豊富に含む紫色の皮をもつ紫ニンジンや、原種に近く、

図1　種類別の抗酸化力・ビタミンC含量の比較

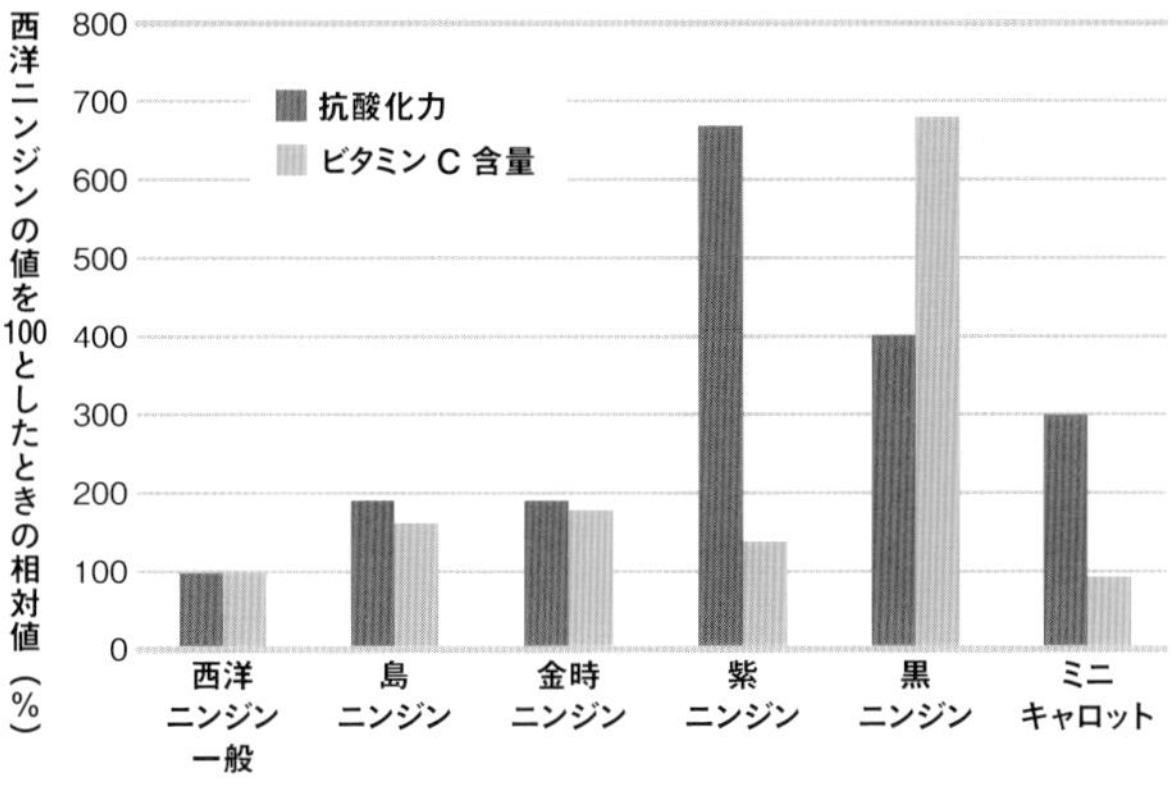

出典：デリカフーズグループ測定データ（2008〜2017年）　n=956

その名の通り通常より黒っぽい根が特徴の黒ニンジン、長さが10㎝程度で、甘味が強く果肉が柔らかい特徴をもつミニキャロット等もある。これらの種類別の抗酸化力を比較してみると、西洋ニンジン種よりも東洋ニンジン種のほうが高く、さらに紫ニンジンが非常に高い力をもっている結果となった。一方、ビタミンCの含有量は黒ニンジンで高い値となった（図1）。

3 ニンジンの栄養

　ニンジンの特徴といえば、やはりβ‐カロテンを多く含むことである。β‐カロテンはカボチャやホウレンソウ等にも含まれるが、約7㎎／100gの含有量は群を抜いており、緑黄色野菜の王様の異名をもつほどである。「カロテン」はニンジンの英名である"carrot"が語源となっている。β‐カロテンに関しては様々な研究が行われており、その機能性として、のどや鼻の粘膜を丈夫にし、細菌感染を予防する、血圧低下作用や抗酸化作用を有すること等が知られているが、β‐カロテンはサプリメントで摂取してもその効果が発揮されにくいことから、食品としてしっかりと「食べる」ことをおすすめする。

　ニンジンの種類や品種によってもその含量は異なるが、一般的には西洋種の方が東洋種よりも多くβ‐カロテンを含んでいる。β‐カロテンは脂溶性なので、油と調理すると吸収されやすいことはよく知られているが、生と茹でた場合にもその吸収率が異なることが確認されている。生よりも茹でて食べるほうが血中のβ‐カロテン含量が高くなるので、ニンジンは生食よりも、ぜひ火を通して召し上がっていただきたい。

紫色に艶めく歴史ある野菜

ナスニン　クロロゲン酸

1 ナスについて

インド東部を原産地とするナス科ナス属のナス。その栽培の歴史は古く、紀元前には既に中国に伝わっていた。温帯では一年草だが熱帯地方では多年生植物となり、世界各地で独自の品種が育てられ、その数は1000種類にも及ぶといわれている。世界におけるナスの生産量は中国が第1位（3288万3567t）で、次いでインド（1251万t）、エジプト（130万7793t）と続く（「FAO：国際連合食糧農業機関　2017年」）。

日本でも奈良時代には既に栽培が開始され、平安時代の書物にはその栽培方法だけでなく、漬物の作り方まで記載されている程、日本人にも古くから親しまれている野菜である。初なりのナスは当時非常に高価なもので、初夢に見ると縁起が良いといわれる〝一富士二鷹三なすび〟は、富士山、駿河国（静岡県）の愛鷹山、そして高価なナスと、高いものを並べたという説がある。初ナスを少しでも早く作ろうと、江戸時代には既に促成栽培が開始され、この頃に多くの品種が生まれた。アクが強いものや弱いものなど味わいも多種多様で、全国各地に様々な食べ方と共に根付いていったのである。

2018年における全国のナス収穫量は30万400tで、出荷量が最も多いのは高知県（3万7300t）、次いで熊本県（2万9300t）、群馬県（2万2500t）であった（農林水産省「作物統計作況調査2018年度」）。

2 ナスの種類

日本で最も広く流通しているのは中長品種で、「千両《せんりょう》ナス」であろう。果皮が薄く果肉も軟らかいので、野菜炒めや焼きナス、揚げナス等、料理に利用しやすいことから全国的に普及している。その他に日本全国で栽培されているナスは非常に多くの種類があり、その数は180種類以上だといわれて

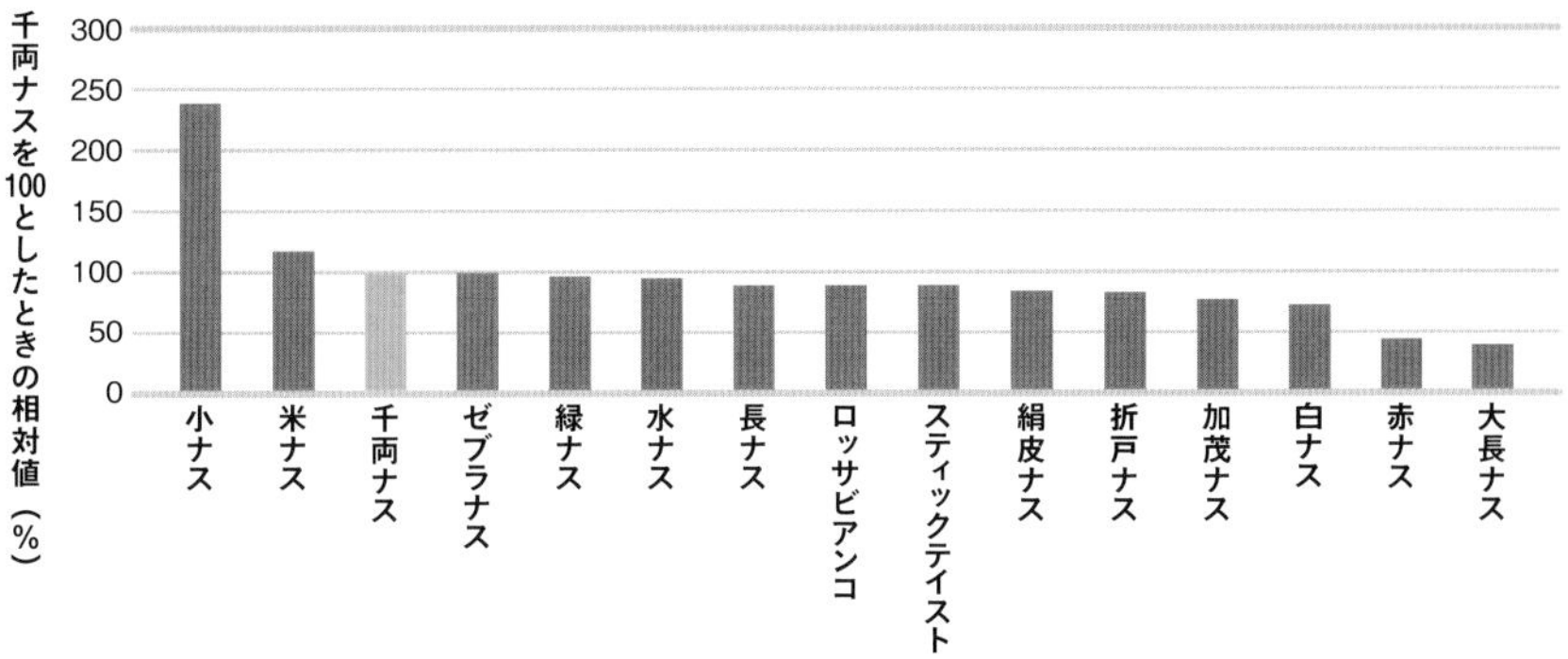

出典：デリカフーズグループ測定データ（2005〜2018年）　n=581

図1　ナスの種類と抗酸化力の比較

いる。大きいものは、西日本や東北で栽培され果肉が軟らかく長さが20㎝以上の「長《なが》ナス」や、主に九州で栽培されている40㎝以上の「大長《おおなが》ナス」がある。一方、長さが5㎝前後の小実品種の「小《こ》ナス」は、冬季の保存食として漬物に加工しやすいことから北の地方で多く栽培されてきた。

古くから大阪の泉州地方でたくさん作られてきた「水《みず》ナス」は、生のままでも食べられることで知られている。水分が多く、皮も薄いので口に残らず、ほんのりとした甘味も感じることができる。また、ソフトボール大の丸々とした京野菜で有名な「加茂《かも》ナス」や、熊本の伝統野菜として大正時代から生産されている「赤《あか》ナス」、江戸時代に栽培されていたとされる歴史ある在来種の「折戸《おりど》ナス」（静岡県）、同じく古い歴史をもち愛媛県の西条地区だけで古くから自家消費用として栽培されているる「絹皮《きぬかわ》ナス」等もある。絹皮ナスとほぼ同じ大きさだが、ヘタの部分が紫色ではなく緑色であるのが「米《べい》ナス」だ。米ナスは基本的に加熱調理に適しており、漬物には向いていない。米ナスと同様にヘタの部分が緑色で加熱調理に向く「青《あお》ナス」や「白《しろ》ナス」もある。

最近ではイタリア原産の「ロッサビアンコ」や「ゼブラナス」、小さなサイズの「スティックテイスト」等、珍しい品種も百貨店に並ぶようになってきた。各品種の抗酸化力を図1に示す。

3 ナスの栄養成分

ナスの栄養成分は、他の野菜と比べてカルシウムや鉄分がやや多い特徴がある。その他にはアントシアニン色素（ナスニン）を多く含む。これは先に示した抗酸化力を発揮する成分で、紫色の品種に特に多く含まれていることが知られている。また、ナスはアクが強く果肉を切り時間が経つと、アクが回りすぐに変色する。しかし、そのアクの成分はほとんどがポリフェノール（クロロゲン酸）で、これも抗酸化力を有している。

4 中身成分の月別変化

ナスは寿命が長いのが特徴で、温度を保てば越冬することもできる。木が若いうちにたっぷりと栄養を吸って大きくなり、その後収穫されるナスが最も美味しいといわれる。それが10月頃に収穫される秋ナスだ。表面にしわがなく、光沢があり、ヘタの切口が新しく、トゲが鋭いものが新鮮なナスの証拠である。つやつやと輝く濃紫色のふっくらとしたその姿は、秋の食欲をそそる。

同じ品種のナスでも夏ナスと秋ナスの力には差があり、その傾向は毎年同じとなった（図2、3）。「秋茄子は嫁に食わすな」ということわざにはいくつかの説があるといわれているが、いずれも夏のナスと比較したものであり、その差が昔から語られていたことは非常に興味深いことだ。本データからも、秋にはより多くのナスを召し上がっていただきたい。

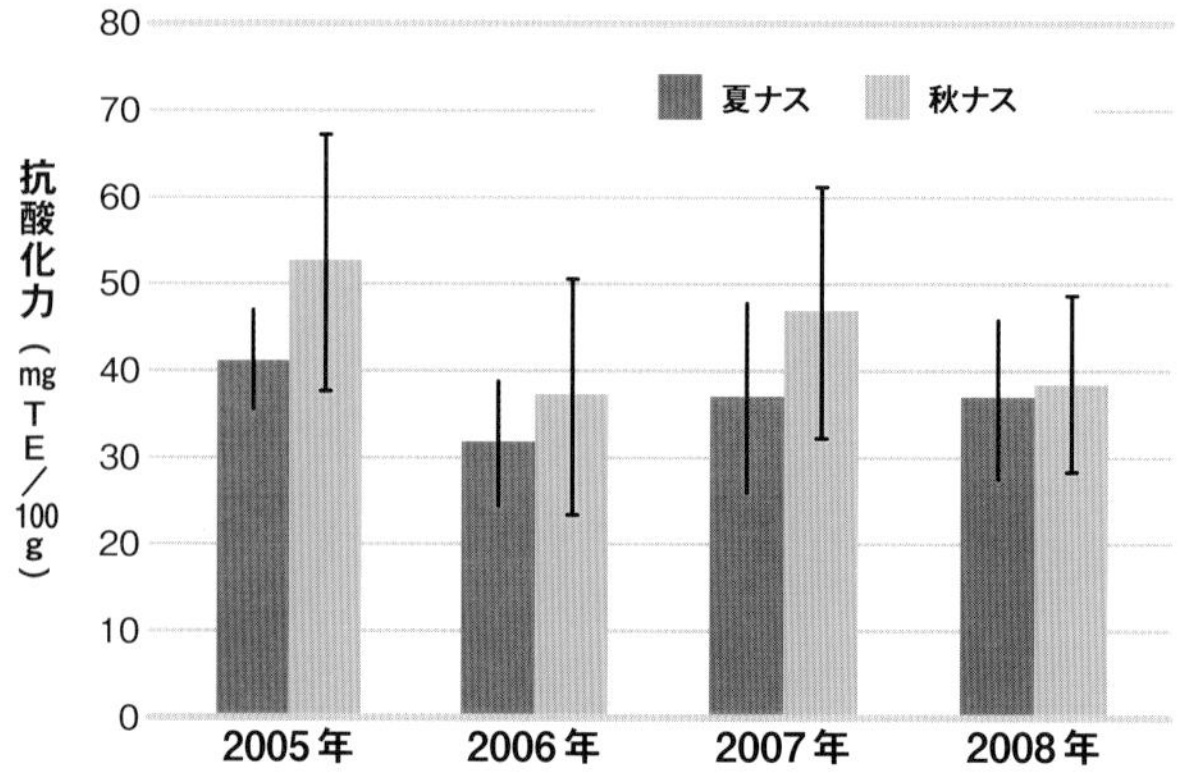

図2　ナスの抗酸化力の比較（夏 VS 秋）

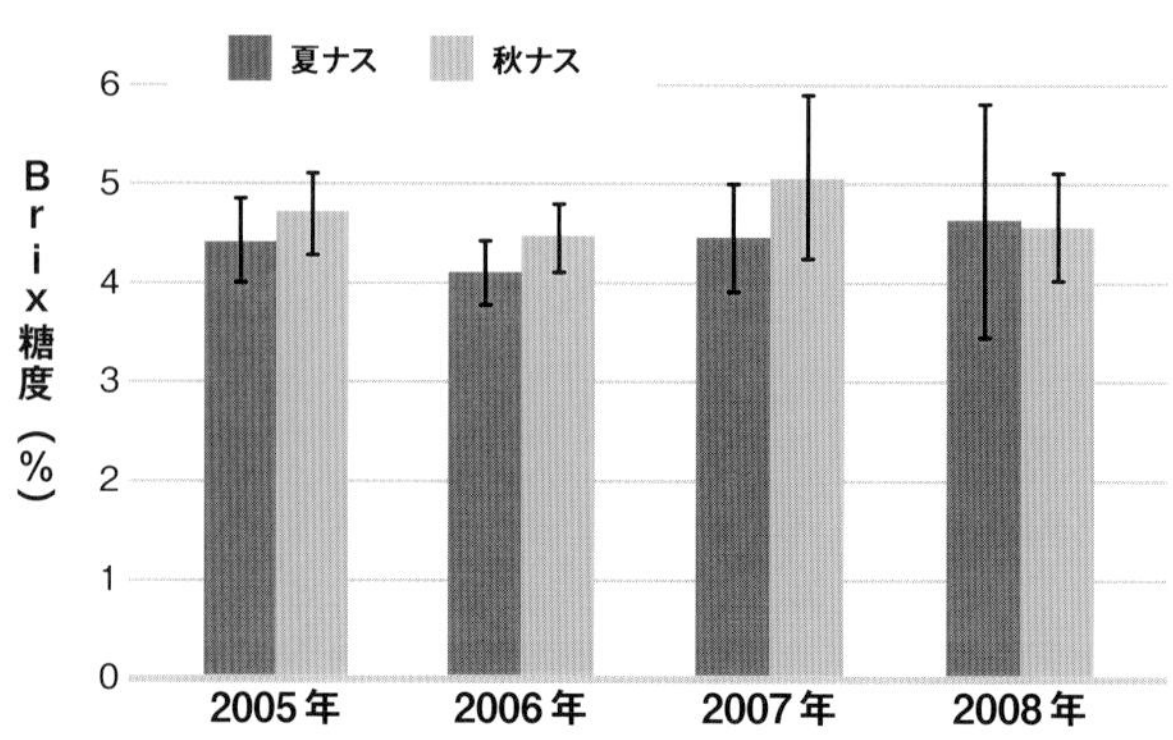

図3　ナスのBrix糖度の比較（夏 VS 秋）

ハクサイ

ビタミンC　カリウム

旬の冬季に甘味も抗酸化力も高まる

1 ハクサイの起源と歴史

ハクサイはナタネ（菜の花）を起源とするアブラナ科の雑草で、約2000年前にヨーロッパの麦畑で種子が麦などにつき、それが地中海域、中央アジアを旅して中国へ渡り発展していったといわれている。日本でハクサイというと結球した草姿をイメージするが、その原種は結球性が弱く、7世紀頃に中国北部で最初のハクサイの形が誕生した。その後、華北地方で冬期に貯蔵できる野菜を必要としたため、結球性が高められていった。

日本にハクサイが渡来したのは江戸時代末期だが、本格的に栽培が行われるようになったのは大正時代になってからと、その歴史は意外に浅い。原因は結球性の高い品種の育成になかなか成功しなかったからである。ハクサイは同じアブラナ科であるカブとパクチョイの自然交雑によって生まれたと考えられている。ハクサイは交雑性が非常に強く、近くでアブラナ科の野菜を育てているとすぐに交雑し、形質が変わってしまうため、結球の傾向がある親株から種子を採って育てても、最初のハクサイとは似ても似つかぬ姿になることが度々あったようだ。中国からハクサイが渡来し初めて日本の地で結球ハクサイが誕生するまでに、なんと20年もの歳月を要した。

2 生産量と輸入量

日本でのハクサイの栽培量は世界的に多く、中国、インド、ロシア、韓国に続く、インドネシアと並び世界で10位以内に入る。平成30年の日本全国におけるハクサイの収穫量は88万9900tであるが、その量は長期的に減少傾向をたどっている。平成元年に134000tであった収穫量は平成10年には98万9900tに、平成20年には92万1400tにまで減少した。その背景には、異常気象による災害等の影響により栽培量が低下していることと、それに伴い実需側が安定的な調達を求めて輸入を行うことなどがある。

ハクサイの輸入量はこの数年で激増しており、その輸入先国は中国や韓国だ。2018年の輸入量は約1万6451tで、2017年と比べると約542%も増加している（※1）。

国内でのハクサイ生産量が減少している理由はそれだけではない。一般家庭におけるハクサイの平均的な年間購入量の過去10年間の推移を見ると、約8kg前後（※2）と大きくは変化していない。それにもかかわらず生産量が減少しているのは、生産サイドが抱える問題が関係する。〝生産者の高齢化〟、〝後継者の減少〟、そして〝人手不足〟等に直面しているのだ。一定の規模以上で野菜の生産を行っている農家は平成17年からの10年間で14万戸減少している。農家の平均年齢は66・6歳で、ハクサイやダイコンのような〝重量野菜〟の生産は大きな負担となり、これらを敬遠する傾向が強まっている。一方でヘルシー志向の高まりによって、野菜への消費者のニーズは堅調なことから輸入に頼らざるをえなくなってしまっている現実がある。国産野菜の安定的な生産をどのように継続していくかは、生産、流通、そして消費者の皆で解決していくべき課題だろう。

現在、国内で最も多くハクサイを出荷しているのは、茨城県（22万2400t）、次いで長野県（20万1600t）である。この2県で全国の出荷量の58%を占めるほど大きな産地となっている。3位以下は、群馬県（2万5400t）、北海道（2万4000t）、大分県（2万900t）と続く。

3 ハクサイの利用

我が国ではハクサイを1年中スーパー等で購入することができ、食卓に並ぶ主要野菜としての地位が確立されている。ハクサイを使用したメニューは多くあるが、我が国では漬物の他、鍋料理で多くを消費しているため、10〜2月にその購入量が増大する（1〜1・5kg／月）。一方、最近ではサラダ需要の増加や調理時間の短縮というニーズが増えていることから、家庭で大きなハクサイを調理（加熱）して食べることは減少傾向にある。しかし、現在は1／2や1／4にカットされた売り方が主流になっているため、炒めても煮ても焼いても、漬けても美味しく食べられるハクサイは、食べ方を工夫してぜひ毎日召し上がっていただきたい。

4 ハクサイの種類

ハクサイには、大きく分けると3つの種類がある。1種類目は、結球性の包被型と呼ばれるもので、最もよく目にするタイプだ。円筒形をしており外葉は緑色、中は黄緑~黄色で、水分が多くシャキシャキとしているが、鍋などに入れるとトロリとした食感になる。2種類目は、あまり結球しない半結球タイプ。半結球性の抱合型ハクサイは葉先上部が重ならず、少し尖ったような砲弾形をしている。3種類目は、不結球タイプである。山東菜や花心白菜、広島菜等がこれにあたる。小さなうちに収穫して食べるものを「べか菜《な》」といい、一般的には加熱調理して食べるが、葉は黄緑色でとても軟らかく、アクもないので生で食されることもある。半結球性も不結球性も大きいものでは10kgを超え、主に漬物に利用される。

また最近では、カラフルな色合いのオレンジハクサイや紫ハクサイ、使いきりサイズに改良されたミニハクサイも人気だ。特にミニハクサイは多くの品種が開発されており、芯まで軟らかく甘みがある「わわさい」や、根こぶ病等の病気や寒さに強い「まいこ」、毛がなく外葉は緑色でレタスのように口当たりが良くみずみずしい「タイニーシュシュ」、一般的なハクサイやチンゲンサイと比べるとビタミンC、ビタミンK、食物繊維の多く含まれている「ちっチャイ菜《な》」等がある。ミニハクサイでは、その抗酸化力もぎゅっと濃縮されていることがわかった（図1）。

5 ハクサイの栄養

ハクサイは際立って1つの栄養素が多いというわけではないが、鍋物や味噌汁、シチューなど冬の温かい料理に何でも合い、一度に多くの量を食べられるので、ビタミン類や食物繊維の栄養効果も十分に期待できる。冬の貴重なビタミンC源でもあるが、水に溶け出してしまいやすい欠点もある。しか

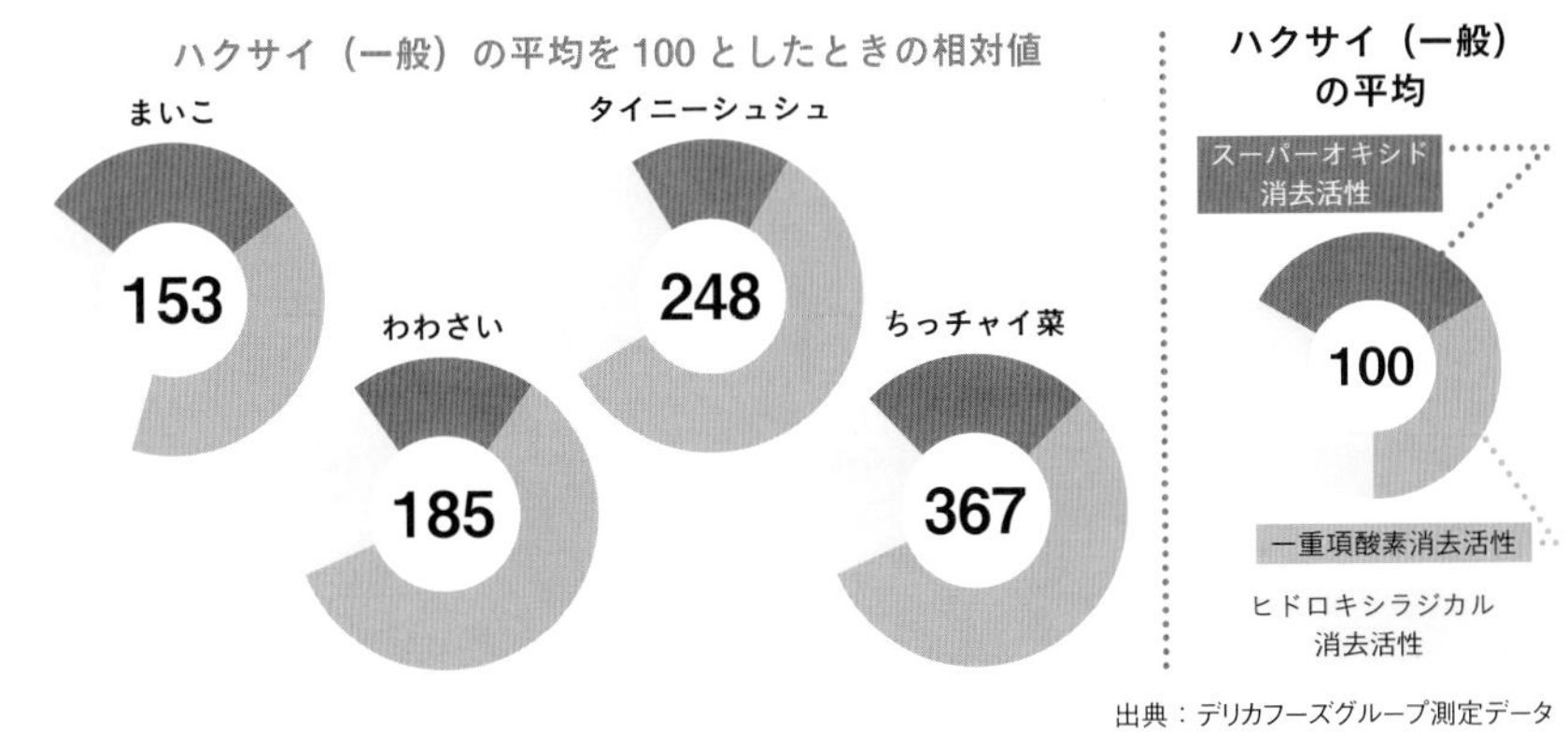

出典：デリカフーズグループ測定データ

図1　ミニハクサイの品種別の抗酸化力（ESR法）

し、身体を温めるスープ類、鍋物で食べればその煮汁まで一緒に摂取できるので、冬に美味しくなるハクサイと、その食べ方には昔の人の知恵が十分に生かされていることがわかる。

また、カリウムが多く（220㎎／100g）(※3) 含まれるのもハクサイの特徴のひとつ。漬物やキムチにした場合でもその含量は変化しないのも嬉しい特徴だ。カリウムは、血圧を上昇させるナトリウムを体外に排出する役割をもつので、冬に起こりやすい血管疾患を緩和させるためにも多く摂取したい栄養素である。

6 中身成分の月別変化

1年間ハクサイの中身成分を測定してみると、比較的どの月にも栄養価は保たれているものの、その含有量や値が高くなるのはやはり旬である冬で

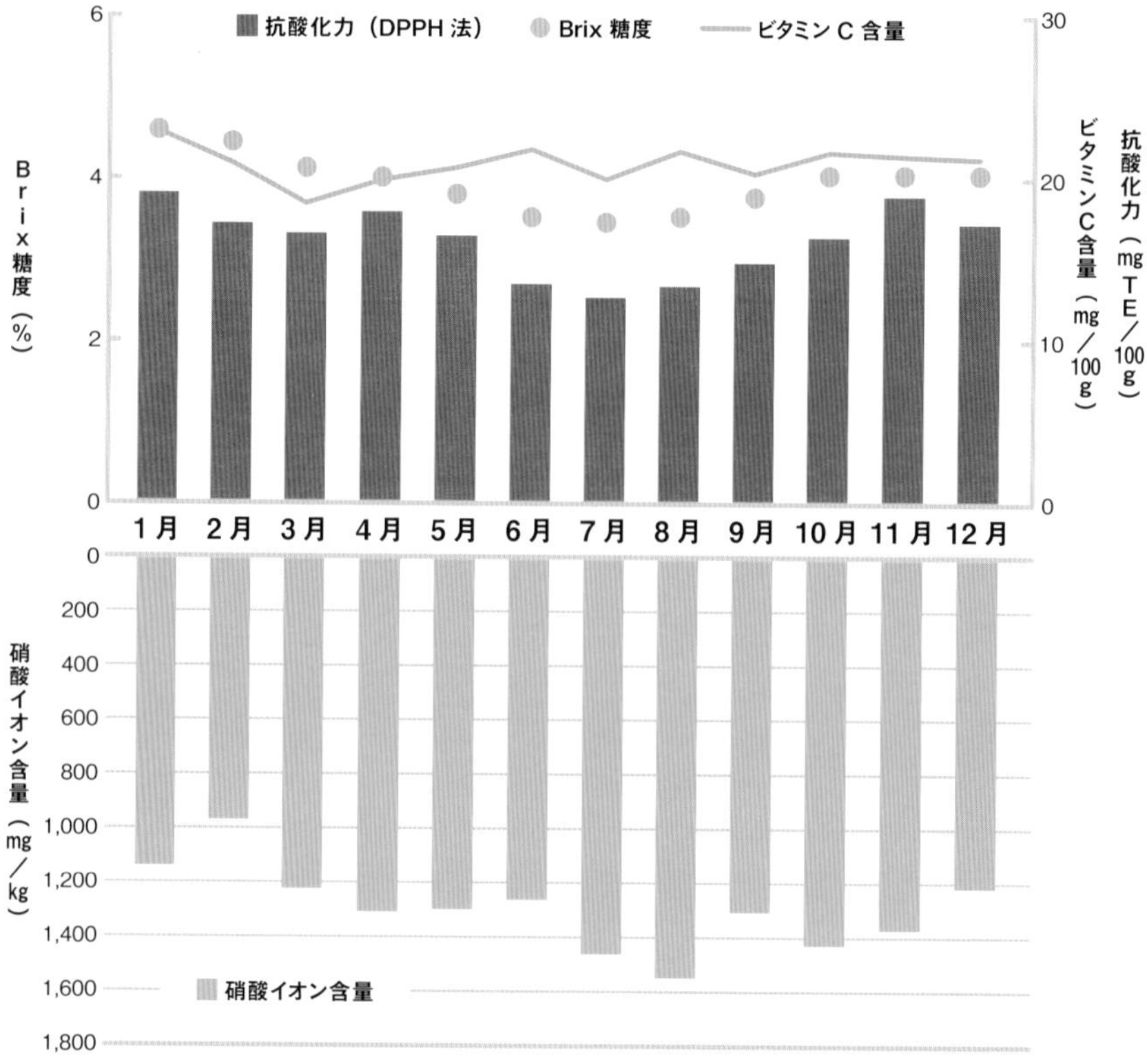

出典：デリカフーズグループ測定データ（2008～2017年） n=966

図2 ハクサイの中身成分変化

あった（図2）。旬の定義は、『それぞれの地域で、最も適した時期に、無理なく栽培され、食べ頃の時期に新鮮に収穫されたもの』である。その旬の時期には甘味も抗酸化力も高まることが先のデータからもわかる。桜前線が日本全国を移動するように、ハクサイの旬の産地も季節と共に移動していく。また、ハクサイは産地によって中身成分数値が最も高くなる時期が異なる（図3、4）。その旬を表す指標の1つとして中身成分の数値があると考えられる。

このように中身成分の数値を見て、産地リレーで旬を維持しながらハクサイを選んでいくことも、野菜を美味しく賢く食べるためには必要になってくるだろう。

※1「財務省統計」
※2「政府統計総合窓口データ」
※3「食品成分表2017」

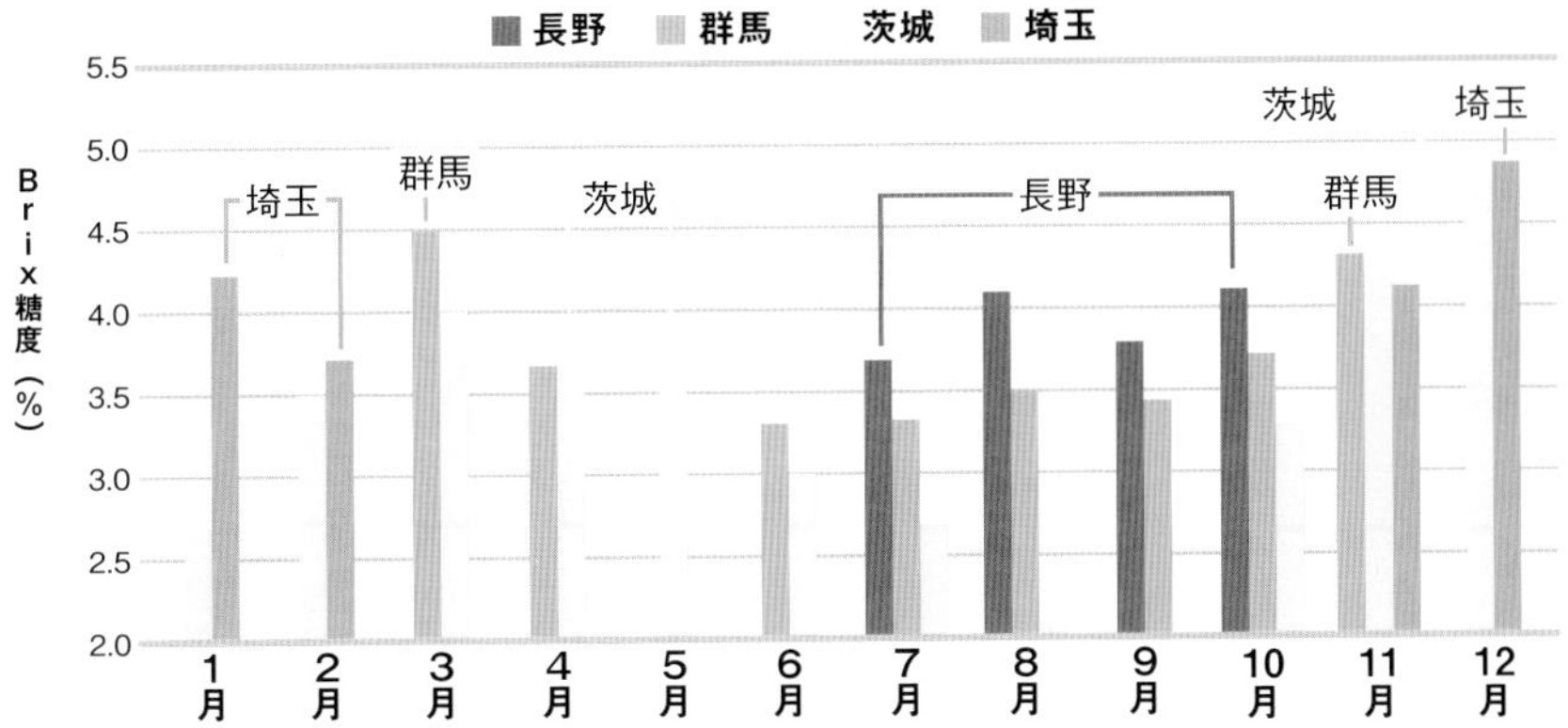

図3　産地別・Brix糖度の比較（月別）

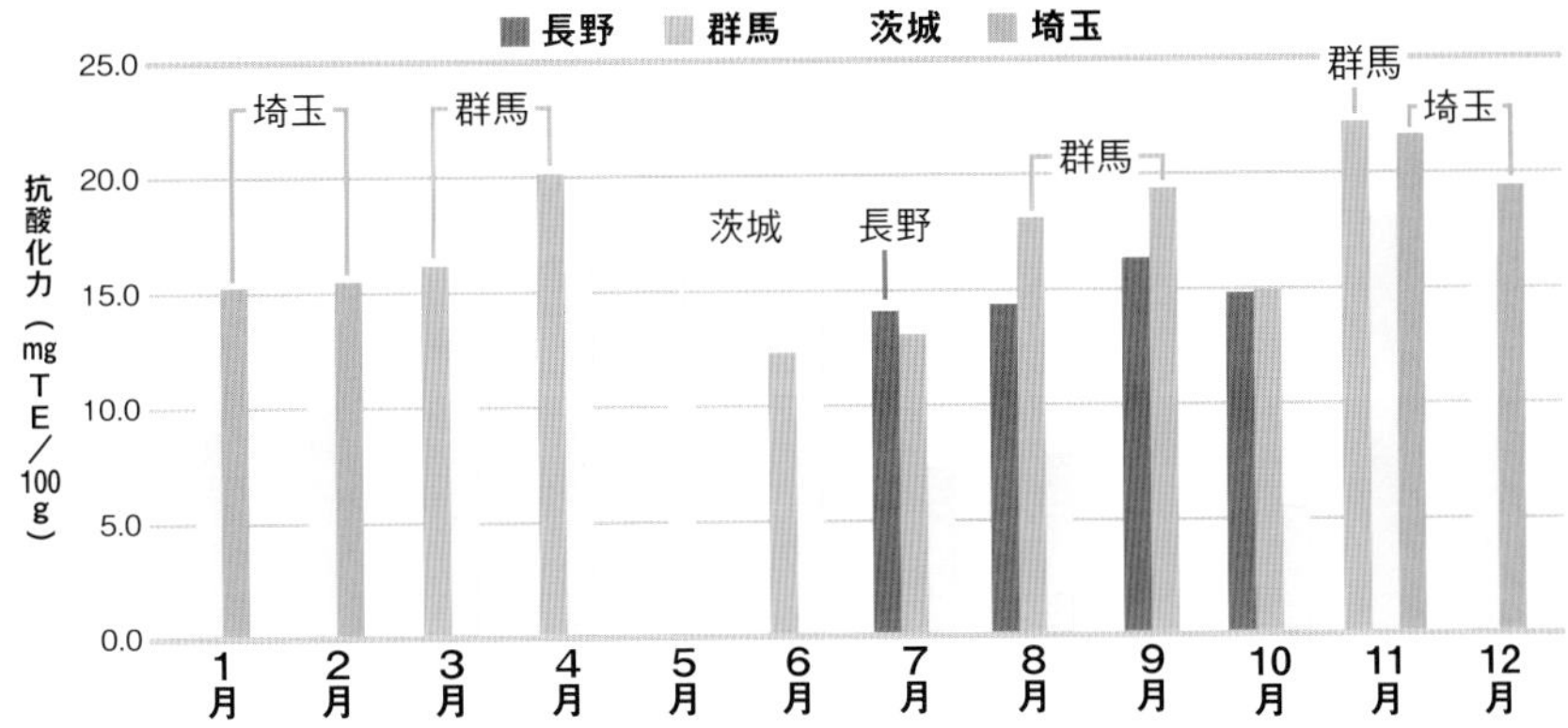

図4　産地別・抗酸化力の比較（月別）

一度にたくさん食べられるのが利点

スルフォラファン

ビタミンC

β-カロテン

1 歴史と生産量

ブロッコリーとカリフラワーは共にキャベツの変種で、その起源は地中海東部沿岸地で栽培されていたケールだといわれている。ケールの花や蕾を食用にしたのが始まりで、ブロッコリー、カリフラワー共に花が密集して頭状花を形成しているのが特徴である。ブロッコリーは結球が密集しておらず、伸びた茎の先端に密集した蕾を作るが、カリフラワーは花蕾が1カ所に集中して塊のように強く結び付いている。

ブロッコリーはラテン語で「枝」を意味する言葉で、カリフラワーは花キャベツを表す「cole flory」が語源とされている。

ブロッコリーは15～16世紀にヨーロッパで普及し、その後やや遅れて16～19世紀頃にカリフラワーが広く普及するようになった。日本では明治時代になってから普及した。本格的な栽培は1980年代に始まり、現在では全国各地で栽培されている。全国で最も収穫量が多いのは北海道（2万2800t）で、次いで愛知県（1万3900t）、香川県（1万3000t）で多く栽培されている。近年では、重量野菜からブロッコリーへ栽培品目を変更する生産者も多い。

一方、カリフラワーはブロッコリーに比べると日本での総生産量は少なく、最も多く生産・出荷しているのは茨城県（2310t）である。続いて熊本県（2160t）、徳島県（1860t）も国内の大きなカリフラワーの産地となっている（農林水産省「平成30年産出荷統計」）。

2 ブロッコリーの栄養素と機能性

ブロッコリーは、葉物以外では数少ない緑黄色野菜で、そのカロテン含量は約800μg／100g（「食品成分表2017」）である。また、ビタミンCも豊富に含まれている（120mg／100g）上に、加熱してもその含

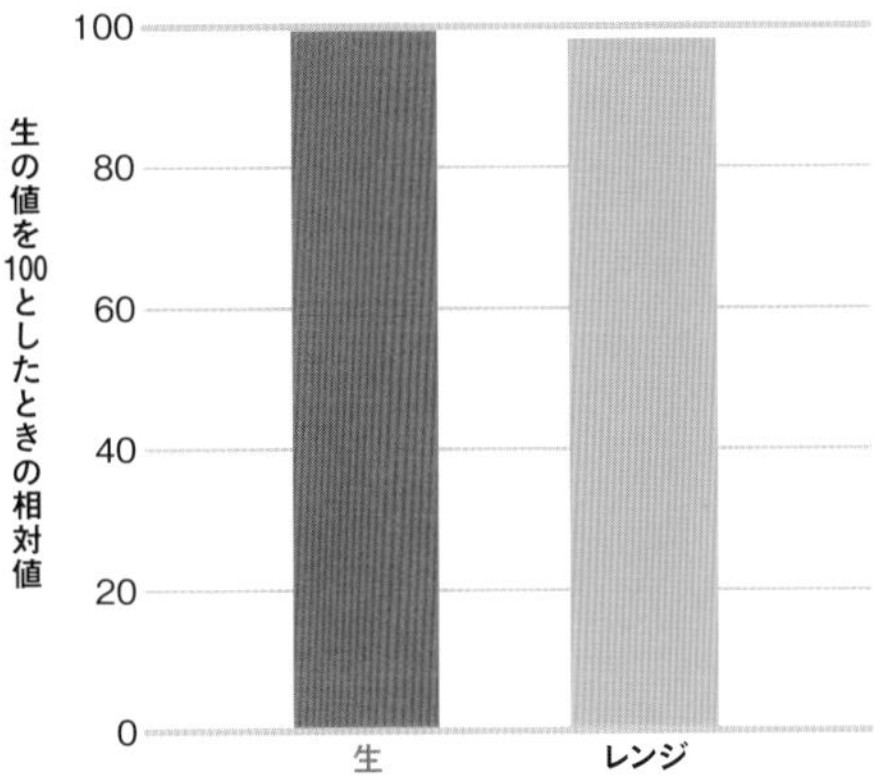

図1　加熱によるビタミンC含量の変化（ブロッコリー）

量はほとんど減少しないという実験結果が出ている（図1）。

国内では収穫時期をずらしながら各地で栽培され、1年を通して流通しているが、本来の旬は12～3月頃といわれている。春から夏にかけてはアメリカ産が多く流通するようになるが、その中身成分の違いを検証してみると、Brix糖度・ビタミンC含量は、旬の時期の国産品が圧倒的に高い結果となった（図2）。国産品の抗酸化力は2月に最も高くなり、夏場（6月）と比較するとその差は4倍以上となった。

関与成分としてはスルフォラファンが有名で、抗酸化力以外にその解毒作用にも注目が集まっている。ブロッコリースプラウトには一般ブロッコリーの30～40倍以上ものスルフォラファンが含まれているといわれており、機能性野菜としても注目を集めた。

ブロッコリーの抗酸化力を100とした場合、ブロッコリースプラウト、そしてブロッコリーと中国野菜の芥藍《かいらん》とを掛け合わせたスティックセニョールの抗酸化力を図3に示す。その結果から、抗酸化力はブロッコリースプラウトが最も高いことがわかる。

ブロッコリーの利点は一度に大量に食べられることだ。栄養価が

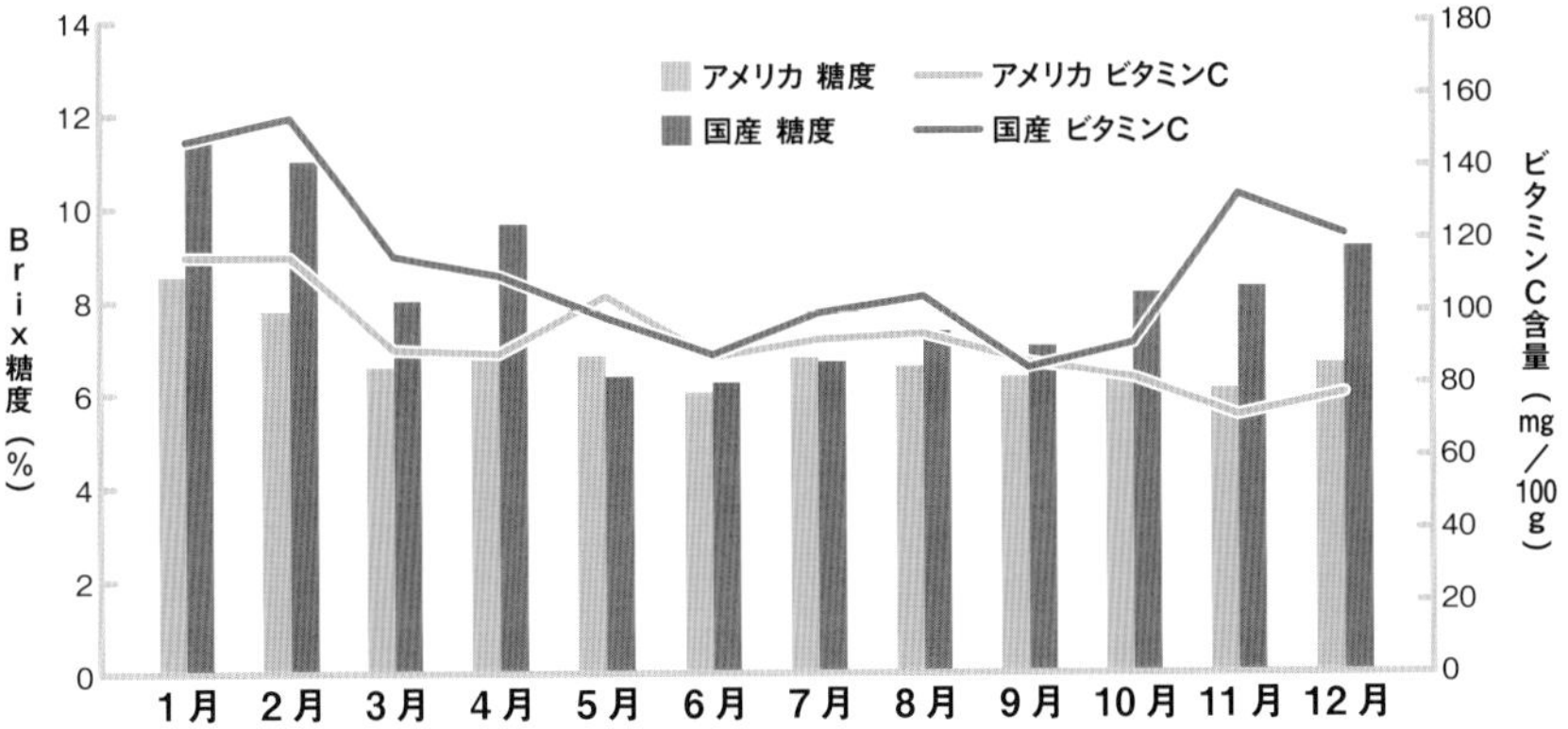

図2　糖度とビタミンC含量の月別比較（ブロッコリー：国産 VS アメリカ産）

極めて高いブロッコリーは、ぜひ食卓に上げる回数を増やしていただきたい。

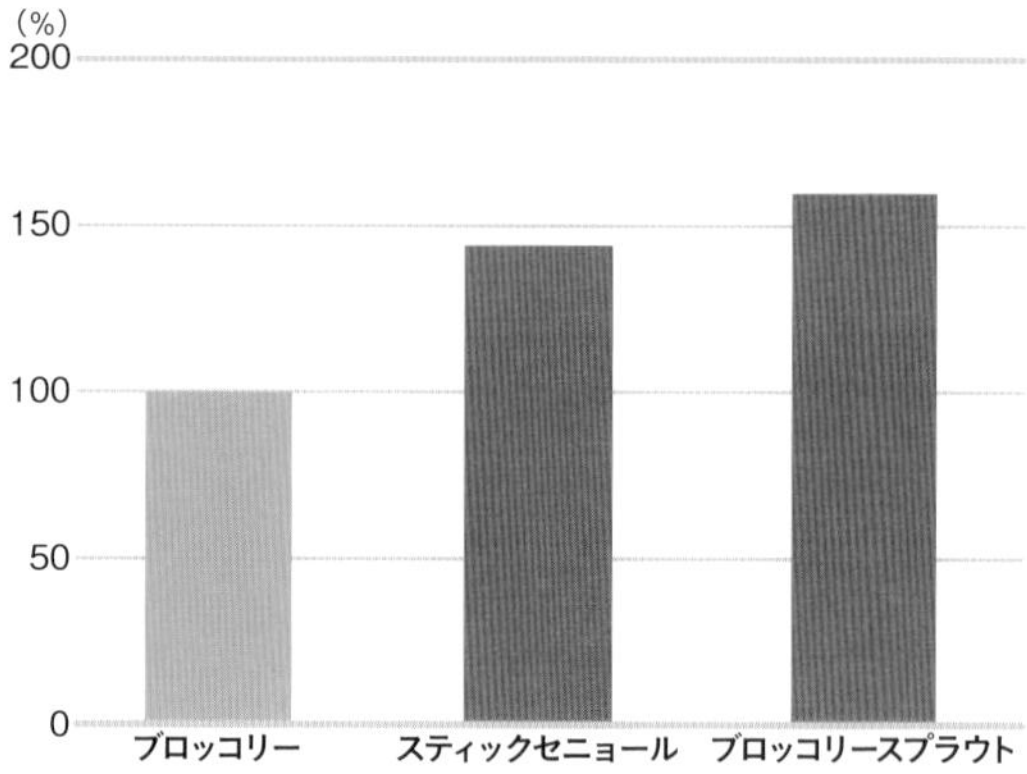

図3　ブロッコリーを100としたときの抗酸化力の比較

3 カリフラワーの品種と機能性

花蕾のさっくりとした歯ざわりが特徴のカリフラワーは、茹でる以外ではピクルス等にもよく利用されている。ブロッコリーと同様にビタミンCを多く含み（81mg／100g）、加熱してもその含量を保持しているという特徴も共通している。通常よく見るカリフラワーはクリーム色だが、オレンジや紫などカラフルな品種もある。その他、硬く締まらない頂花蕾を房ごとカットしてスティック状に利用するカリフローレや、円錐の花蕾が規則正しく並び独特な形をしたイタリア原産のロマネスコ（写真）等、多くの品種も店頭で見かけるようになってきた。それぞれの品種の抗酸化力を比較すると、ロマネスコはカリフラワーの5倍以上の値であった（図4）。

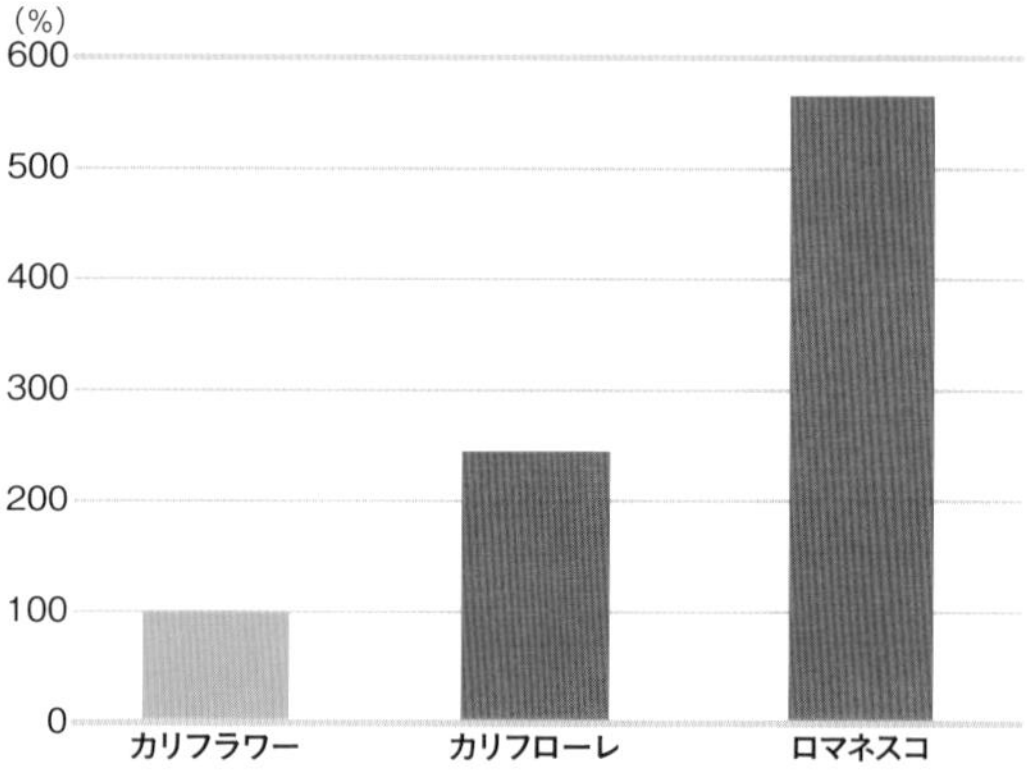

図4　カリフラワーを100としたときの抗酸化力の比較

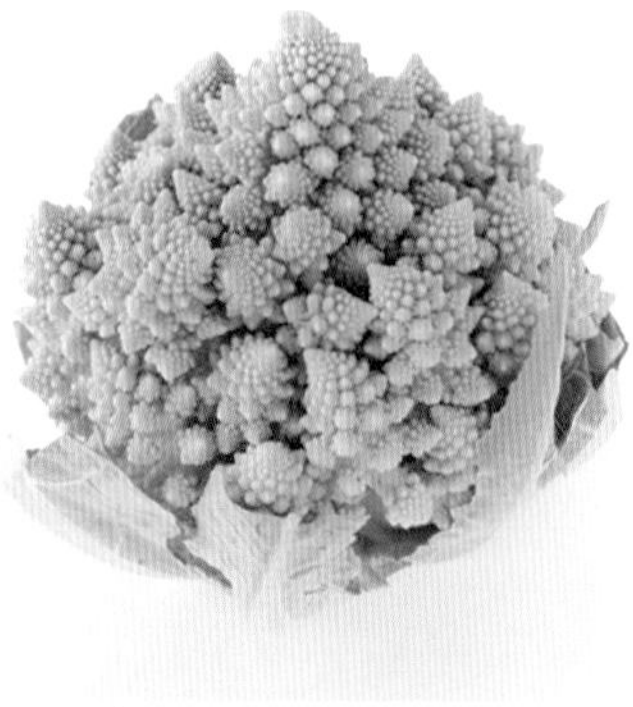

写真　ロマネスコ

ダイコン

ビタミンC　アミラーゼ　イソチオシアネート　アミノ酸　アントシアニン

白も赤も食べたい日本が世界に誇る野菜

1 ダイコンについて

ダイコンはアブラナ科ダイコン属の植物で、原産地は地中海沿岸から中央アジア等諸説あるが、古代ギリシャでは神殿に供物として捧げられていたというほど古い歴史をもつ。中国でも紀元前には既に栽培が行われていた。一方、ヨーロッパで栽培されるようになったのはアジアと比べると遅く、イギリスでは15世紀、フランスでは16世紀頃からだといわれている。

日本へは有史以前に朝鮮半島を経由して中国からもたらされ、奈良時代には既に全国に広がっていたといわれている。春の七草では〝スズシロ〟の名で親しまれ、七草粥に用いられるなど馴染みの深い野菜で、昔から日本の冬の食卓には欠かせないものであった。

江戸時代になると、首の部分まで白い白首ダイコンの栽培が関東近郊で都市近郊野菜として広がり、多くの品種が分化した。当時の代表的な産地である「練馬《ねりま》ダイコン」「三浦《みうら》ダイコン」は、現在でも味の良い白首ダイコンとしてブランド化している。根の長さ・太さなどの形状の多様性に加え、皮の色も白以外に赤・緑・紫・黄・黒などもある。

現在主流となっている青首ダイコンが広まってきたのは１９７０年代頃からである。病気に強くまっすぐ伸びる性質があるので収穫しやすい、という理由から一気に全国へ広がった。

2 ダイコンの生産と流通

日本ほどダイコンを生産・利用している国は世界でも類を見ない。世界のダイコン生産・消費量の約90%を日本が占めている。日本国内において、イモ類を除く他の野菜と比較すると、その栽培面積はトップを誇っている。しかし、その出荷量は緩やかに減少し続けており、平成元（１９８９）年には１７９万４０００ｔであったが、平成10（１９９８）年には１４３万４０００ｔにまで減少。平成30（２０１８）

年の全国出荷量は108万9000tであった（農林水産省「平成30年産野菜生産出荷統計」）。

現在、全国では37都道府県から出荷されており、最も出荷量が多いのは北海道（14万6800t）だが、2位の千葉県（14万2000t）や3位の青森県（11万700t）と大差はなく、全国各地で広く栽培・出荷・消費されていることがわかる。ダイコンの輸入量はあまり多くないが、その輸入先国は中国がトップで、2018年には1万7930tが中国から輸入された（「財務省統計」）。

3 ダイコンの種類

日本のダイコンの品種は数百に及ぶ。最も小さな「二十日《はつか》ダイコン」（直径2cmほど）から、長さが35cm程になる「青首《あおくび》ダイコン」、そして丸型の「聖護院《しょうごいん》ダイコン」（直径15cm程度）、長さが60cm程になる「三浦ダイコン」や世界最長の「守口《もりぐち》ダイコン」（長さ120cm以上）、重さが20kgに達する「桜島《さくらじま》ダイコン」など、その多様性は驚くべき広がりを見せている。

これほどまでに品種が分化したのは、日本の米を主食とする食文化もあいまって、様々な品種が育成されてきたためだが、それに加えてダイコンを含むアブラナ科植物が有する自家不和合性（同じ株の花粉で受粉しても種子が形成されない現象）も関係している。この雑種性をキーワードに、大陸から次々と渡来する品種と日本古来の野生ダイコンなどの自然交雑が次々と起こり、形状・大きさ・皮色などが多様化していった。

日本でダイコンというとほとんどが白色だが、世界では栽培されている地域によっては白よりも有色の皮色が一般的な場合もある。日本で最も馴染みのある赤色品種は、皮部が着色する二十日ダイコン系の品種で「ロングスカーレット」、「フレンチブレックファスト」、「レッドチャイム」、「コメット」などがある。

また、二十日ダイコン以外にも「赤《あか》丸《まる》ダイコン」や「紅総太《くれないそうぶと》りダイコン」、「春京赤長水《しゅんきょうあかながみず》ダイコン」、「女山三月《めやまさんがつ》ダイコン」のように皮部がやや赤〜赤紫に染まる品種もある。二十日ダイコンはヨーロッパが原産の品種だが、中国原産の品種にも「紅心《こうしん》ダイコン」のように内部のみが赤くなる品種、皮部および内部ともに赤くなる品種がある。

ダイコン類の根部が紫色や赤に着色するのはアントシアニン色素よることが明らかになっている。赤色はペラルゴニジン配糖体、紫色はシアニジン配糖体と同定されている。

4 赤ダイコンの種類

赤色品種のダイコンはいくつかのタイプに分類される。外皮が赤く果肉は白いタイプの品種は、神奈川県三浦市の特産野菜として作られている「レディーサラダ」や、表皮が鮮やかな紅色である「紅化粧《べにげしょう》ダイコン」、「紅《べに》ダイコン」などがある。辛味はほとんどなく、ほんのりとした甘味が感じられる品種だ。

また、外皮が紫色で中が白いタイプとして、首から先端に向け濃い紫から白へとグラデーションになる「紅甘味《べにかんみ》ダイコン」や、ニンジンとよく似た形の「ミラノダイコン」がある。外皮が赤く、果肉にも少し同じ色が差すタイプには、「紅《べに》しぐれダイコン」や「味《あじ》いちばん」、「辛《から》いねダイコン」の他、外皮が濃い赤色で胴から先端に向け薄いピンク色のグラデーションを成す「紅総太りダイコン」がある。外皮は白く果肉が赤いタイプには、「紅芯ダイコン」や「紫《むらさき》ダイコン」がある。外皮と共に果肉も赤いタイプには、「紅《べに》くるりダイコン」がある。

5 ダイコンの栄養と機能性

ダイコンはビタミンCを多く含んでいる（12㎎／100g）(※1)。ビタミンCが有する機能性は多くあるが、肝臓の働きを助けアルコールの分解を促進する機能もあるので、二日酔いに効果的であると昔からいわれている。ビタミンCは特に皮の部分に多く含まれているので、皮付きのままダイコンおろし等にして食べると良いだろう。ダイコンのビタミンC含量を毎月測定した結果を図1に示す。その含有量は、年間を通して大きく変化しないので、1

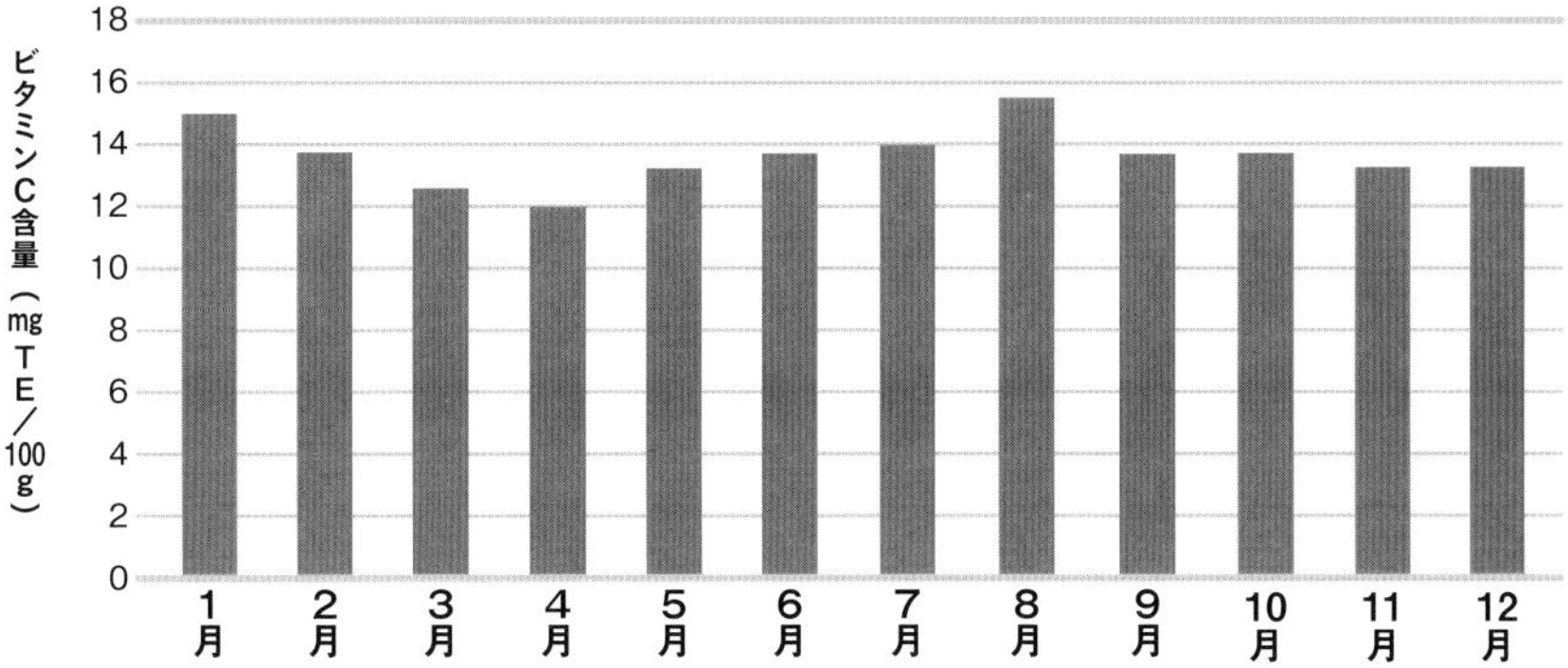

出典：デリカフーズグループ測定データ（2008～2016年） n=1,434

図1 ダイコンのビタミンC含量（月別変化）

年中その恩恵受けることができそうだ。

ダイコンにはアミラーゼ（ジアスターゼ）という消化酵素も含まれている。アミラーゼは市販の消化整腸剤にも使われており、デンプンの消化を助け、胃酸をコントロールすることから、胃もたれや胸やけが予防される。実際にデンプンにダイコンの搾り汁をかけて放置すると、1時間ほどでデンプンが分解されてサラサラになった。また、ダイコンにはタンパク質や脂質の消化を助ける働きをする酵素のプロテアーゼ、リパーゼも同時に含まれている。これらの酵素は熱に弱い性質をもつので、生で食べることをおすすめしたい。昔から大根おろしが焼き魚に添えられていたり、大根餅のような食べ方があったりするのは、実に理にかなっている。

ダイコンのピリっとした辛味は、イソチオシアネートという成分である。イソチオシアネートにも胃液の分泌を促し、胃の健康を保つ働きがある。またダイコンは食物繊維も含んでおり（1・3g／100g）（※1）、腸内の老廃物を体外に出す役割も果たす。

ダイコンはいくら食べても食あたりしないので、いくら頑張っても当たらない（人気が出ない）役者のことを「大根役者」というようになった。また、演技が下手な役者を「しろうと役者」というが、これもダイコンの白い色に例えており、ことわざ等にも使われるほど昔から私たちの生活・文化に大きく関係していたことが伺える。

6 赤ダイコンの栄養と抗酸化力

白色品種と比較して、赤色品種にはサッカロース（ショ糖）やフルクトース（果糖）がより多く含まれていることが明らかになっている。またアミノ酸組成では、白色品種ではバリン、ロイシン、アルギニン、アスパラギン、グルタミンが多く、赤色品種ではアスパラギン酸、グルタミン酸、チロシンが多く検出され、さらに芽生え時にロイシンやフェニルアラニン、バリンなどを個別に供与するとアントシアン合成が促進されるというデータも出ている（※2）。アントシアニン色素は、強い抗酸化作用を有することが知られている。赤色品種においてその値を比較してみると、果肉部分まで赤色が入っている品種の抗酸化力が高い結果となった（図2）。

サラダ用途でのカラフルな品種のニーズが増える中、赤色品種の流通量も増加しており、周年を通した供給体制が求められている。紅芯ダイコンの産地による抗酸化力とBｒｉｘ糖度の比較を図3に示す。

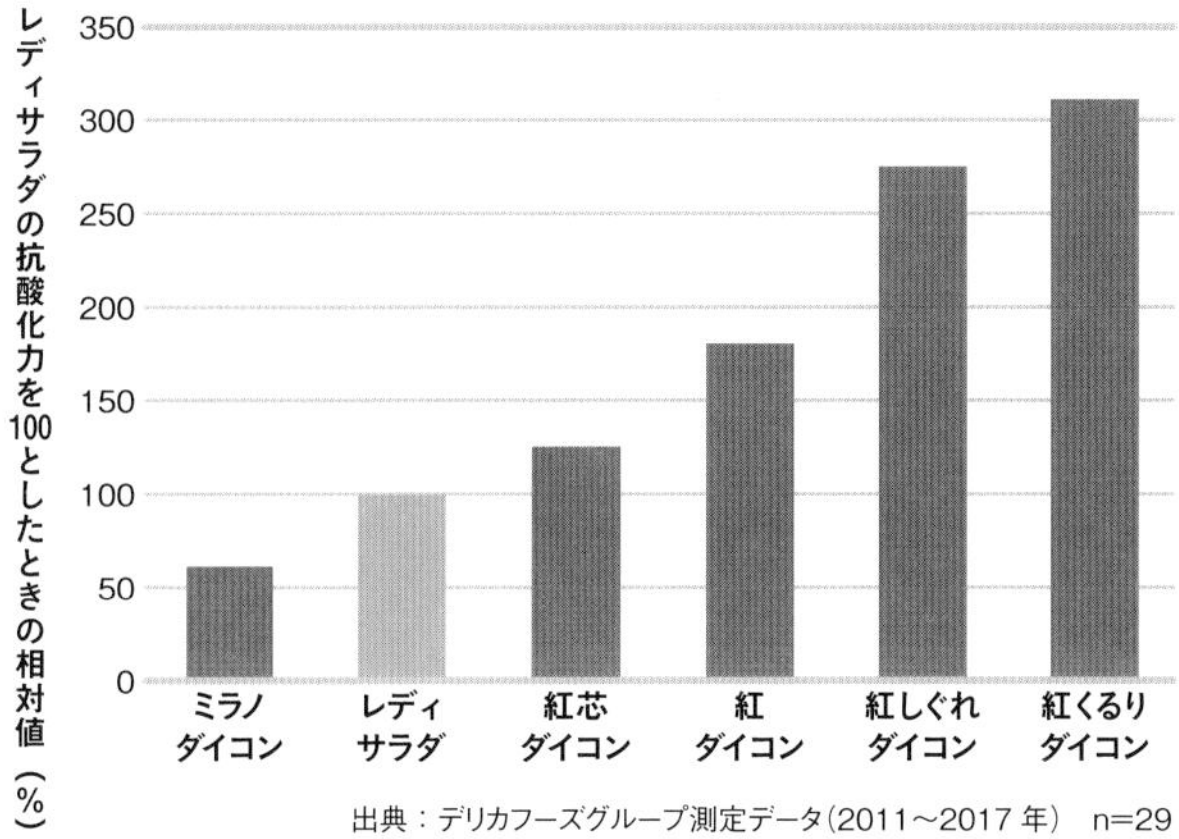

図2　赤ダイコンの品種と抗酸化力

出典：デリカフーズグループ測定データ（2011〜2017 年）　n=29

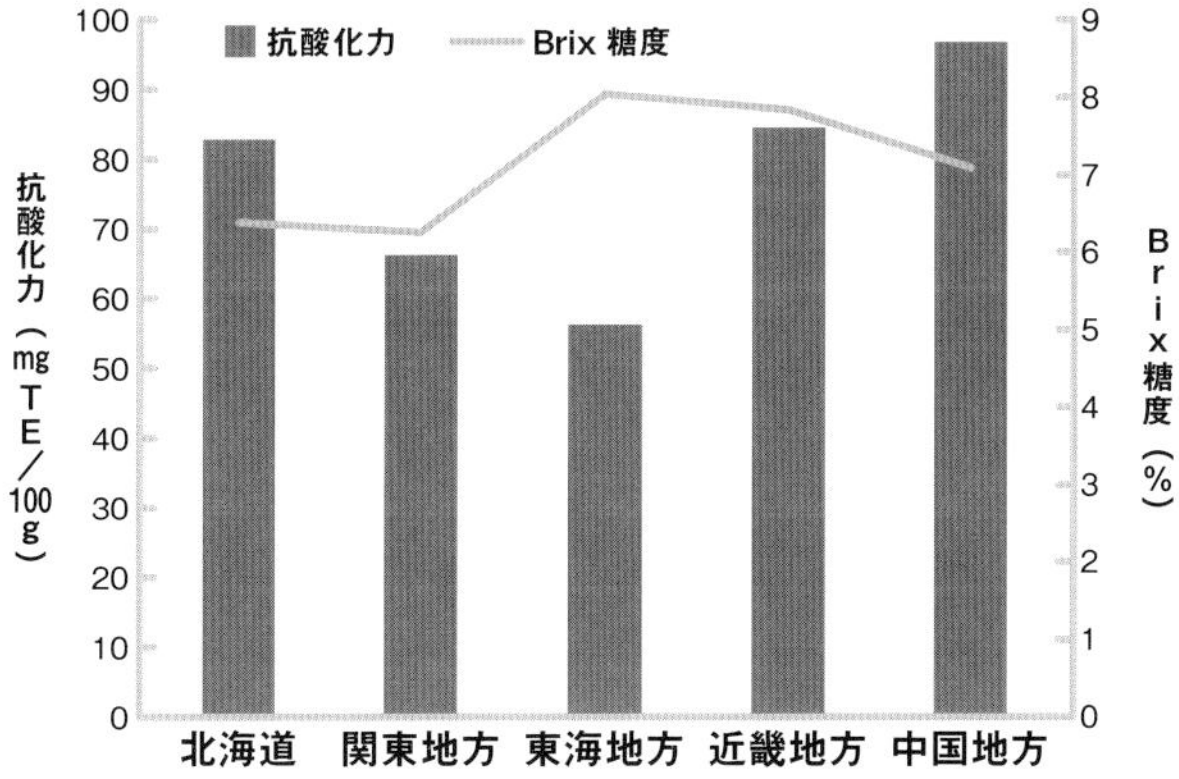

図3　紅芯ダイコンの抗酸化力とBrix糖度（産地別）

出典：デリカフーズグループ測定データ（2012〜2017 年）　n=10

歴史深いダイコン。白色品種と共に、今後赤色品種の人気も益々高まっていくことを期待する。

※1「食品成分表2017」
※2 Breeding of local varieties radish in Akita Prefecture with genetic-breeding studies in radish.

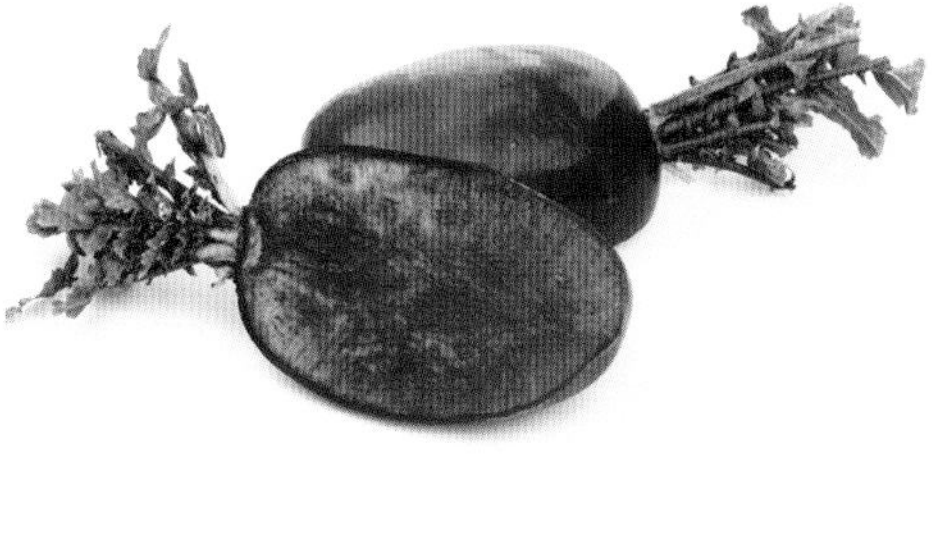

写真　赤ダイコン「紅もみじ」

食物繊維　β-カロテン　アントシアニン　ビタミン類

食物繊維が豊富、彩り豊かな総合栄養食

1 サツマイモの歴史

ヒルガオ科サツマイモ属のサツマイモの原産地は、南アメリカ大陸のメキシコ中央部とする説が有力で、紀元前3000年以前には既に栽培化されていたほどの重要な栽培植物である。日本へは17世紀初めに中国（唐）を経由して沖縄、鹿児島（薩摩）へと伝わったことが名前の由来でもある。九州では、唐芋《からいも》とも呼ばれることもあるようだ。凶作の年や痩せた土地でもある程度の収穫が見込めることから、栽培が奨励され、全国に普及すると同時に品種改良も進み、様々な優良品種が誕生している。

平成30年の全国の収穫量は79万6500tで、作付面積が最も多いのは鹿児島県である。サツマイモを商業的に栽培している県は全国でも限定的で、茨城県、千葉県、宮崎県、徳島県、熊本県、静岡県が主である。また、世界では中国にその生産が集中しているのが特徴である。

2 種類（色別）と特徴

サツマイモの種類は、世界では約4000種類あるといわれている。日本で栽培されているのは約40種類で、多くの品種が存在し、用途も生食用の他に、焼酎用やデンプン原料用と多種多様である。

肉質の色別に見ると、最も多いのは黄色～淡黄色の品種である。「紅あずま」や「紅あか」、「紅さつま」のようにホクホクした食感のものや、「紅はるか」や「シルクスイート」のように保存中にしっとりとした食感へ変わっていくものもある。「高系《こうけい》14号」は、甘味が強くややねっとりとした食感で焼イモに最適だ。それぞれの産地で独自の名称で販売され、徳島県の特定地域でのみ栽培される「鳴門《なると》金時《きんとき》」（写真1）や、それ以外の地域で栽培される「里むすめ」、石川県金沢市の五郎島地区の指定農家で栽培される「五郎《ごろう》島金時《じまきんとき》」等が有名である。

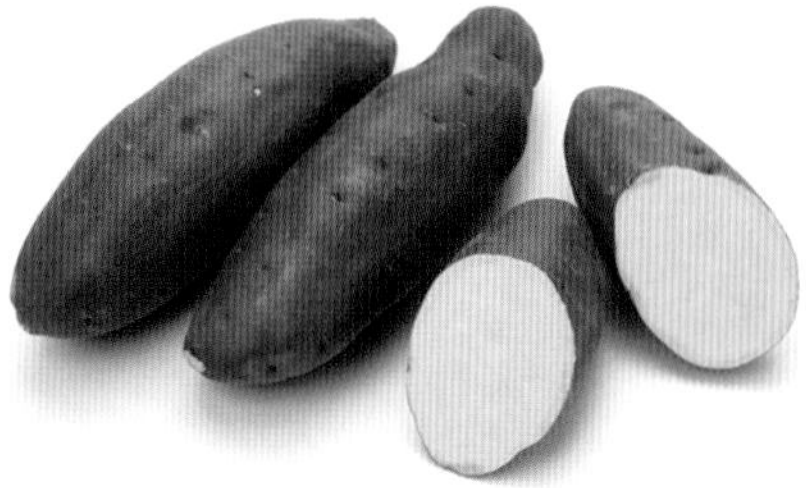

写真1　鳴門金時

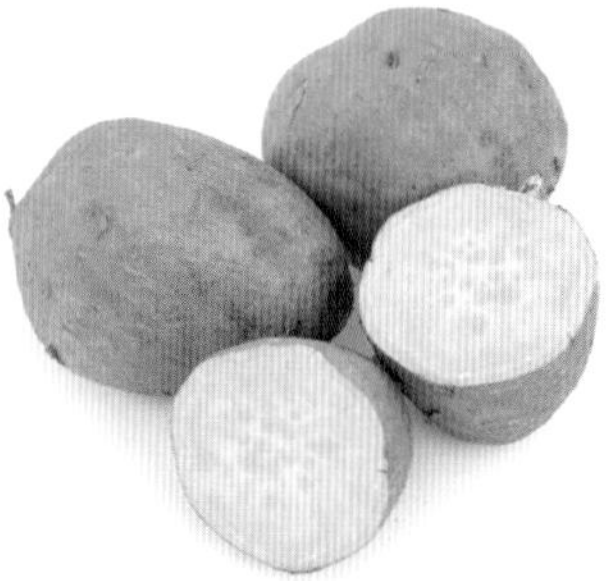

写真2　安納芋

肉質がオレンジ色の品種は、甘味が強く柔らかくねっとりとした食感が特徴。種子島の在来品種である「安納《あんのう》芋《いも》」（写真2）から派生した「安納紅《あんのうべに》」や「安納こがね」の他、「紅はやと」「あやこまち」等があり、繊維が少なめで冷めても甘味が残るので、人気の品種となっている。

肉質が紫色の品種は、やや甘味が薄い特徴があるものの、鮮やかな色合いから菓子等にもよく利用され、「紫イモ」や「パープルスイートロード」「えい紫」「山川紫《やまがわむらさき》」「あやむらさき」等、その色にちなんだ名称で親しまれている。

最後に、肉質が白色の品種を紹介する。「コガネセンガン」や「シロユタカ」は、皮も白色で紛質が強い特徴があり、主にデンプン原料用や焼酎用として利用されている。また「タマユタカ」は、干すと甘味が凝縮される特徴をもち、干しイモの原料として多く利用されている。

3 栄養と抗酸化力

サツマイモは一度に食べる量が比較的多いので、栄養量としても多くの野菜を食べたことに匹敵するのが大きな特徴だ。不溶性・水溶性の食物繊維が豊富（2・2g／100g）なことは周知されているが、焼きイモにして食べるとより多くの食物繊維が摂取できる（3・5g／100g）ので、おすすめの食べ方である（「食品成分表2017」）。

その他、カリウムや銅、マンガン等のミネラルや、ビタミンB群・Eも多く含んでいる。また、ジャガイモと同様に加熱してもビタミンCが壊れにくいのは、サツマイモに含まれるデンプンがビタミンCを守るためで、サツマイモの嬉しい特徴である。

品種別にビタミンC含量を見ると、肉質の色による大きな特徴は見られず（図1）、どの品種も皮の部分により多くのビタミンCが含まれていた。サツマイモのオレンジ色にはβ-カロテンが、紫色にはアントシアニンが関係しているが、その抗酸化力を比較してみると同じ色の中でも差があるものの、全体としては紫色の品種が比較的抗酸化力が高い結果となった（図2）。

前述したように、加工品としても多く活用されるサツマイモだが、その栄養価はどのように変化するのだろうか？ 干しイモのビタミンC含量を測定してみると、生と比較して約2倍の値となり、干されたことでその含有量が凝縮されていることがわかった。

甘味や食感だけでなく、その色合いや用途の幅広さに富んだサツマイモは、昔も今もその恩恵を食卓にたっぷりと与えてくれる、心強い農産物なのである。

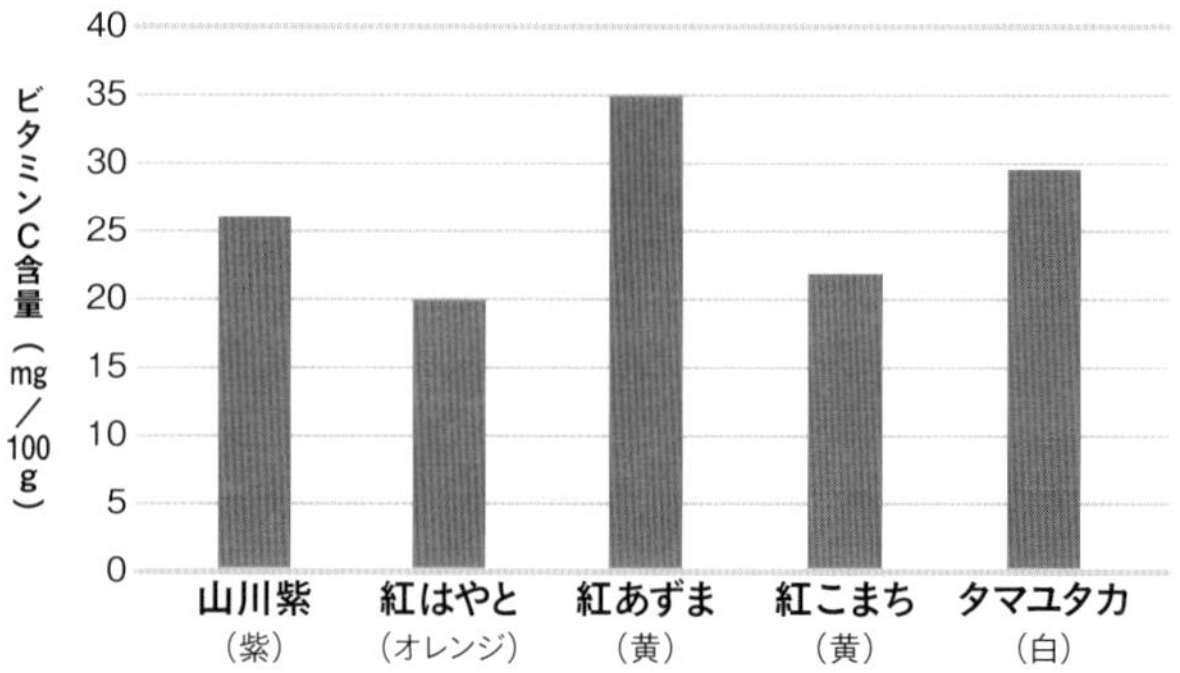

出典：東京家政学院短期大学「サツマイモの栄養機能成分と焼き芋の美味しい焼き方理論」より抜粋

図1　品種別の総ビタミンC含量

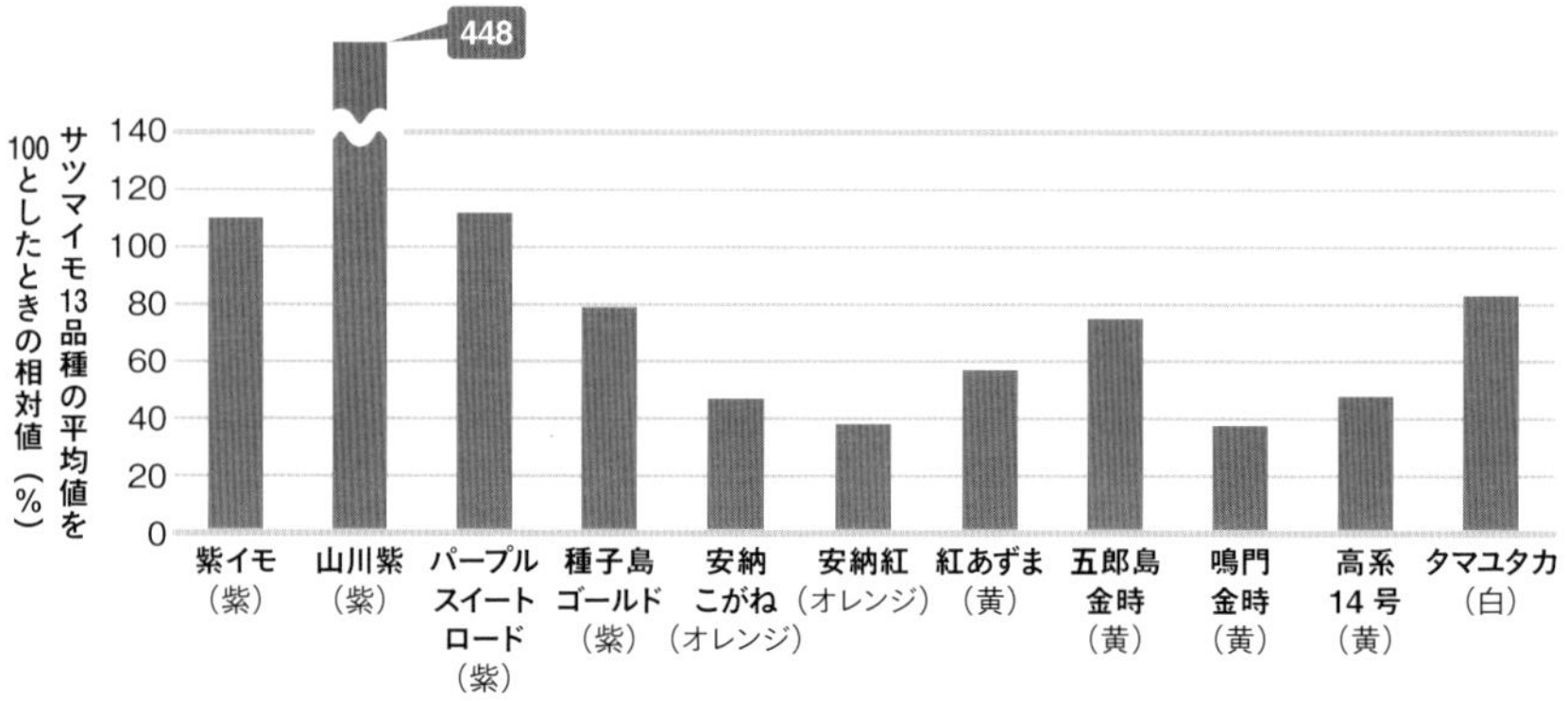

図2　色別による抗酸化力の比較

カボチャ

熟す程に甘みが増し、栄養価も高くなる

β-カロテン　ビタミンC　ビタミンE　食物繊維

1 カボチャの種類と品種

カボチャはウリ科カボチャ属の野菜で、大きく分類するとキュウリやメロン、スイカ、ハヤト瓜と同じ仲間となる。日本で栽培されている主なカボチャは、日本カボチャ、西洋カボチャ、ペポカボチャに大別される。日本カボチャはヨーロッパを経て世界に広まった。日本へは17世紀に渡来し、各地で分化後、100以上の在来種を生み出した。代表格の「黒皮《くろかわ》カボチャ」や、形が菊の花弁のような「黒皮《くろかわ》ちりめん」、鶴の首のように長く湾曲した「鶴首《つるくび》」、ひょうたん形の「鹿ケ谷《ししがたに》」(写真)など、形の変わったものも多くある。耐暑性があり煮物に適することから、西日本では夏によく食べられていたが、昭和40年代以降、サラダ等の生野菜の需要が増加すると家庭で煮物を調理する機会が減り、生産量も激減した。

一方、西洋カボチャは19世紀にアメリカからもたらされた。当初は北海道などの冷涼地向きの品種が多かったものの、一般家庭で消費量が多くなるにつれ、暖地向きの品種も広く栽培されるようになった。西洋カボチャの品種は、市場の主流である黒皮栗かぼちゃ「えびすやみやこ」の他に、青皮かぼちゃ「芳香青皮栗《ほうこうあおかわくり》」「近成芳香《ちかなりほうこう》」、赤皮かぼちゃ「打木赤皮栗《うつぎあかがわくり》」、白皮かぼちゃ「雪化粧《ゆきげしょう》」「伯爵《はくしゃく》」等がある。

ペポカボチャは、中国から伝わったとされている。観賞用から食用まで、あるいは超小型から巨大なもの、さらに細長いものや扁平なもの、イボや突起のあるものなど、極めて多彩な形態と用途の異なる品種がある。日本で最もよく食されている品種はズッキーニだが、このズッキーニにも多くの種類がある。その他、茹でると果肉がそうめんのように崩れる「金糸瓜《きんしうり》」等もペポカボチャの一種だ。

カボチャの種類を果実だけで見分ける際には、果柄と呼ばれる果実と茎の連結部分を見る。ここが円筒型で軟らかいのが西洋カボチャ、果柄が硬く角ばっているのが日本カボチャである。

2 カボチャの栄養特性

カボチャの野菜としての栄養的な特徴は、そのエネルギーの高さにある。日本カボチャは49キロカロリー／100g、西洋カボチャは91キロカロリー／100gと特に西洋カボチャで高く、第2次世界大戦中はサツマイモとともに米の代用とされ、戦後その栽培面積はピークを迎えた（6万4000ha）。

果肉の黄色の元となっているβ-カロテン含量が多いのもカボチャの特性だ。この含量はカボチャの種類により異なり、日本カボチャでは100g中に平均して830μg、西洋カボチャでは4000μg含まれている（「日本食品成分表2017」）。

β-カロテンは、カロテノイドといわれる天然色素のひとつで、抗酸化作用を有し、体内で必要に応じてビタミンAに変換される。ビタミンAは、皮膚や目の角膜、口や胃等を覆う粘膜を健康に保つ効果がある。

また、同じく抗酸化作用をもつビタミンEやビタミンCをはじめ、食物繊維、ビタミンB群、カリウムなどもバランスよく含まれている。各種類の代表品種によってβ-カロテン含量とビタミンC含量を比較すると、西洋カボチャでその含量が多い結果となった（図1、2）。

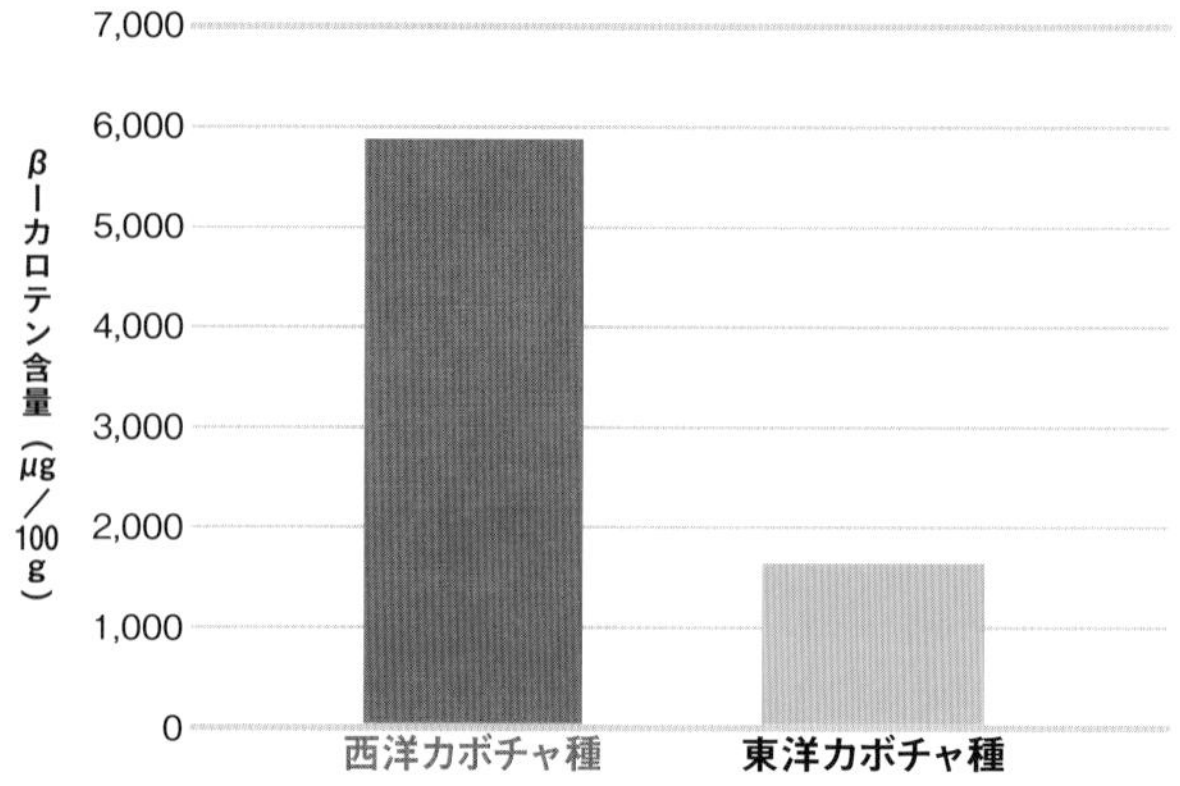

図1　β-カロテン含量の比較

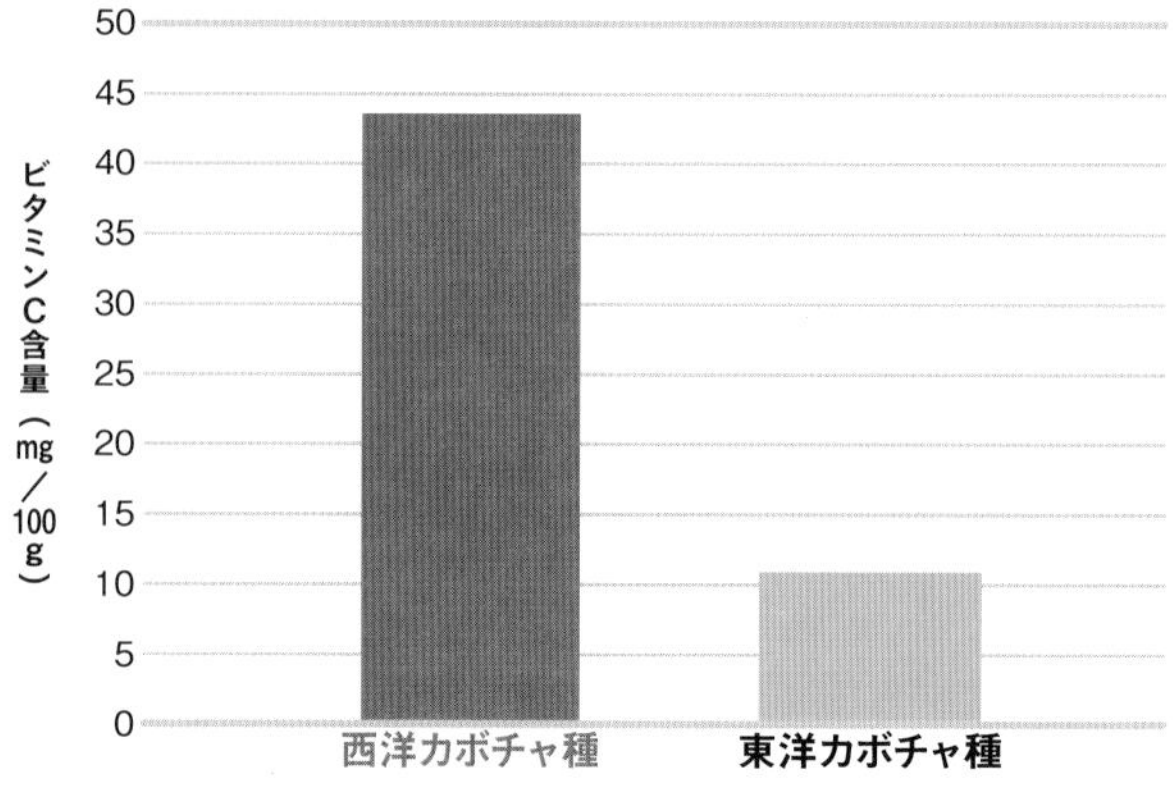

図2　ビタミンC含量の比較

3 カボチャの熟度と抗酸化力

カボチャの美味しさのキーワードは"甘いこと"、"ホクホク感があること"、そして"コクがあること"。これらのバランスが取れていることが美味しさへと繋がっていくのだが、デンプンと

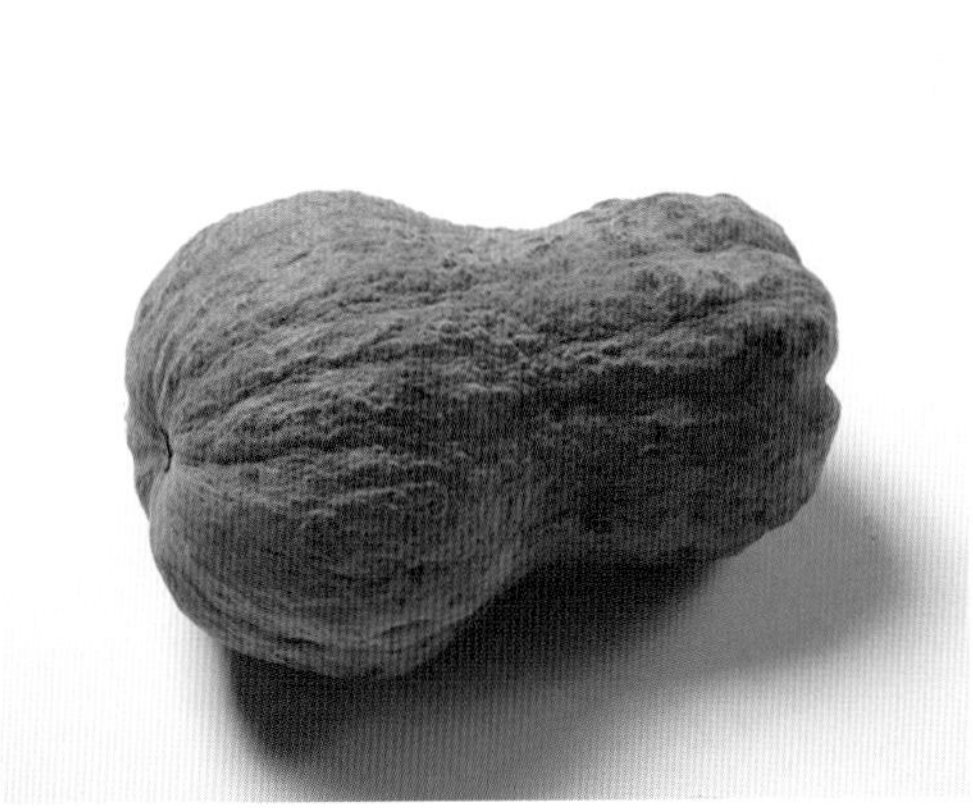

写真　鹿ケ谷カボチャ

糖度のバランスがちょうど同程度の量のとき、最も甘くてホクホク感を感じるようだ。この状態を作り出すために、カボチャではキュアリング（追熟）を行う。これによりデンプンが徐々に糖に分解され、甘みが増していくのである。

では、その追熟と栄養価の関係はどのように関係しているのだろうか？カボチャの抗酸化力を追熟に合わせて測定してみると、追熟が進み最も適した食べ頃の美味しいときに、抗酸化力も非常に高くなっていることがわかった（図3）。また、カボチャのビタミンCも貯蔵中に減少するどころか、しっかりと蓄積されることがわかっている。

野菜・果物には食べ頃の"旬"の時期がある。カボチャの食べ頃は、デンプンが糖へと変わり、抗酸化力も高まり、しっかりと追熟が終わった時期だといえるだろう。

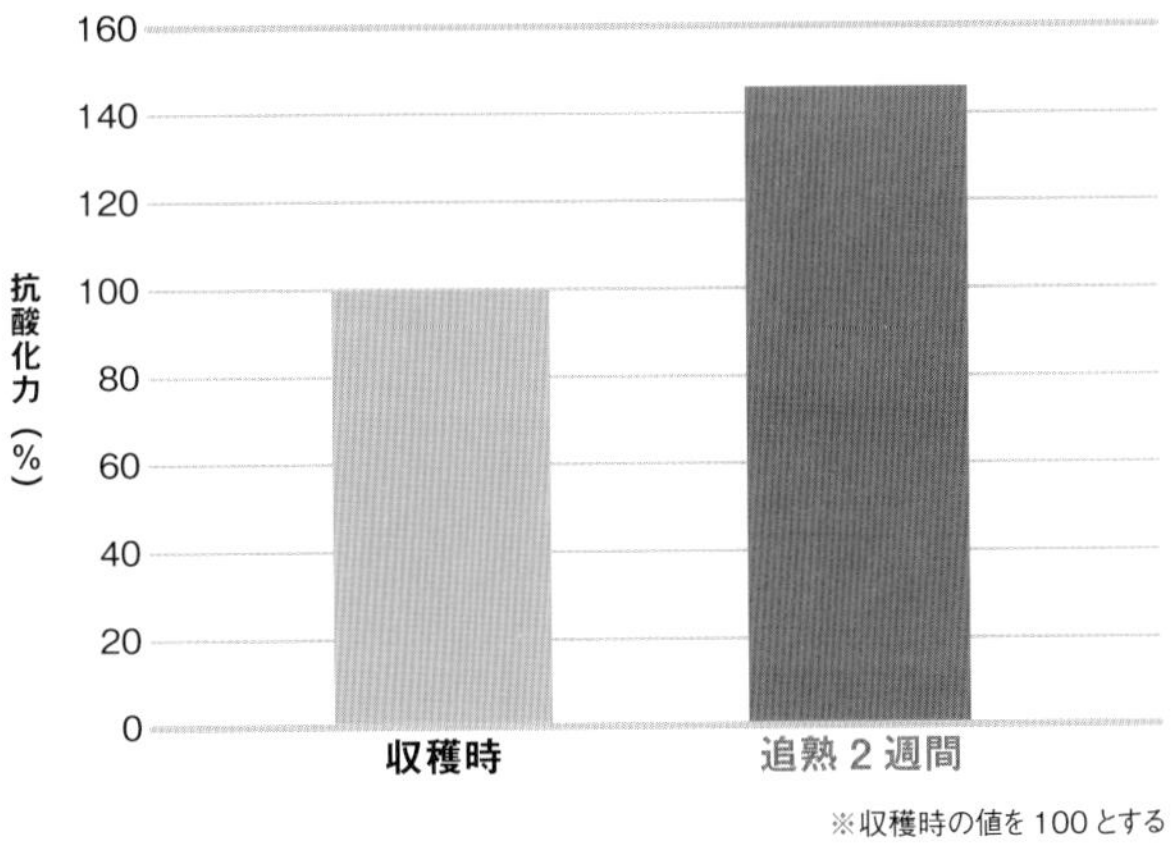

図3　カボチャの追熟後の抗酸化力

ジャガイモ

デンプン　ビタミンC　ビタミンB_1　食物繊維　アントシアニン

栄養豊富、品種も多い人気野菜

1 ジャガイモの歴史と栄養素

南米のアンデス高地を原産とするナス科ナス属のジャガイモ。その栽培の歴史は古く、インカ帝国の食糧基盤であったとの説もある。日本へは16世紀頃オランダ船によって、インドネシアのジャガトラ（現在のジャカルタ）を経由して渡来したことから、「ジャガタライモ」⇩「ジャガイモ」と呼ばれるようになったといわれている。日本に伝わった当時は観賞用が主であったが、明治時代後期になると北海道で本格的に栽培が行われるようになった。

主な栄養素はデンプン（炭水化物）だが、イモ類の中では低エネルギーだ。味に癖がないため主食として用いられることも多く、穀類的な顔をもつ一方、カリウムやビタミンC・B_1にも富み食物繊維も含有しており、栄養素の面では野菜の顔ももつ。特にジャガイモのビタミンCはデンプンに包まれているため、加熱しても壊れにくいのが特徴だ。茹でた場合はやや水中に流出してしまうが、皮を剥かずに茹でると流出を防ぐことができる。また、レンジによる加熱はビタミンCを保持するという測定結果も出ている。

そのうえジャガイモは、わずかにショ糖や果糖も含んでいるので、ほのかな甘味もある。

2 品種と抗酸化力

ジャガイモの代表品種といえば、ゴツゴツとした丸みのある形をしている「男爵《だんしゃく》」。特にデンプン質が多いため、加熱するとホクホクとした食感になる。「男爵」よりもねっとりしていて、くぼみの少ない長卵形で皮がむきやすく煮崩れしにくいのが「メークイン」。イギリス生まれの品種で、「男爵」よりもずっと遅い大正時代に日本に導入された。「男爵」を母親として、ジャガイモシストセンチュウ抵抗性を付与させたものが「北あかり」。カロテンやビタミンCの含有量が多く、果肉の黄色が強めなのが特徴である。

ジャガイモといえば北海道が主産地だが、暖かい地域での栽培に向いている品種もある。長崎で育成されたことから名付けられた「デジマ」は、肉質は粉質と粘質の中間程度だが、煮崩れはやや少なく、新じゃがとして出回ることが多いので皮が軟らかく、皮ごと調理することも可能である。また、加工用として栽培されている品種の代表が「トヨシロ」。芽が浅く形がきれいで、油加工において重要とされる還元糖の含有率が低いため、ポテトチップスやフライドポテトの原料に適している。

フランスで育成された楕円形の「シンシア」は、つるりとしていて皮がむきやすく、煮崩れしにくい粘質系で、果肉は淡い黄色をしている。ジャガイモの皮は通常薄い黄色が主流だが、皮の赤い品種もある。「レッドアンデス」や「ネオデリシャス」は、皮は赤色だが果肉は濃い黄色で、甘味がありクリーミーな舌触り。「レッドムーン」という品種は煮崩れしにくいので煮物に最適である。皮が赤紫色で、果肉もピンク色なのが「ノーザンルビー」。肉質はやや粘質で煮物に向き、加熱しても色が抜けないので食卓に彩りを添えてくれる。

皮も果肉も紫色の「シャドークイーン」という品種もある。紫色の果肉には抗酸化作用のあるアントシアニンが豊富に含まれていて、加熱すると少し青みがかった色になる。

重さが平均50g前後と比較的小ぶりの「インカのめざめ」は、果肉が綺麗な黄色をしている。皮を剥いた後の変色がほとんどなく、加熱調理した後にきれいな濃黄色が活かせる品種だ。一般的な「男爵」と比べさらにデンプン価が高く、調理加工性に優れ、独特の風味がある。果肉の濃黄色は抗酸化作用が強いカロテノイド系色素（特にゼアキサンチンを多く含む）によるものだ。

実際にこれらの抗酸化力を比較してみると、やはり紫色の品種が非常に強い力を有していた（図1）。

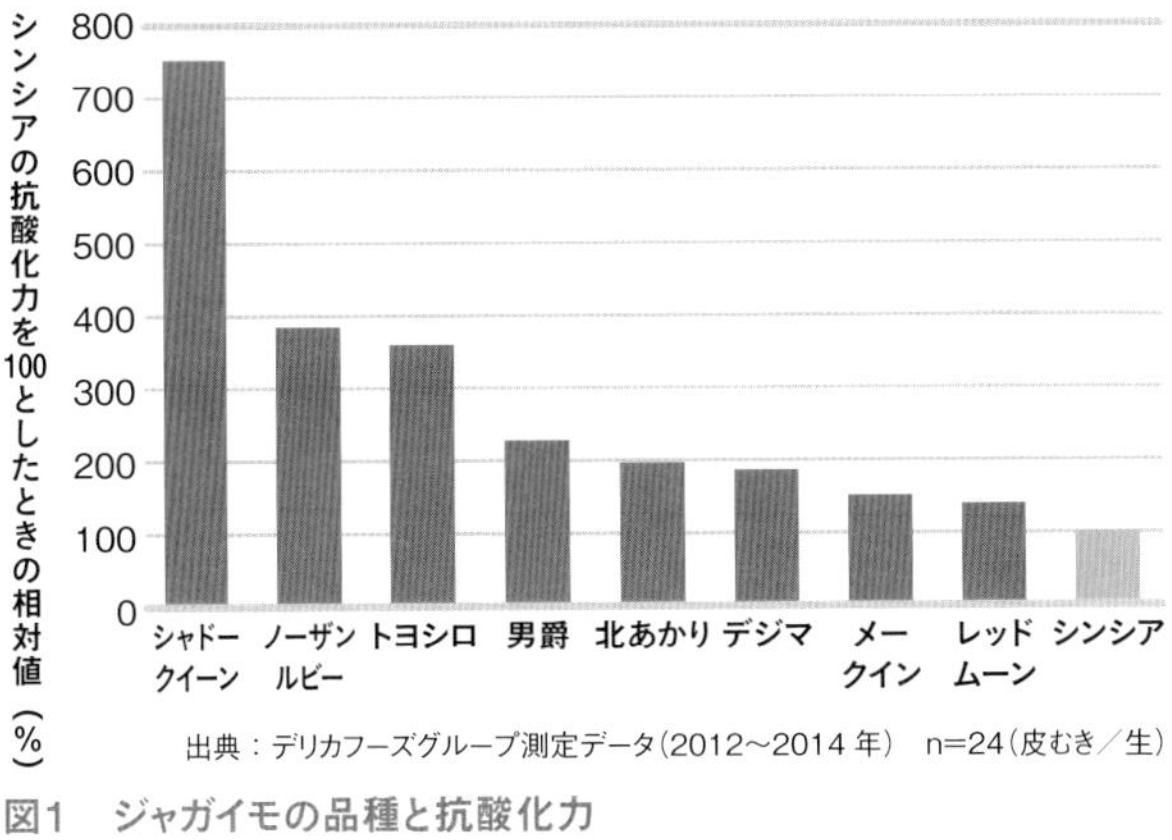

出典：デリカフーズグループ測定データ（2012～2014年）　n=24（皮むき／生）

図1　ジャガイモの品種と抗酸化力

日本の食文化を支える伝統野菜

食物繊維　カリウム　ガラクタン　マンナン

1 サトイモについて

サトイモ科サトイモ属のサトイモは、マレー半島付近の東南アジアを原産地とし、日本には稲作が始まる前の縄文時代には伝わっていたとされている。山に自生する自然薯《じねんじょ》に対し、里で栽培されることからこの名で親しまれ、サツマイモやジャガイモ等が伝来した江戸時代までは「いも」といえばサトイモのことを指していた。栽培の歴史が長いことから、同音異種や異名同種が多く、田芋、畑芋、家芋などの名称もある。また、「タロイモ（Taro：タロ）」という呼び名も耳にするが、タロイモは食用として栽培されているサトイモ属のイモ類の総称である。つまりサトイモは、タロイモの一種ということになる。

全国におけるサトイモの収穫量は14万4800tで、最も多く出荷しているのは千葉県の1万3500t。次いで埼玉県が1万3000t、宮崎県が1万1500tである（農林水産省「平成30年出荷統計」）。

2 サトイモの種類

サトイモは土の下で肥大した塊茎を食用とするが、葉柄を食用とする種類もある。塊茎とは、土の下の茎がほぼ伸びることなく、楕円形から卵形に肥大したものだ。株の中心に親イモ（種イモ）ができ、その周りに小さな子イモが増えていく。さらに孫イモ、ひ孫イモと1つの親イモからたくさんのイモができていくのだ。

サトイモは大きく3種類に分類することができる。まず1つ目は、子イモ・孫イモを食用にする子イモ用品種である。一般に多く出回っているサトイモは、この子イモ用品種になる。「土垂《どだれ》」、「石川早生《いしかわわせ》」、「えぐいも」等があり、小さく楕円形で肉質は軟らかくねっとりとした食感をもつ。「えぐいも」は比較的耐寒性があり、名前のとおり味にややえぐ味がある。2つ目が、親イモそのものを食用とする親イモ用品種である。これには「京イモ」がある。「京イモ」は半分以上が地上に出ており、姿がタケノコに似ていることから別名「タケノコイモ」とも呼ばれている。ぬめりが少なく煮崩れしにくい特徴がある。3つ目に、子イモと親イモのどちらも食用とする親子兼用品種がある。

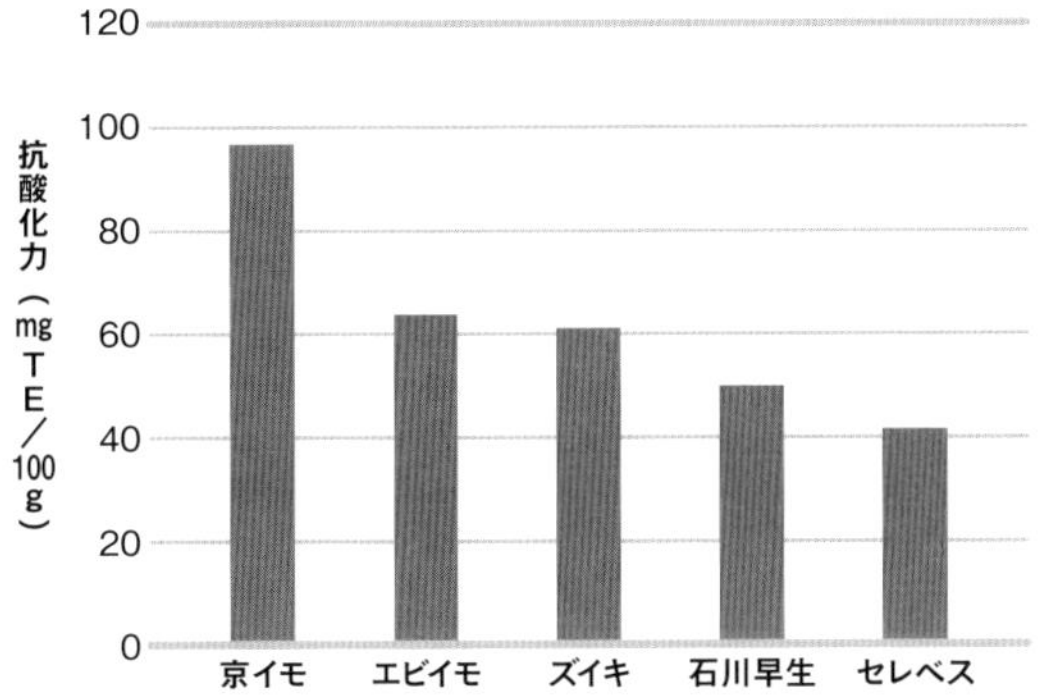

図1　種類・部位による抗酸化力の比較

これには「赤芽《あかめ》」、「唐《とうの》いも」、「八ツ頭《やつがしら》」、「セレベス」、京野菜で知られる「エビイモ」等がある。いずれも形や色などの見た目からその名前が付けられているようだ。「セレベス」はインドネシアのセレベス島から伝来したもので、芽が赤く、ホクホクしていて薄味の含め煮に向く。また、サトイモの葉柄をズイキといい、食用にする品種もある。サトイモとは別種の、ズイキ専用種の「ハスイモ」も出回っている。

3 栄養と抗酸化力

サトイモはイモ類の中でも水分が多く、サツマイモ（132キロカロリー／100g）と比べるとカロリーは低め（58キロカロリー／100g）である。栄養素としては、食物繊維が多く、またナトリウムを排出して血圧の上昇を抑えるとされるカリウムも豊富（640㎎／100g）で、緑黄色野菜の小松菜（500㎎／100g）よりも多く含んでいる。

また、サトイモのデンプンは加熱により消化・吸収が非常に良くなる。サトイモ独特のぬめりは、ガラクタン、マンナン等の多様な成分から構成されている。ガラクタンやマンナン等の食物繊維は、最近注目されている腸内環境を整える働きをもつため、積極的に摂取したい栄養素である。サトイモの種類別抗酸化力を比較すると、抗酸化物質は植物が外敵・ストレスから身を守るために蓄えるものなので、栽培期間の長い親イモ用品種で高い結果となった（図1）。

近年、消費量は減少しているものの、サトイモは保存性にも優れた日本の伝統野菜の1つである。長く日本の食文化を支えてきたサトイモを、ぜひ様々な料理に取り入れていただきたい。

ミニトマト

高い抗酸化力、彩り豊かで食べやすい

リコピン　β-カロテン　ビタミンC　カリウム

1 ミニトマトの歴史

アンデス高地が原産地とされるトマトだが、その原種はすべて2㎝程の小さなミニトマトの仲間であった。原種のミニトマトは、中南米時代から食用とされていたが、16世紀に渡来したヨーロッパでは果実が真っ赤なことから有毒植物と思われ、当初はなかなか普及せず、18世紀まで観賞用植物として栽培されていた。

日本に初めて伝えられたトマトも、今のミニトマトに似ている「ほうずき」より大きい程度の小さな種類だった。現在の大玉トマトは、もともとのミニトマトから突然変異が起きて生まれたという説もあり、その後、様々な土地で栽培、改良され種類を増やしてきた。現在トマトの種類は、なんと世界中で8千種類もあるといわれている。

2 ミニトマトの種類

ミニトマトは1980年以降、市場に多く出回るようになった。機内食用に栽培され普及したミニトマトは赤色品種が主流だ。「ミニキャロル」や「千果《ちか》」は代表的な赤色品種で、「千果」はその名の通り1株から1000個以上の実を収穫することが可能な品種である。また、同じ赤色でも長型（プラムタイプ）の「アイコ」は、肉厚でゼリーが少ないタイプ。丸型とは異なった食感で糖度も高く、食べやすさもその人気の理由となっている。シシリア島生まれの「シシリアンルージュ」は、生食調理兼用のミニトマトで甘味と酸味が適度にあり、生食でも美味しいが加熱すると濃厚な味わいになる。

ミニトマトは、赤色以外にも、黄色（「イエローミミ」や「イエローアイコ」）、オレンジ（「オレンジキャロル」）、黒（「ブラックチェリー」）、紫（「トスカーナバイオレット」）、白（「ホワイトチェリー」）、緑（「ミドリちゃん」）、など彩り豊かな品種が存在する。最近では、包丁等を使用する必要のないその食べやすさから消費量がより増えており、店頭

でも様々な品種を見かけるようになった。

3 ミニトマトの抗酸化力

トマトの赤い色素成分「リコピン」は、カロテノイドの一種で強い抗酸化作用をもつことが知られている。1年中食べられるミニトマトのリコピン含量がどのように変化するかを調べてみると、真夏の太陽を浴びて育った8月のミニトマトが最も高い結果となった（図1）。

ミニトマトのリコピン含量は大玉トマトより高く、年間を通してその含量を測定してみると、平均して大玉の2倍以上のリコピンが含まれていた。また、前述した様々な品種別で抗酸化力を見てみると、真っ赤な品種のミニトマトが高い抗酸化力を有していた（図2）。

リコピン以外にも、普通のトマトと比較してβ-カロテン含量、ビタミンC含量、カリウム含量も豊富なミニトマトを、食事だけでなくおやつや軽食としてもお召し上がりいただきたい。

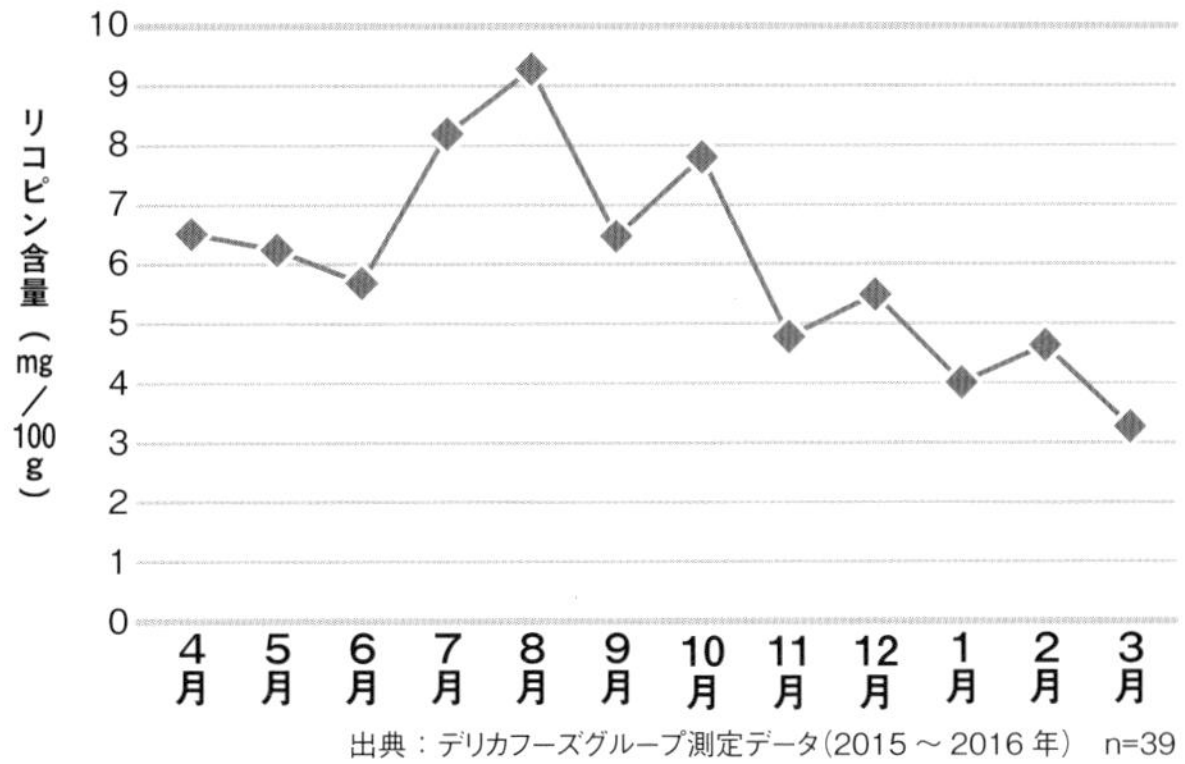

出典：デリカフーズグループ測定データ（2015～2016年） n=39

図1 ミニトマトのリコピン含量の変化

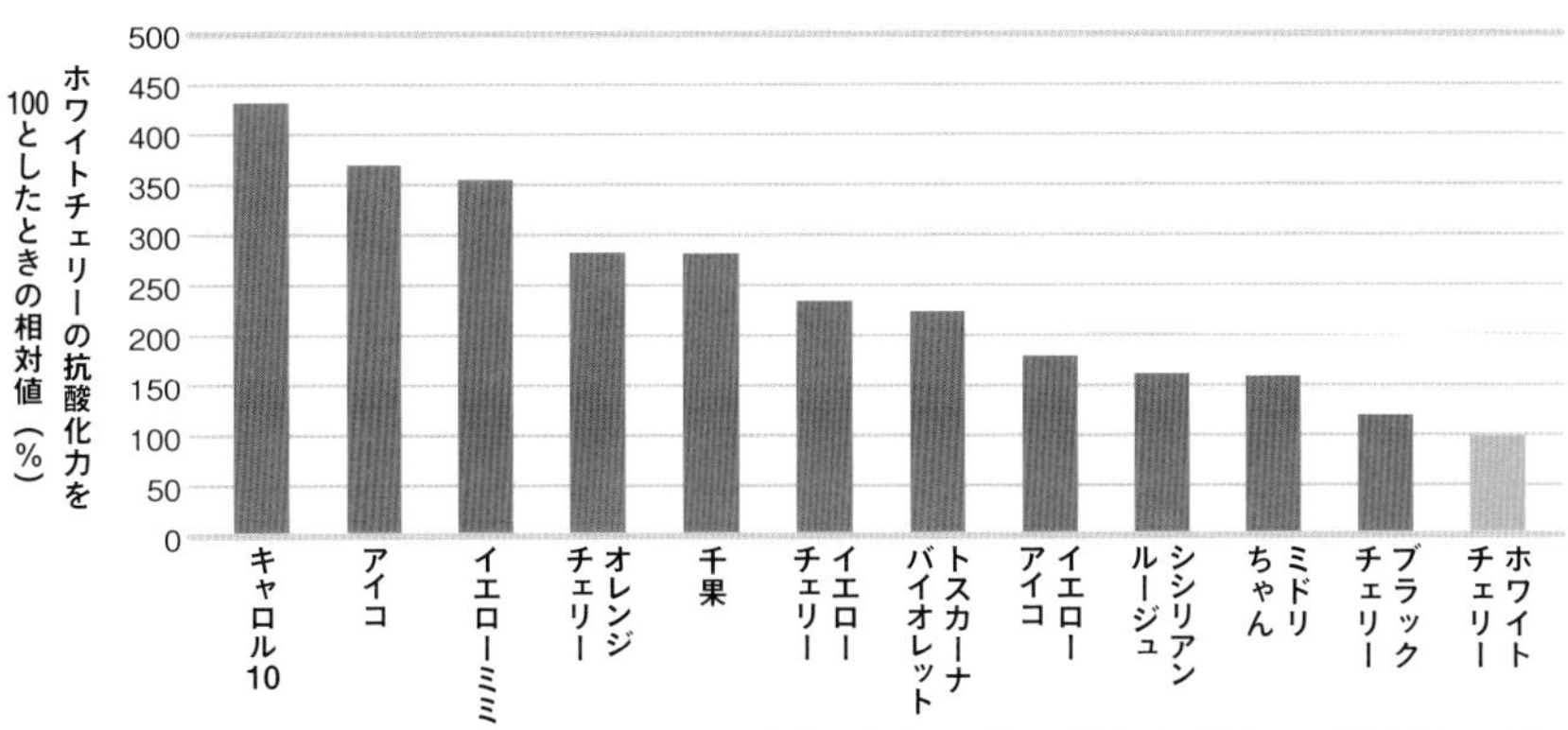

出典：デリカフーズグループ測定データ（2014～2015年） n=71

図2 品種別・抗酸化力の比較（ミニトマト）

身体にもお財布にも優しい発芽野菜

大豆イソフラボン　カリウム　葉酸　ビタミンC

1 モヤシの種類と生産量

日本におけるモヤシを食する歴史は古く、既に平安時代の書物等にその記述が見られるが、一般的に広く普及するようになったのは第二次世界大戦後である。

モヤシには、大きく分けて3つの種類がある。まず1つ目は、大豆を発芽させた大豆モヤシ。豆の部分が付いているので独特のうまみを感じられる。子大豆モヤシは、小粒納豆に使用されるのと同じ小さな大豆を発芽させたもので、小さいながらもしっかりとした大豆の風味が感じられる。2つ目は、緑豆の種子を発芽させる緑豆モヤシ（グリーンマッペモヤシ）。軸が太めで食味は比較的淡泊なクセのない味わいだ。豆の部分が付いていないので火も通りやすく、多くの調理に使用される。3つ目は、ブラックマッペ（ケツルアズキ）という黒色の種子を発芽させたブラックマッペモヤシ。軸が細くて長いのが特徴で、緑豆モヤシに比べて水分が少ないため、炒めたときに歯ごたえが残りやすい特徴がある。また、甘く濃厚な味をもつピーナッツモヤシや、ほんのりとした青臭い香りがありシャキシャキとした食感のアルファルファ等もモヤシ系の発芽野菜。栽培日数は3日程度で発芽後は緑化させない。

国内で最も多く生産されているのは緑豆モヤシで、国内流通の約9割を占める。平成29年における全国の生産量は40万9000tであった（農林水産省「食糧需給表」）。

2 モヤシの栄養

モヤシはカリウムや葉酸の他、レタスと同程度のビタミンCを含む。それらの含有量は種類によってやや差が見られる。カリウムが最も多いのは大豆モヤシ（160mg／100g）で、緑豆モヤシ（69mg／100g）とブラックマッペモヤシ（71mg／100g）ではやや劣る。葉酸も大豆モヤシが最も豊富（85μg／100g）で、緑豆モヤシとブラックマッペモヤシは、どちらも大豆モヤシの半分程度の含有量になるようだ（「日本食品成分表2017」）。妊娠を計画している、あるいは妊娠している女性は、胎児の神経管閉鎖障害のリスクを低減するために、1日240μgの葉酸の追加摂取が推奨されている。各種類のモヤシの抗酸化力を比較してみると、子大豆モヤシが最も高い値となった（図1）。

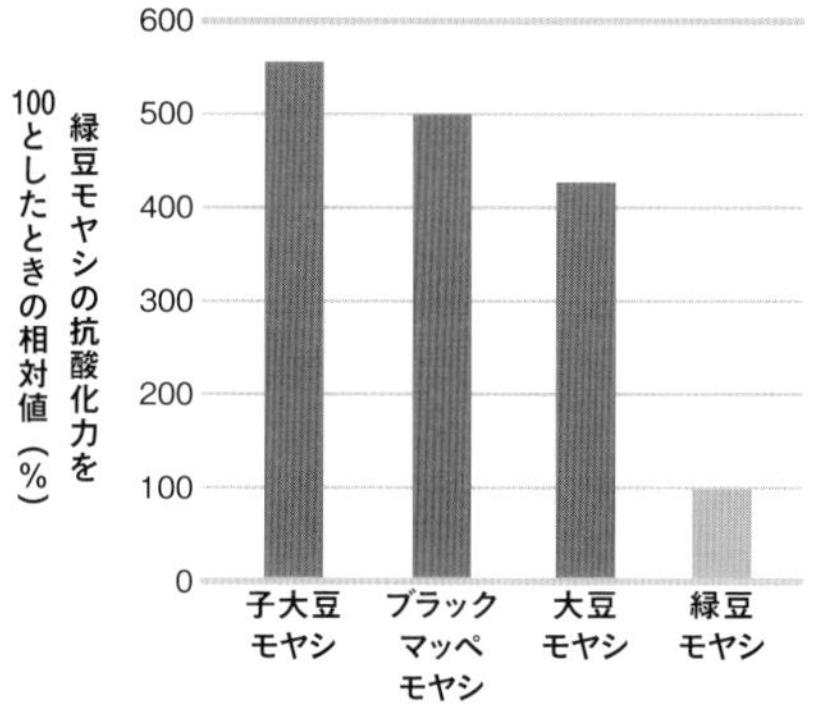

出典：デリカフーズグループ測定データ（2017〜2018年）n=34

図1　モヤシの抗酸化力の比較

3 機能性成分と季節による中身成分の差

モヤシのこれまでのイメージを大きく変えたのは、2015年8月より開始された機能性表示食品だろう。第2号として受理されたモヤシの機能性関与成分は、大豆イソフラボンである。届出効果としては、「骨の成分の維持に役立つ機能」である。イソフラボンは弱い女性ホルモン様作用を示すことから植物性エストロゲンとも呼ばれ、現在、前述した骨代謝の調節の他、更年期症状の緩和、抗酸化作用がある。その他、チロシンキナーゼ阻害、トポイソメラーゼ阻害、アロマターゼ阻害作用（いずれもがんの分子標的治療法の作用機序）などが報告されている。

　モヤシは工場で栽培され、栽培期間も短いことから中身成分が一定であるように感じるが、その含有量は変化するのだろうか。実際に抗酸化力とBrix糖度を測定してみると、その中身成分は季節によって変動が見られる結果となった（図2）。また、ビタミンC含量にも変動が見られた。

　モヤシは2020年3月現在、機能性表示食品としての届出が8件も行われている貴重な生鮮食品。どの季節にも一定量の大豆イソフラボンを含む栽培技術が確立されていることが伺える。

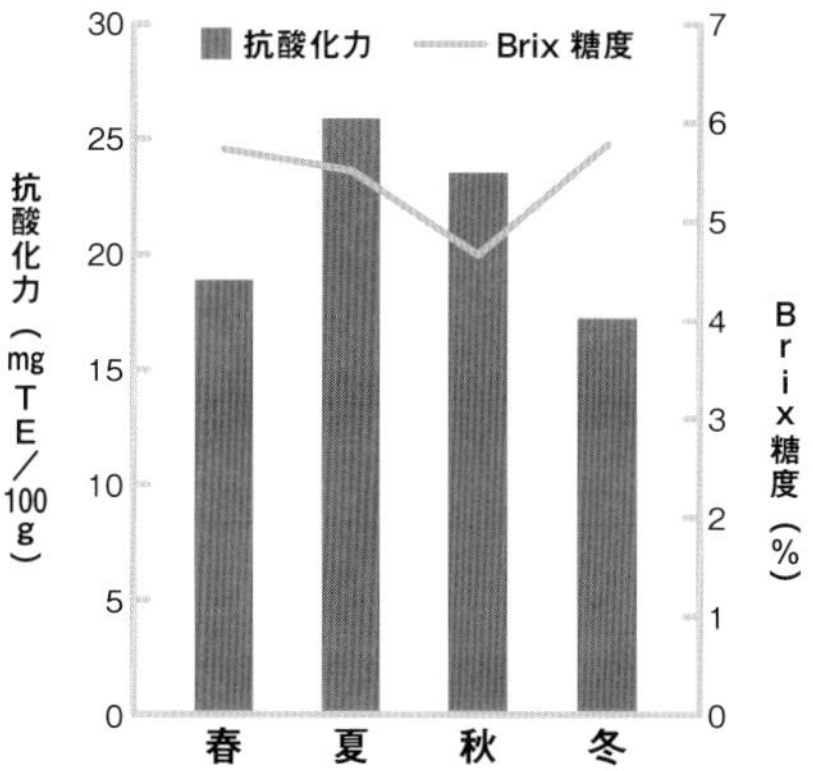

図2　季節による中身成分の変化（子大豆モヤシ）

シュンギク

β-カロテン　ビタミン　ミネラル

豊富な栄養価、抗酸化力は生育地域を選ばず

1 キク科野菜について

シュンギクはキク科キク属の1～2年草。「春に花を開き、菊に似るが故」と江戸時代の事典にもその名の由来が示されており、「菊菜」ともいう。キク科の植物は世界中でどこでも生育が可能であり、最も進化し分化している植物である。野菜では、レタスやサラダナ、焼肉に欠かせないサンチュ等が挙げられる。また、日本人が古くから食してきたゴボウやフキもキク科の野菜だ。その他、最近では外食店舗等のサラダで登場するようになったアンディーブやエンダイブ、アーティチョーク等もキク科に属する野菜である。このようにキク科野菜は実に様々な形態に分化してきたことがわかるが、その抗酸化力の幅広さからも分化の多様性が伺える（図1）。

2 産地と出荷量

シュンギクの需要は、サラダの需要が進んだことなどを背景に鍋物等でやや減少傾向が見られ、平成15年の全国での出荷量は3万4200tであったが、平成30年には2万2600tであった（農林水産省「出荷統計」）。全国で最も出荷量が多いのは千葉県（3000t）で、次いで大阪府（2980t）、茨城県（2020t）と続く。

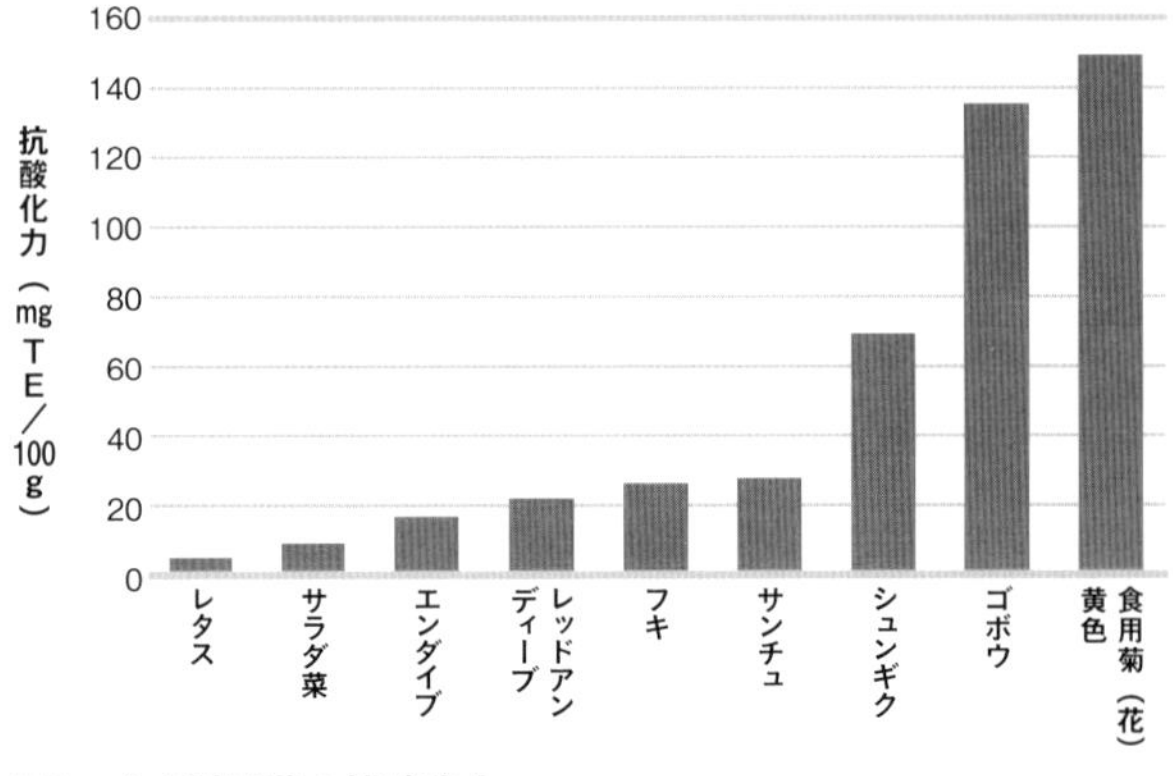

図1　キク科野菜の抗酸化力

3 シュンギクの栄養

シュンギクはβ-カロテンを豊富に含み（4500μg／100g）、その含量はなんとホウレンソウよりも多いという優秀な緑黄色野菜である。β-カロテンは体内でビタミンAに変化し、目の粘膜を保護する作用をもつ。また、ビタミンB_1、B_2、B_6等のビタミンB群やビタミンCも豊富に含まれている。年間を通してビタミンC含量を測定してみると、旬の時期といわれる11月からその含量は増加し始め、12月にはそれ以外の月（1～10月）の約2倍（39・2mg／100g）にまで上がることがわかった（図2）。

またミネラルも豊富で、カルシウム含量はホウレンソウの2倍以上（120mg／100g）で、カリウムや鉄も多く含んでいる。シュンギクは茹でて食べることが多い野菜なので、量も多く摂取でき、冬場の栄養補給に最適な野菜である。

4 品種と抗酸化力

シュンギクの原産地は、ヨーロッパ南部の地中海沿岸である。日本へは中国を経由して、江戸時代の初めに渡来したといわれている。品種は地域による特性が大きく、関西では葉が広く切れ込みが浅いタイプが主流だ。苦味や香りは比較的弱く、生育しても茎が立たず株を根から切り取って出荷する。

一方、関東で多いのは株が上に向かって伸びるタイプ。苦みや香りが強めで葉に厚みがあり、ふちの切れ込みが深いという特徴がある。この品種は茎が立ち、分枝したものを順に摘み取って出荷する。旬の時期（11～2月）に、関東と関西の品種でその抗酸化力を比較してみると、11月と1月で関東産が高く、12月と2月で関西産が高い結果となった。その平均値はほぼ同様（関東63、関西52 mgTE／100g）で、どちらの地域でも十分にシュンギクの抗酸化力を摂取できる。

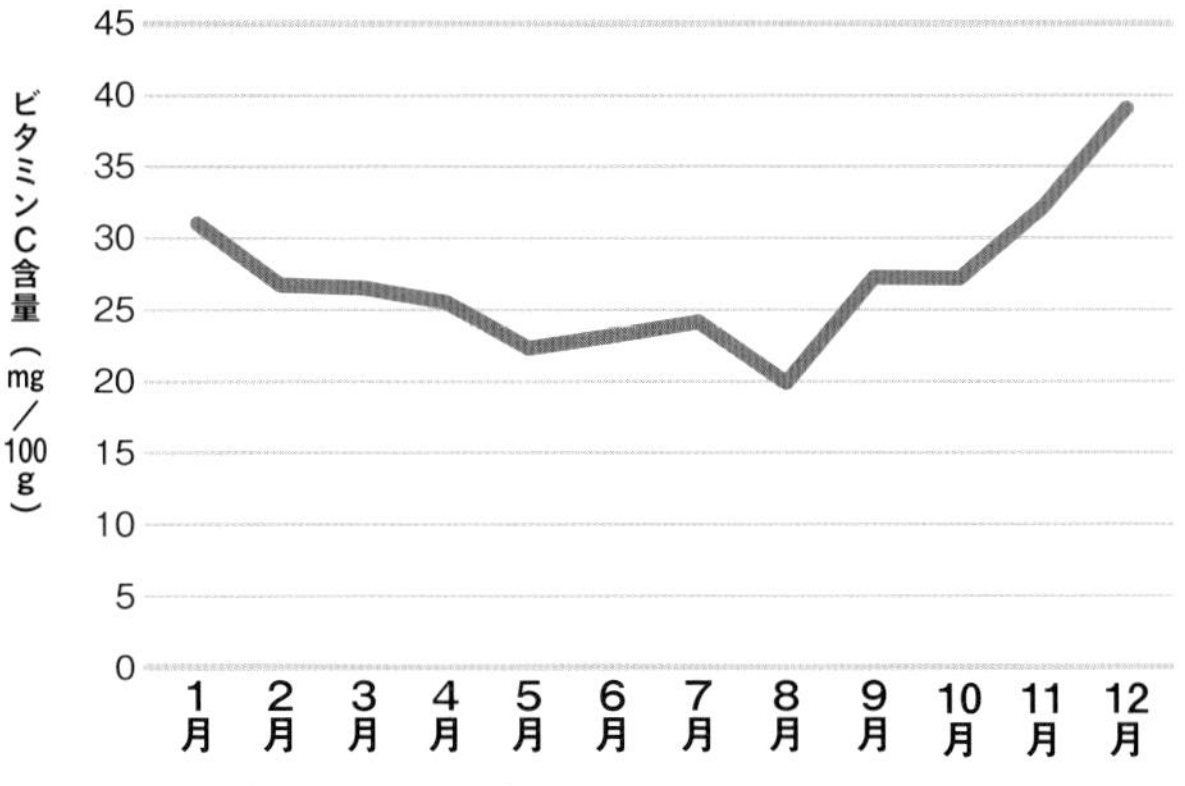

図2 シュンギクのビタミンC含量の変化

機能性に富んだ地方色豊かな伝統野菜

アミラーゼ　グルコシノレート　ビタミンC

1 カブの歴史と品種

　アブラナ科アブラナ属のカブはもともと野生の油菜（菜の花）の変種で、紀元前からヨーロッパで栽培されていた。原産地は地中海沿岸の南ヨーロッパやアフガニスタン等の中央アジアであるといわれている。中国や朝鮮から日本へ渡来した時期は定かではないが、奈良時代には既に食用とされており、最も栽培の歴史が古い野菜のひとつである。春の七草にも〝すずしろ（ダイコン）〟と共に〝すずな〟の名で親しまれてきた。

　江戸時代には既に全国各地で様々な種類のカブが栽培され、現在もこれらの多くが地域野菜として親しまれている。球形の白いカブが最も馴染みがあるが、全国には80を超える品種があるとされている。白カブは、中国を経て渡来したアジア型で西日本に多く広まった。

　一方、赤カブは朝鮮半島を経て伝わったヨーロッパ型であるとされ、東日本に定着した。関ヶ原（岐阜県・愛知県・福井県）を境に西日本と東日本で系統の違うカブが栽培されている。北海道（「大野紅《おおのべに》カブ」）や東北、日本海側に多いのが色カブである。青森の伝統野菜である「筒井紅《つついあか》カブ」や山形の「温海《あつみ》カブ」、飛騨高山の特産品である「飛騨紅《ひだべに》カブ」、福島の「舘岩《たていわ》カブ」等が挙げられる。

　また、千枚漬けで有名な京都の「聖護院《しょうごいん》カブ」、かぶらずしに欠かせない石川の「金沢青《かなざわあお》カブ」の他、小型のダイコン状で細長く、上部が赤く下部が白い「津田《つだ》カブ」（島根県）や、長さが25～30cmもある細長い「日野菜《ひのな》カブ」（滋賀県）など、形・色・大きさの異なる地方色豊かな品種が実に多く栽培されている。

　色カブは大抵漬物等に加工して、冬から春の保存食料として利用されてきたが、最近ではサラダなど生食用の色付きの品種等も出てきている。その代表的な品種である「あやめ雪」と、通常の小カブ品種（「ハクレイ」、「スワン」、

「ホワイトボール」)、「紅《べに》カブ」の抗酸化力を品種別に、白の小カブの抗酸化力平均を100として比較してみると、図1に示す結果となった。

2 カブの旬と機能性

平成29年のカブの収穫量は11万9300tで、そのうち千葉県が最も多く出荷しており（3万1000t）、次いで埼玉県（1万4300t）、青森県（6510t）となっている（農林水産省「平成29年産野菜生産出荷統計」）。カブの収穫時期は品種によっても差があるが、全国的に寒い時期ほど甘味が強まり、肉質も軟らかくなるとされている。周年栽培されるカブだが、最も多く出回るのは10～3月。その時期の糖度、抗酸化力、ビタミンC含量を比較してみると、全ての項目で2月が最も高い結果となった（図2）。

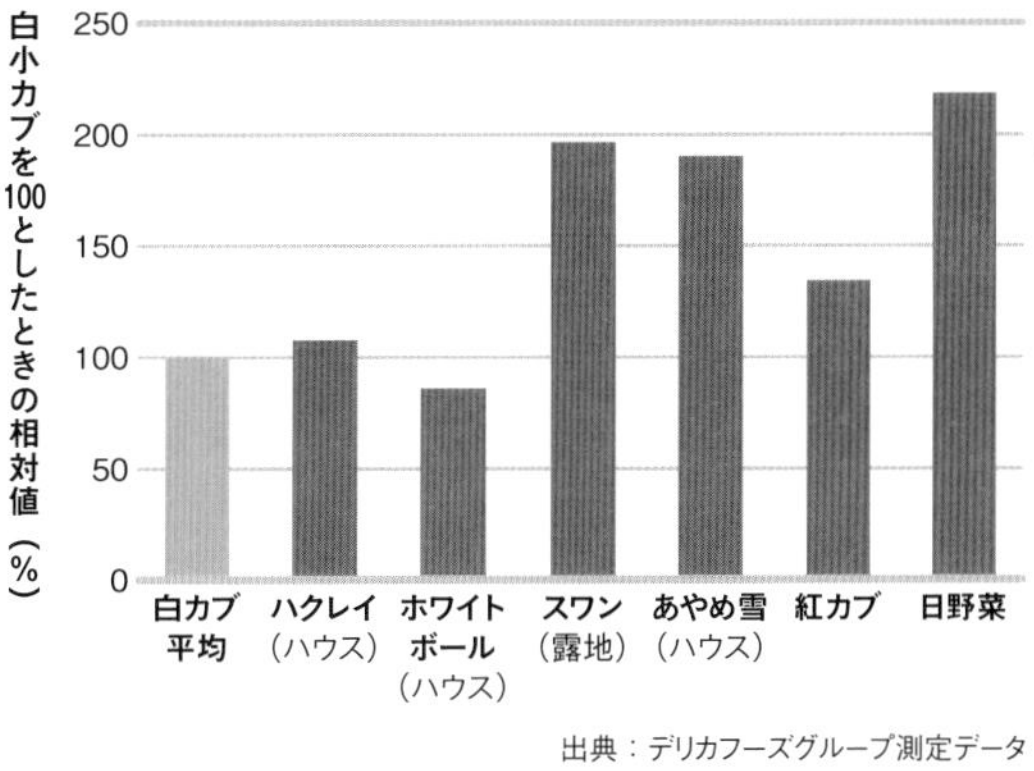

図1　カブの品種による抗酸化力の比較

カブはダイコンと同じく炭水化物の消化を促すアミラーゼを含む。また、他のアブラナ科野菜と同様に刺激性辛味成分のイソチオシアネートの元となるグルコシノレートも含む。グルコシノレートは、ミロシナーゼという酵素が作用してイソチオシアネートへと変換し、がん抑制効果や肝臓の解毒作用の活性化を促すとされている。ミロシナーゼの活性はビタミンCによって促進されるので、ビタミンCをたっぷり（82mg／100g）含んでいるカブの葉と一緒に食べるのが効果的であろう。

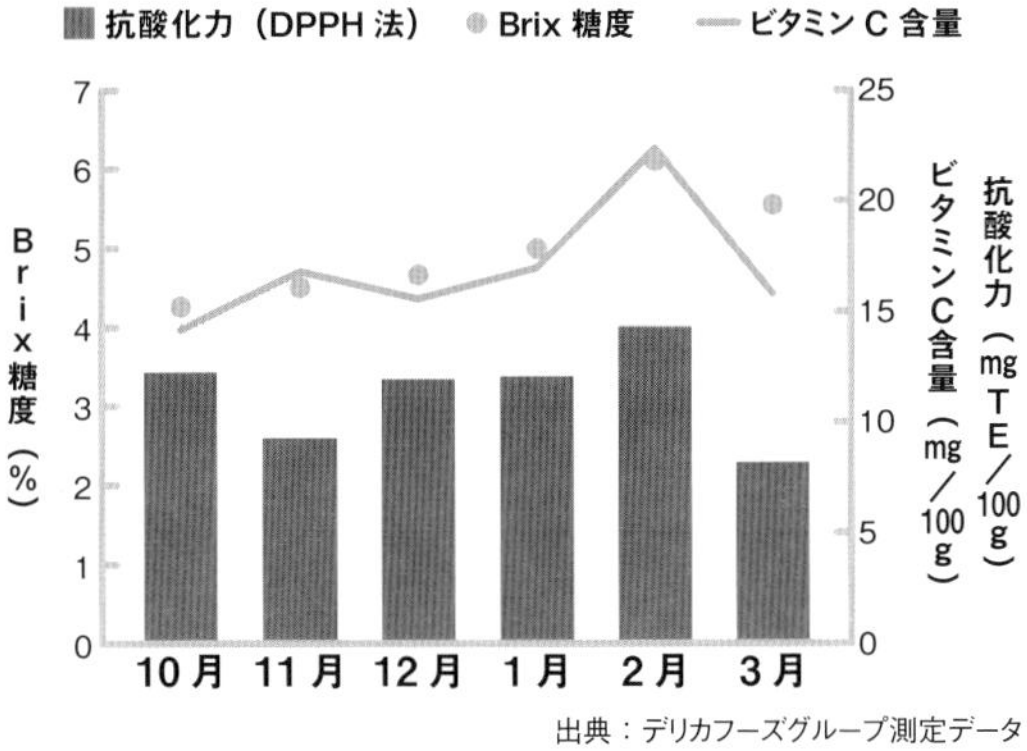

図2　カブの中身成分の月別推移

アスパラギン酸

高い抗酸化力、成長パワーを凝縮した新芽

1 アスパラガスについて

　アスパラガスはキジカクシ科クサスギカズラ属の多年草で、原産地は南ヨーロッパからロシア南部といわれている。紀元前から春を告げる野菜として親しまれ栽培されてきた。その後、ヨーロッパ全土やアメリカにも広がり、世界で広く食される野菜となった。日本へは江戸時代に渡来し、オランダきじかくし、西洋うど、松葉うど等、様々な和名で呼ばれてきた。西洋野菜として珍重され、当初はホワイトアスパラガスが主流であったため、グリーンアスパラガスの生産が大半を占めるようになった歴史はまだ浅いといえる。

　国内での主な生産地は北海道で、次いで長野県、佐賀県、熊本県等が多い（農林水産省「平成29年産野菜生産出荷統計」）。またアスパラガスは輸入も多く、主な輸入国としてはメキシコ、オーストラリア等がある。

　雪に閉ざされた冬を越し、大地を割って伸びるアスパラガスのパワーは古代から薬草としても活用されてきた。アスパラガスの名前は、「新芽」を意味するギリシャ語 asparagos に由来している。グリーンアスパラガスは、カロテン含量はあまり多くないものの、トマトと同様に一度に食べる量が多いことから緑黄色野菜に分類されている。アスパラガスの抗酸化力を調べてみると、コマツナやホウレンソウに匹敵する抗酸化力を有していた（図1）。

　アスパラガスから発見されたアスパラギンとアスパラギン酸も、私たちの

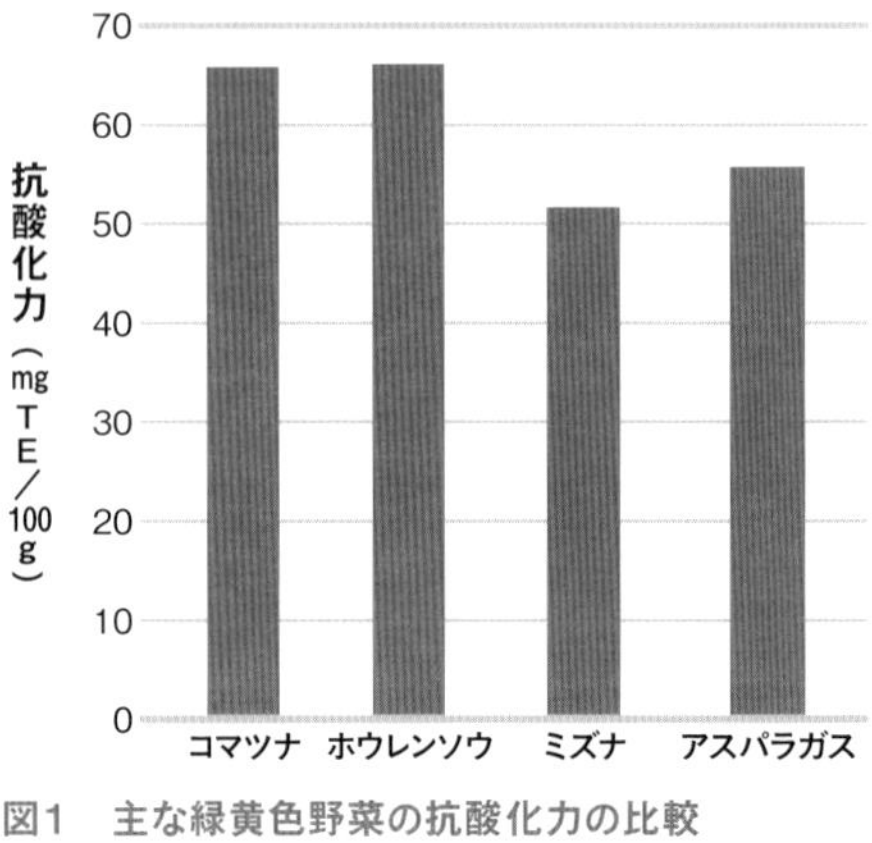

図1　主な緑黄色野菜の抗酸化力の比較

健康に大きく寄与している。疲労回復のアミノ酸として、よく耳にするアスパラギン酸を多く含んでいることから、アスパラガスの成長は早いといわれている。また、アスパラギン酸はイライラや不眠症の原因ともなるアンモニアを尿として排泄する作用をうながす。

2 アスパラガスの高い抗酸化力

アスパラガスは地上に伸びた若芽を収穫する野菜であるが、種子から苗を育て収穫するまでには3年もかかる。北海道や長野で一般的に行われる露地栽培では5～6月頃に春芽のみを収穫する。一方、立茎栽培と呼ばれる栽培方法では、春芽を収穫した後、一部を収穫せずに成長させ、その後に出てくる夏芽を収穫し収量をアップさせることができる。

国産のアスパラガスの2～10月までの中身成分を見てみると、抗酸化力は大きく変化はしないものの、本来の旬である6月に最も高くなるという結果が得られた（図2）。

その他の季節でも、輸入品も含めると1年中店頭で目にすることができるアスパラガスだが、成長するためのパワーを凝縮した高い抗酸化力の恩恵を受けることができそうだ。

アスパラガスの色には、グリーン、ホワイト、紫色がある。それぞれ別々の品種のようにも思われるが、グリーンと同じ品種を土寄せして日に当てないように栽培し、若茎が地上に出てくる前に収穫したものがホワイトアスパラガスだ。一方、紫アスパラガスはグリーンとは品種が異なる。表面に赤紫色のポリフェノールの一種であるアントシアニンを含むので、グリーンアスパラガスの1・4倍以上の高い抗酸化力を有する。紫色は茹でると水中に溶け出して色落ちしてしまうので、蒸したり、茹で時間を短くしたりして、アントシアニンのパワーもぜひ摂取していただきたい。

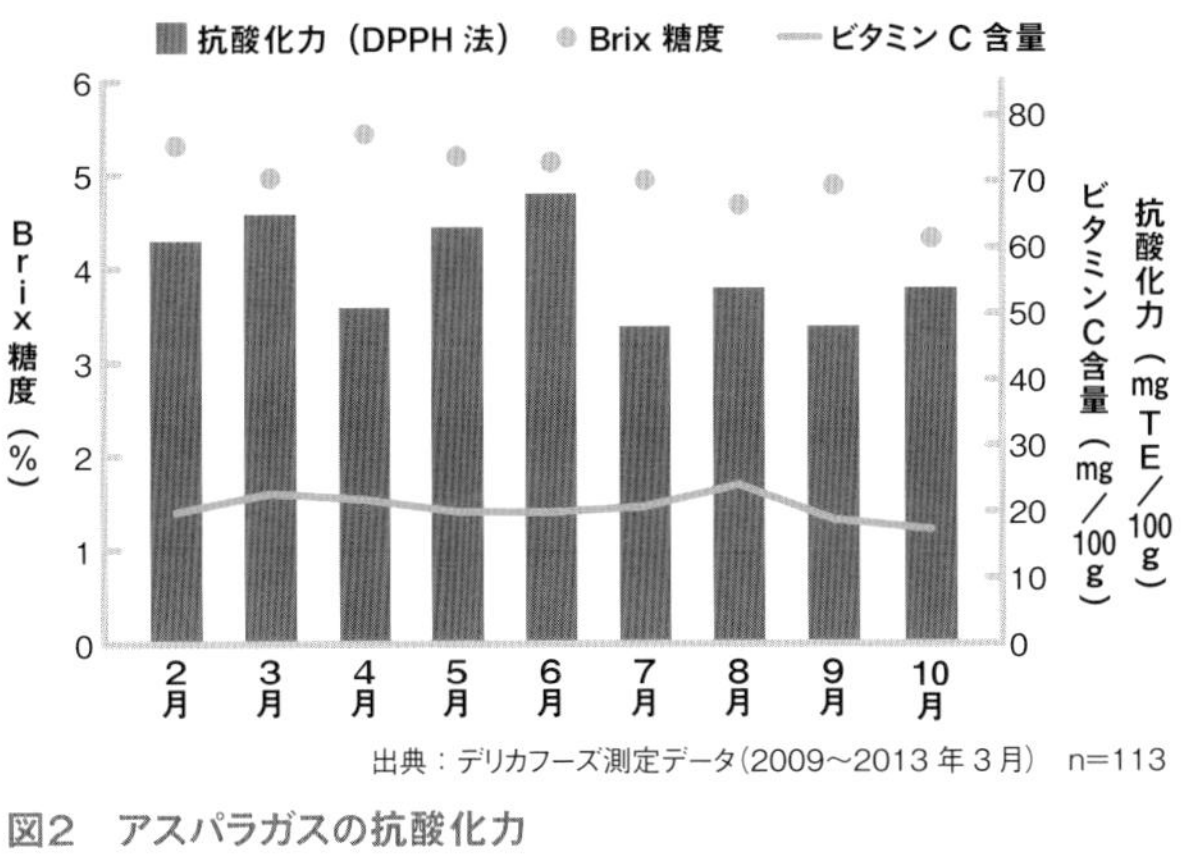

出典：デリカフーズ測定データ（2009～2013 年 3 月）　n=113

図2　アスパラガスの抗酸化力

オクラ

食物繊維　β-カロテン　ビタミンC

粘りを楽しむ食物繊維豊富な緑黄色野菜

1 オクラの産地と種類

オクラはアオイ科トロロアオイ属の植物で、紀元前から栽培されている歴史の長い野菜である。原産地はアフリカ北東部で、熱帯地方では多年草だが、日本では越冬できないため、国産の出回り期は6～10月頃までとなる。11～5月は輸入品が店頭に並び、近年では時期による棲分けが明確になってきている。

主なオクラの輸入先は、タイ、フィリピン、中国等である。それら産地ごとの抗酸化力を比較してみると、輸入品より国産品の数値が高い結果となった（図1）。

2 国内生産量の推移

日本国内では、主に沖縄、九州、四国、関東の一部で栽培されている。出荷量が最も多いのは、鹿児島県で4823t、次いで高知県の1683t、沖縄県の1444tと続く。国内全体の総出荷量は1万1752tであった（農林水産省「平成28年産地域特産野菜生産状況」）。平成22年は1万910t、平成26年には1万1116tであり、出荷量は年々増加していることから食卓への浸透が進み人気野菜となっていることが伺える。

オクラが日本の食卓に並ぶようになったのは1970年代頃からで、熱帯アジアではなくアメリカから入って来た。「オクラ」の名称はもともとの現地語に由来しているが、英語でも「Okra」という。

オクラは断面がきれいな五角形になる五角種が一般的であるが、稜角のない丸オクラという種類もある。通常の五角種は育ち過ぎると稜角部が筋張って種が苦くなるが、丸オクラは果肉が軟らかく粘りが多いのが特徴で、育ち過ぎても軟らかい食感を保つ。

また、通常のオクラの幼果であるミニオクラや、太くて短いダビデオクラ（「ダビデの星」）、全体の皮が赤い赤オクラ等もある。この赤オクラの抗酸化力を緑色のものと比較すると、やはり

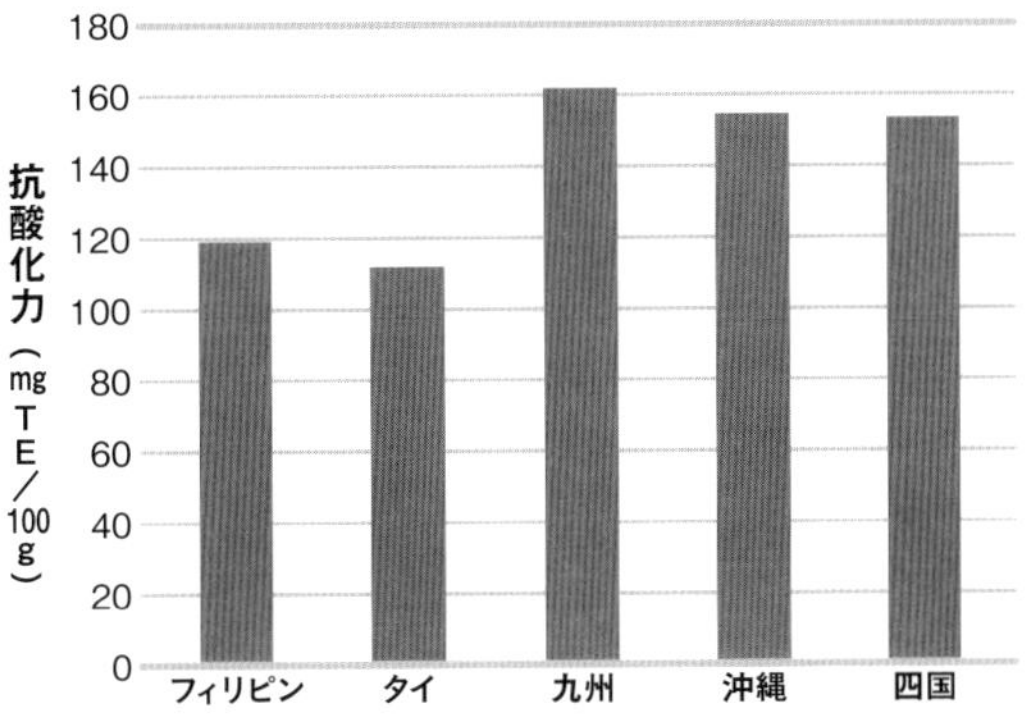

N=48　九州（鹿児島、宮崎）、四国（高知、徳島）

図1　産地別の抗酸化力の比較

高い値を有しているが（図2）、茹でると緑色に戻ってしまうので生のまま食べる、もしくは茹でる時間を短めにする。

3 オクラの栄養素

味にくせがなく特有の歯応えとネバネバをもつオクラ。この粘り気の元となっているのは、ペクチン等の食物繊維である。そのため、オクラの食物繊維含量は非常に多く（５・０g／１００g）、ゴボウ（５・７g／１００g）と比較しても遜色ない（「食品成分表２０１７」）。

ペクチンは水溶性の食物繊維で、コレステロール値や血糖値を下げるのに有効である。また、独特のぬめりが胃の粘膜を保護し、整腸作用も有している。抗酸化力の高い国産品を入手できるのは6～10月の限られた時期になるが、暑い夏に冷たいものを摂り過ぎて疲れた胃腸を復活させる。

オクラはβ-カロテンが６００μg／１００gを超える立派な緑黄色野菜である。茹でた場合でもその含有量は減少しないという特徴はβ-カロテンに留まらず、ビタミンC含量でも加熱前後でほとんど変わらないという結果を得た。また、抗酸化力に関しても、ボイル、電子レンジ、焼くなど加熱の方法にかかわらず減少しづらいという結果が出ており、様々な料理に用いられるオクラの魅力を裏付けるものとなった。

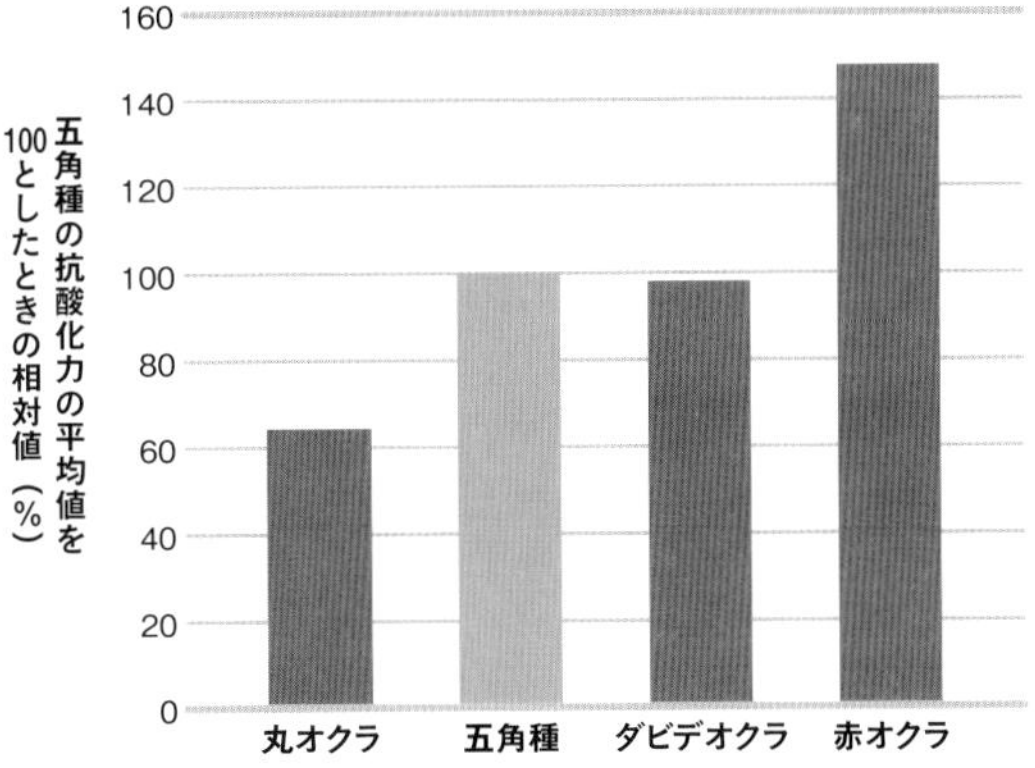

図2　品種による抗酸化力の違い

β-カロテン　カルシウム　カリウム

周年安定の身近な緑黄色野菜

1 チンゲンサイについて

チンゲンサイはアブラナ科アブラナ属の中国野菜で、中国の華中・華南にて古くから栽培されていた野菜だが、もともとはヨーロッパ周辺の地中海沿岸が原産であるといわれている。日本にチンゲンサイが入ってきたのは昭和後期。当時、様々な中国野菜が入ってきたが、中でもチンゲンサイは味や食感が日本人の好みに合い、人気を得た。当時の呼び名は「チンゲンサイ」ではなく、「青茎パクチョイ」や「青軸パクチョイ」であったが、その後、葉の軸が緑色のものを「チンゲンサイ」、葉の軸が白色のものを「パクチョイ」と呼ぶようになった。

チンゲンサイの日本での生産量は３万７５００ｔで（農林水産省「平成30年産野菜生産出荷統計」）、最大の産地は茨城県（１万１０００ｔ）で、次いで静岡県（７０５０ｔ）、愛知県（２５８０ｔ）の順となっている。チンゲンサイは環境適応力が強い野菜で、北は北海道から南は九州まで全国各地で栽培出荷されており、日本の両端に位置する北海道と沖縄県の両方が出荷量ベスト15に入っている珍しい野菜だ。

2 チンゲンサイの栄養

味が淡白でアクがなく、炒め物や浸しもの等で量も多く摂取できるチンゲンサイは、その色が示しているように立派な緑黄色野菜である（β-カロテン含量：２０００μg／１００g）。β-カロテンは体内で必要な量だけビタミンA（粘膜や皮膚の健康維持、のどや肺など呼吸器系統を守る働きがある）に変換される。β-カロテンは油と一緒に摂取すると吸収が良くなるので、中華料理は非常に理にかなった調理法だといえるだろう。ミネラルでは、カルシウムやカリウムを多く含んでいる。また、葉に厚みがあり、株の根元付近がふっくらとしているものの方が甘味があるといわれている。実際にチンゲンサイのＢｒｉｘ糖度を測定してみると、高いものでは6％に達するものも見られた。

3 品種別・時期別の抗酸化力

現在、チンゲンサイは周年栽培が主流となっているため、年間を通じて安定供給が求められている。1984年にチンゲンサイでは世界初のF_1品種である「青帝《せいてい》」が開発された。生育旺盛でトウ立ちが遅く、低温下でも生育が良いといった品種特性が高く評価され、定番品種となっている。その他に極濃緑タイプの「艶帝《えんてい》」や、高温期の収量性を目的に開発された「ニイハオ三夏《さんか》」、低温障害によるわき芽の発生が少なく、折れにくい茎のため作業性が良い「大龍《ターロン》」、葉が濃赤紫色に着色するため、彩りの鮮やかさを生かし、ベビーリーフとしても適する「ニイハオ・フォン」等、様々な用途に応じた品種が開発されている。また、一般的なチンゲンサイより長さが短く、10～15㎝程の「ミニチンゲンサイ」もある。

チンゲンサイの抗酸化力を品種別で測定してみると、やはり赤紫の色素をもつ「ニイハオ・フォン」が他を圧倒する抗酸化力を有していた（図1）。また、一般的なチンゲンサイの抗酸化力を、年間を通して測定してみると、夏の時期と冬の時期の両方で高くなることが示された（図2）。

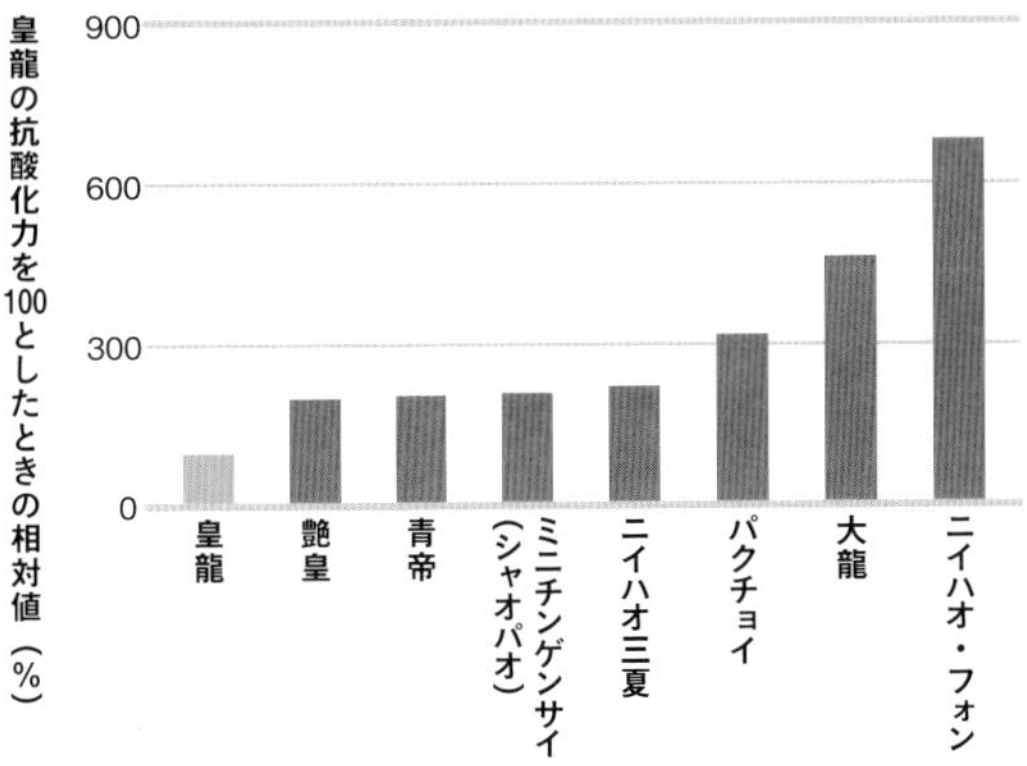

図1　チンゲンサイの品種別・抗酸化力の比較

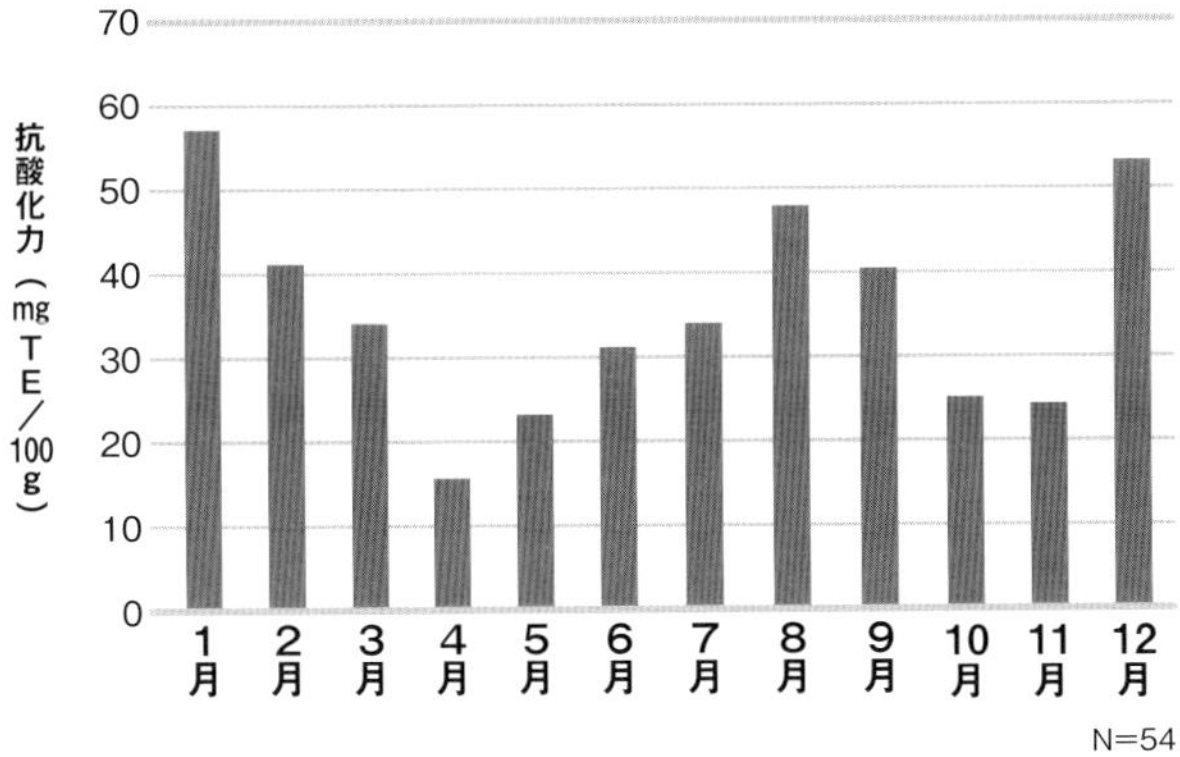

図2　月別・抗酸化力の変化（チンゲンサイ）

日本原産、意外な実力派の伝統野菜

β-カロテン　ビタミンC　ビタミンE　葉酸　食物繊維

1 ミズナの歴史と出荷量

アブラナ科アブラナ属であるミズナは日本が原産で、京都の伝統野菜である。他の京野菜と同様にその歴史は非常に古く、江戸時代の１６８０年代にはその名前が書物に出てくることから、ミズナは実に３００年以上の歴史をもつ野菜であるといえる。イネやサトイモの収穫後に畝と畝の間に水を引いて栽培したことから「水菜」と呼ばれるようになった。

ミズナの特徴は、葉柄（葉と茎をつなぐ部分のこと）が白く細長くなっており、葉は鋸歯に似た形の切れ込みが入っていることである。

現在、ミズナは全国各地で栽培されているが、出荷量が最も多いのは茨城県で1万９７００tと、全国における出荷量（３万９０００t）のおよそ半分を出荷している（農林水産省「平成30年出荷統計」）。

2 ミズナのヘルシーパワー

サラダにも使用できる程みずみずしく、その軽やかな食感から水分が多そうなイメージがあるが、ミズナはれっきとした緑黄色野菜の一種である。厚生労働省では、緑黄色野菜の判断基準を「可食部１００g当たりのカロテン含量が６００μg以上のもの」としており、「食品成分表２０１７」によると、ミズナのカロテン含量は倍以上の１３００μgもある。実際に各野菜に含まれるβ-カロテンの含量を測定してみると、ミズナのβ-カロテン含量は、緑黄色野菜の代表格であるコマツナに次いで多い結果となった（図1）。

華奢《きゃしゃ》な印象の一方で、ミズナにはβ-カロテン以外の栄養素も豊富に含まれる。ビタミンCの含量はレモン果汁よりも多く（55mg／１００g）、鉄分の吸収に相乗効果をもたらす。その他、ビタミンEや食物繊維、造血作用のある葉酸も含んでいる実力派の野菜だ。

ミズナは分けつ性が非常に強く、１株で茎が数十本にもなり、葉の数は６

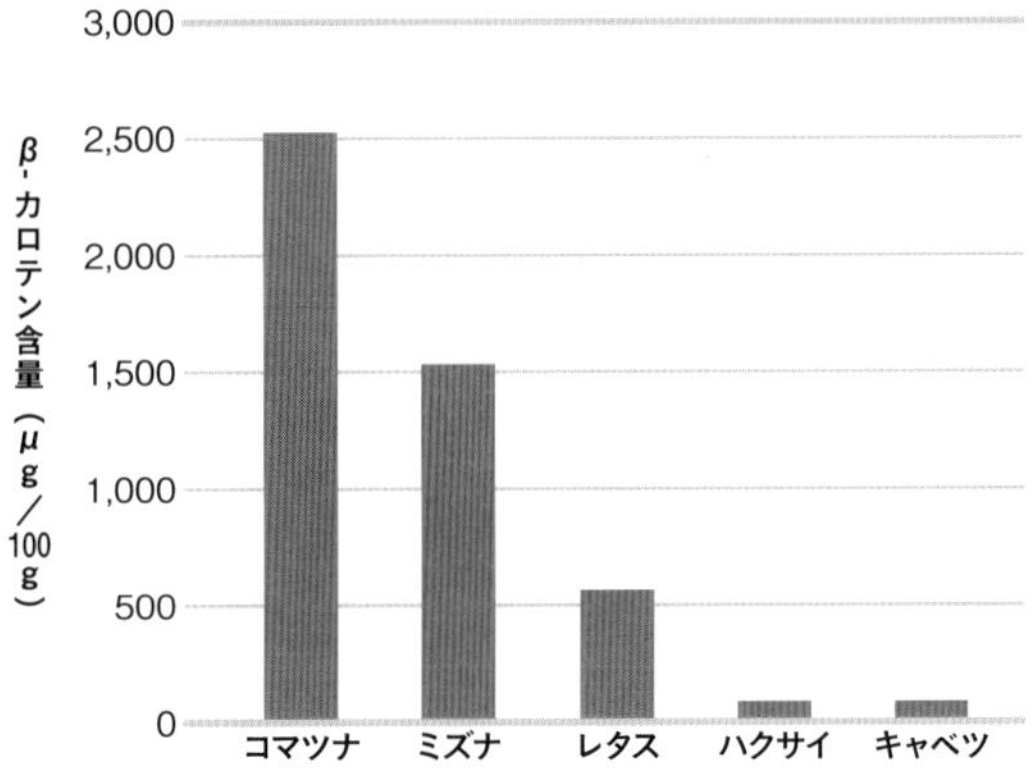

図1　野菜別のβ-カロテン含量

00〜700枚にもなる。大きなものは4kgにもなるが、最近の食卓では小ぶりのものが人気のようである。

では、株の大きさによる中身成分値の違いはあるのだろうか？　同じ圃場内で、重量の異なる水菜の抗酸化力を比較したところ、1株当たりの重量が少ない方が抗酸化力が高いという結果になった。

3 ミズナの旬

今ではその食べやすさから様々なレシピに利用され、周年で栽培されているミズナだが、本来の旬は冬である。霜にあたると歯触りがさらに良くなるので、寒さの最も厳しい1〜2月が一番美味しいといわれている。季節ごとの水菜の中身成分の変化を調べてみると、1〜2月に抗酸化力が高くなっていた（図2）。それと相関して味の濃さであるBrix糖度も高くなり、逆に硝酸イオンは減少した。

これらのデータより、硝酸イオンの代謝も冬には十分に行われていることがわかる。つまり、中身成分や美味しさの観点からも1〜2月が旬であると証明されたといえるだろう。

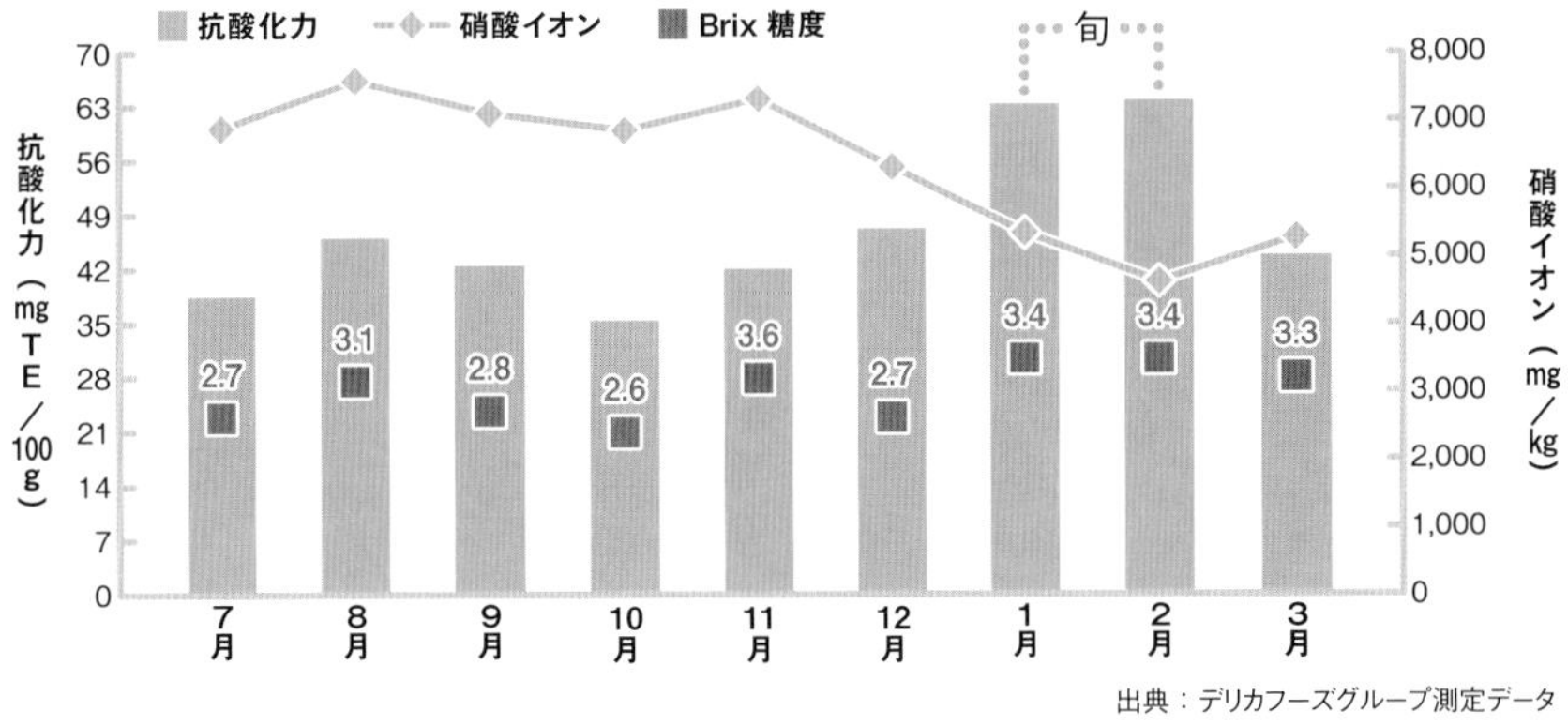

図2　ミズナの中身成分値の変化

ビタミンC

野菜と豆類の栄養特性を兼ね備えた緑黄色野菜

1 豆類について

日本で流通している主なマメ科の植物には、ササゲ属（ササゲ、アズキ）、インゲンマメ属（サヤインゲン）、ソラマメ属（ソラマメ）、エンドウ属（サヤエンドウ）、ヒヨコマメ属、平マメ属、ダイズ属、ラッカセイ属等がある。本項では、野菜として食されるインゲンマメ属のサヤインゲンと、エンドウ属のサヤエンドウに着目する。

2 サヤインゲンの特徴と種類

サヤインゲンはインゲンマメの未熟なサヤを若採りしたもので、中南米を原産とする。若いサヤを食用にしたのはヨーロッパに渡来してからといわれ、日本で広く普及したのは明治時代に政府が欧米から導入したものが元になっているようだ。

一般的に流通しているものは、つる性丸サヤのドジョウインゲンとも呼ばれる種類だが、つるなしで平サヤのモロッコインゲン等もある。

3 サヤエンドウの特徴と種類

エンドウの種類は、若いサヤを食べるサヤエンドウと、未熟な豆を利用する青実用種の実エンドウ、完熟した豆を利用する穀用種のエンドウに大別できる。

サヤエンドウの代表は絹サヤエンドウだが、これは品種名ではなく、サヤの長さが5〜6㎝のうちに若採りするサヤエンドウの総称である。また、グリーンピースもサヤの中の豆だけを食用にする品種の総称で、ウスイエンドウ等が代表だ。

その他、大きくなり始めた実とサヤを食べるサトウザヤエンドウやスナップエンドウ（スナックエンドウ）もあり、豆が熟しても皮が硬くならず甘味が強いので人気となっている。

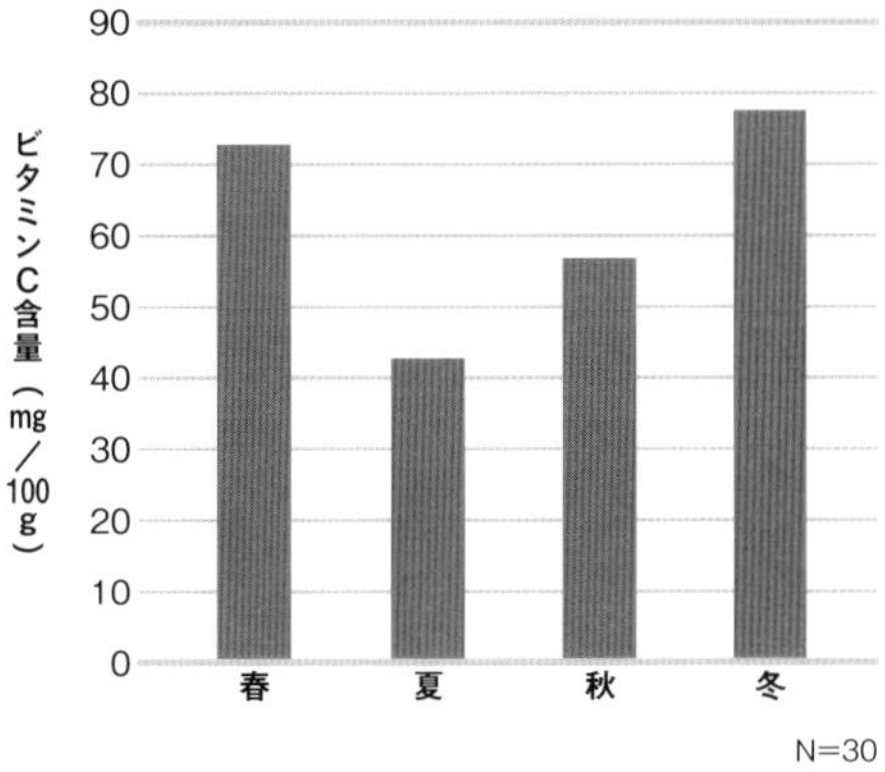

図1　サヤエンドウの季節別・ビタミンC含量

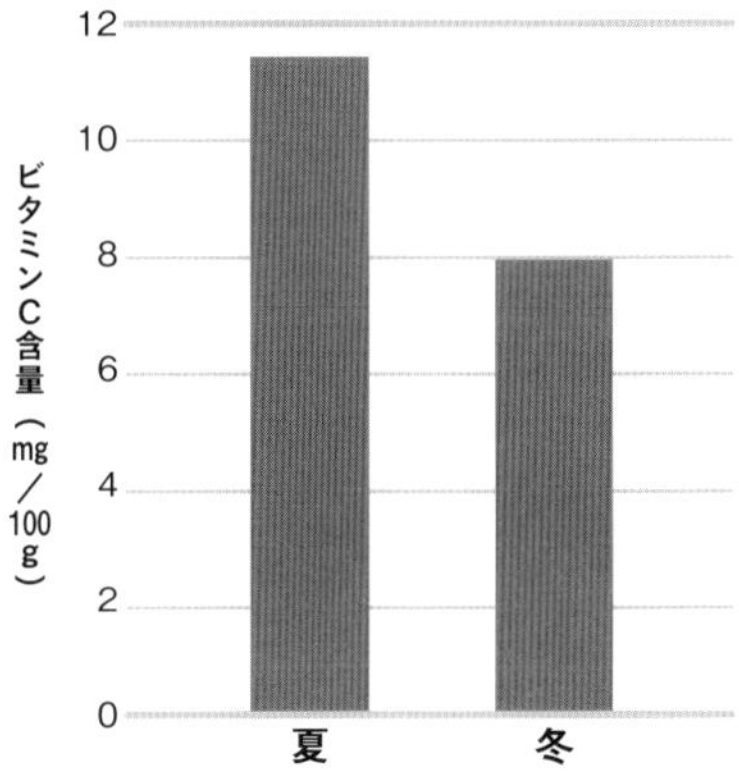

図2　サヤインゲンのビタミンC含量比較

4 栄養と抗酸化力

サヤインゲン、サヤエンドウは、β-カロテン含有量は600μgをわずかに下回るものの、食べる回数や量から、トマトやピーマン等と同様に緑黄色野菜に分類されている。またサヤエンドウはビタミンCの含量も多く、季節ごとにその量を比較してみると、最も出回る旬の時期（冬～初春）に高く含有していることがわかった（図1）。

一方、サヤインゲンは夏野菜で、露地栽培での旬は7～9月である。夏と冬のビタミンC含量を比較してみると、夏にその含量が高い結果となった（図2）。あまり加熱し過ぎるとビタミンC含量が減少してしまうので、さっと加熱することで食感や色と併せてビタミンCも効率よく摂取できる。サヤインゲンは、抗酸化力も旬の時期である7月に最も高い値となった。

種類ごとに比較してみると、サヤインゲンとモロッコインゲンはほぼ同等の抗酸化力を有していた。またサヤエンドウでは、絹サヤエンドウとサトウザヤエンドウでより数値が高い傾向が見られた（図3）。

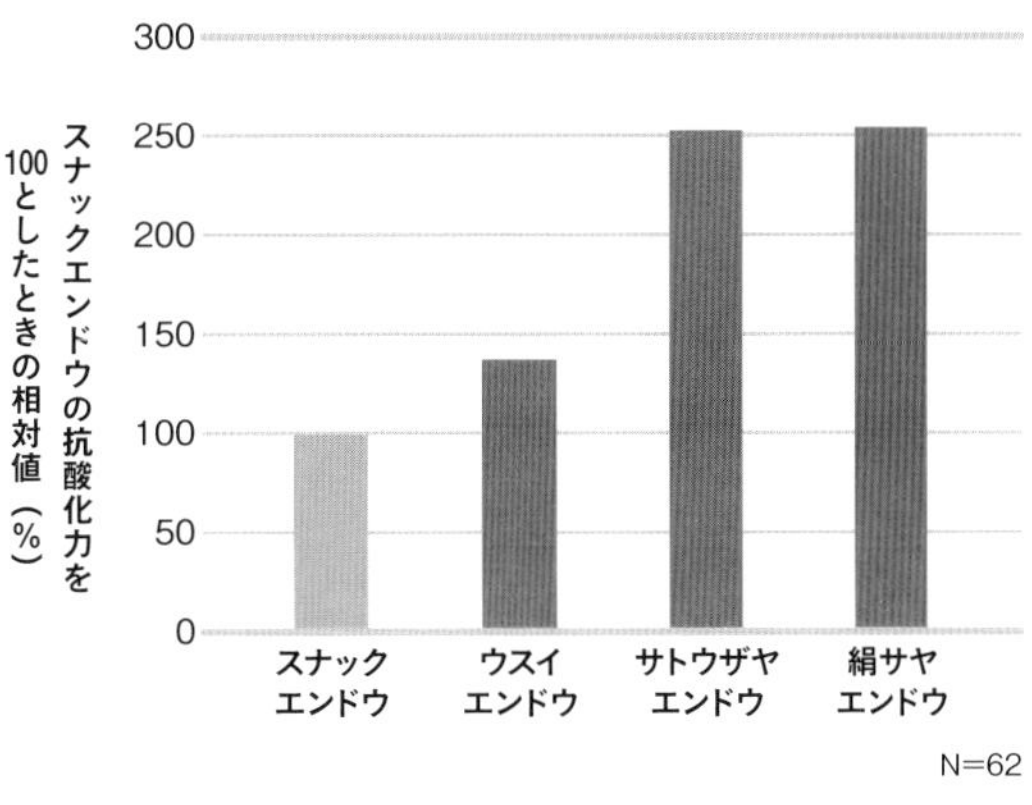

図3　品種別・抗酸化力の比較（エンドウ類）

ゴボウ

食物繊維たっぷり、日本が誇る根菜

食物繊維　アクチゲニン　ポリフェノール

1 ゴボウの来歴と生産量

キク科ゴボウ属ゴボウの原産地は、中国東北部からヨーロッパにかけたユーラシア大陸北部といわれている。日本には縄文時代に伝来したとされ、江戸時代に食用として広く普及するまでは薬用として用いられていた。中国や欧米では今でも薬用が主で、野菜として食用するのは日本だけである。

1年を通して国内で栽培されているものの、ゴボウは連作を嫌い2〜3年後でないと同じ畑で作れなかったり、収穫作業が非常に大変であったりすることから、その産地は限定的である。出回る量が最も多くなるのは9〜12月頃で、平成30年に最も出荷量の多かったのは青森県（4万6600t）で、総出荷量の約4割を占めている（農林水産省「作況調査平成30年」）。次いで北海道、茨城県（1万2500t）が同列で出荷量が多く、その他には宮崎、群馬、千葉、鹿児島等が主な産地となっている。

2 ゴボウの種類と味

ゴボウは長根種と短根種に大別される。長根種は根の長さが70〜100cm程で、土が軟らかい関東地方で多く栽培されている。代表的な品種は「滝野《たきの》川《がわ》ごぼう」で、江戸初期から東京の滝野川地域で多く栽培されていたことが名前の由来である。現在も多く栽培され、歯切れと風味が良く、さらに多くの品種も分化している。一方、短根種は根の長さが30〜50cm程で、土が硬めの西日本で栽培されていることが多い。代表品種の「堀川《ほりかわ》ごぼう」は京都の伝統野菜の1つで、先端がタコの足のように枝分かれしていて、中心部に空洞があり、繊維が軟らかく中まで味が染み込みやすいのが特徴だ。「大浦《おおうら》ごぼう」は直径約10cmの非常に太いごぼうである。これも中に空洞があり、詰め物をして食べるが、繊維質が少なく肉質は非常に軟らかい。「新ごぼう」は初夏に出回る早生品種で、皮が薄く香り高いのでサラダや揚げ物、煮物、柳川鍋にも欠かせない存在だ。

3 栄養と抗酸化力

ゴボウの栄養的特徴は、ビタミンやミネラルより何といってもその食物繊維の多さにある（5・7g／100g）(※)。ゴボウに多く含まれる不溶性食物繊維はセルロースとリグニンで、大腸で水分を吸収し数倍から十数倍に膨らみ便のかさを増やすとともに、腸のぜん動運動を助ける。水溶性食物繊維はイヌリンで、腸内で水に溶けてゲル状となり、有害成分を吸着して排出させる。また糖質が腸から吸収させるスピードを遅くするので、血糖値の上昇を緩やかにする。

機能性成分であるアクチゲニンは抗腫瘍作用があるとされ、研究が進められている。その他、ゴボウにはポリフェノールの一種であるクロロゲン酸やタンニンが含まれている。その抗酸化力を調べてみると、どの季節にも高く保たれていることがわかった（図1）。ゴボウのポリフェノールは、どのような加熱方法によっても大きく変化しないことがわかっているが（図2）、乾燥すると硬くなり風味が落ちてしまう。保存方法では、泥なしより泥付きの方が抗酸化力が高いという結果が出ているので、泥付きを新聞紙等に包み、冷暗所での保存をおすすめする。

※「食品成分表2017」

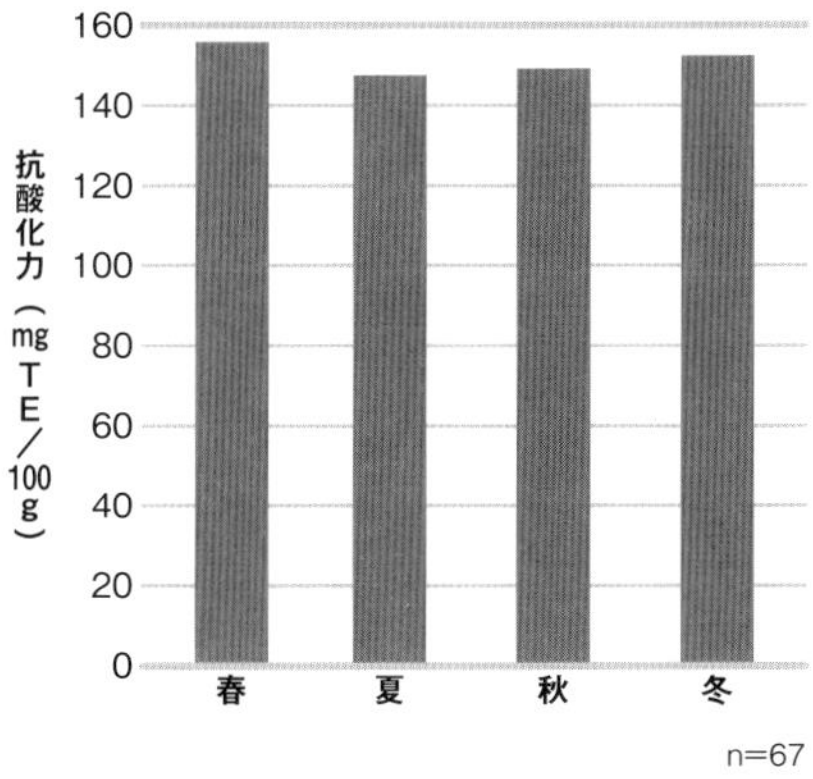

図1　ゴボウの季節別・抗酸化力

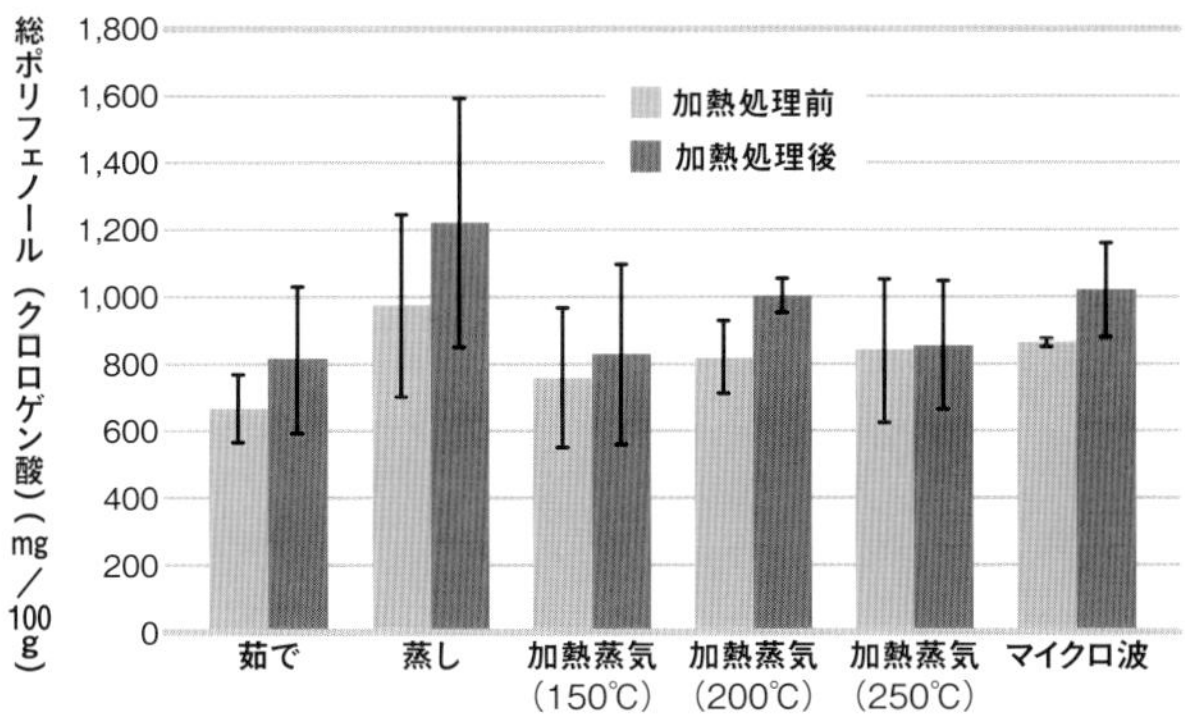

出典：宮崎県工業技術センター・宮崎県食品開発センター研究報告

図2　ゴボウの加熱時のポリフェノール量の変化

医食同源の真骨頂、身近な食べるクスリ

ジンゲロール　ショウガオール

1 ショウガの歴史と種類

古くから生薬としても利用されてきたショウガは、ショウガ科ショウガ属の植物で、ミョウガやウコン等も同じ仲間に分類される。熱帯アジアが原産で、インドや中国では紀元前から既に利用されていた。日本に渡ってきたのは3世紀頃で、主に薬用として栽培されていた歴史をもつ。

日本で栽培されるショウガの品種は根茎の大きさなどから、大ショウガ、中ショウガ、小ショウガに大別される。ショウガは「根」の部分と思われがちだが、茎が土の中で肥大した「地下茎」で、大ショウガではよく肥大し、ひと株で1kgにまで生育することもある。貯蔵され、年間を通して生鮮用や漬物など加工用として使用される。一方、中ショウガは大ショウガと比べるとやや小さめで辛味が強い品種である。繊維質が早く形成されるので、貯蔵せずに加工品として使用されることが多い品種だ。小ショウガは名前のとおり小さく辛味も強い品種で、葉ショウガやはじかみなどとして利用されるのが一般的である。「谷中《やなか》ショウガ」などがこの小ショウガにあたる。

国内で生産・出荷されているのは大ショウガが多く、その出荷量は3万6４００ｔである（農水省統計データ）。ショウガは輸入も多く行われているが、平成19年をピークに輸入量は横ばいである。貿易統計によると平成28年1月のショウガの輸入量は１４９３ｔ（前年同期84％）で、輸入先国は中国、タイ、インドネシア等である。昨今は〝温活食材〟としても注目を集め、様々な食べ方で人気を博している。

2 ショウガの効能

ショウガには２００種類を超える香り成分が含まれており、その多くが機能性を発揮する。食欲増進の働きをもつシネオールを代表とし、その他、疲労回復・夏バテ解消にも効果を示す。健胃・解毒・消炎作用も有しており、

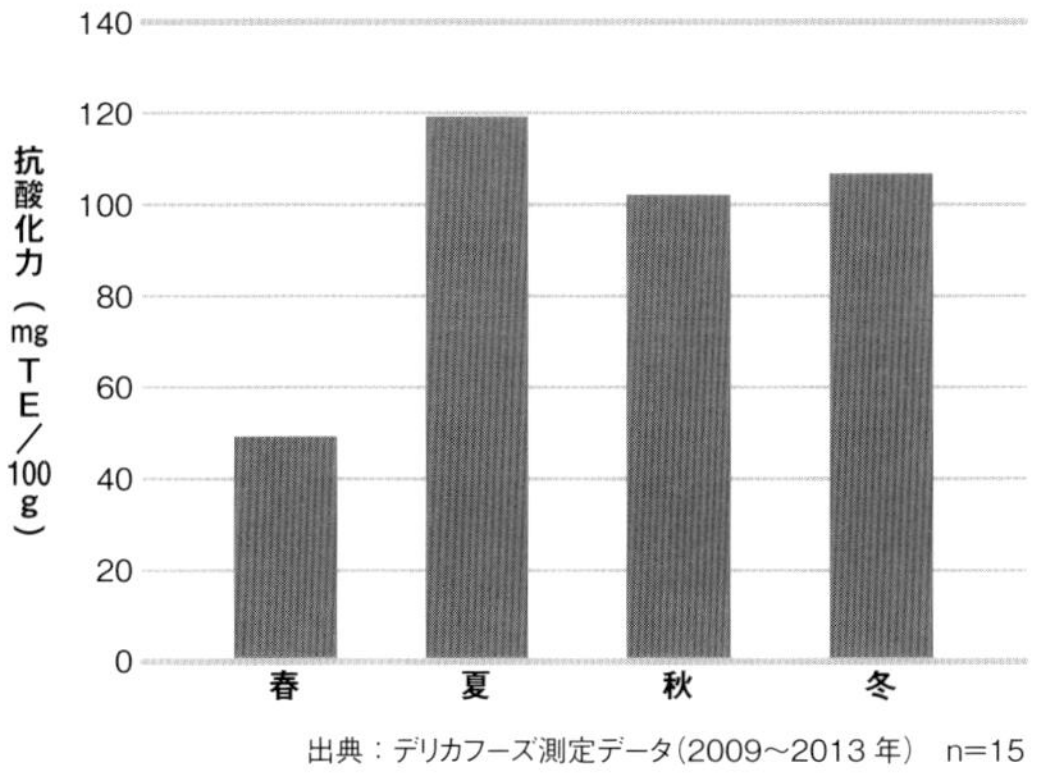

出典：デリカフーズ測定データ（2009～2013年） n=15

図1　季節による抗酸化力の変化

風邪の初期症状の緩和や冷え症、神経痛の改善にも効果がある。

ショウガには、ジンゲロールやショウガオール、ジンゲロンといった独特の辛味成分が含まれる。ジンゲロールはショウガの辛み成分で最も多く含まれるもので、ピリリとした特有の辛味がある。ショウガオールは貯蔵中に自然に増加していき、加熱によっても増加することが知られている。ジンゲロンはごく微量の成分で、ジンゲロールが分解し生成されるが、非常に強い辛味を呈す。これらの成分はいずれも血行を促進する作用や、体を温める働きがあるほか、新陳代謝を活発にし、発汗作用を促す効果もある。また、強い殺菌力を同時に併せもつのも、これら辛み成分の特徴である。刺身などの薬味としてショウガを利用してきたのも、これらの効果を知っていた先人の知恵といえるだろう。

3 ショウガの抗酸化力

ショウガ科の植物には、その他の香辛料植物（ユリ科、シソ科、セリ科、アブラナ科）と同様に発がんプロモーション抑制効果が認められている。実際にショウガの抗酸化力を季節ごとに測定してみると、旬の時期である夏に、その他の季節よりも高い抗酸化力を有していた（図1）。また、葉ショウガと根ショウガの抗酸化力を比較してみると、ほぼ同等であることがわかった。成分ごとの比較では、ショウガオールが特に強い抗酸化力を有しているようだ。ショウガオールにはジンゲロールの3・3倍、ビタミンEの3・4倍の抗酸化力がある（※）。

一度に多くは食べられない野菜だが、食欲増進効果や夏バテ解消効果もあるので、薬味などでたっぷりとショウガを食べて、その抗酸化力を摂取していただきたい。前述したように、ショウガオールはショウガを加熱すると増加するので、秋から春にかけてはそのような食べ方もおすすめである。

※ J Ethnopharmacol 2009 : On-line.

長寿の秘訣、夏の抗酸化野菜

ビタミンC　モモルデシン

1 ニガウリについて

東インドや東南アジアを原産地とするニガウリ（ゴーヤ）は、ウリ科ツルレイシ属の野菜で15～16世紀頃に中国へ伝わり、日本へは16世紀頃に伝来したと考えられている。ご存知の通り苦味の強い野菜で、沖縄での呼び名「ゴーヤ」は、〝苦い瓜〟を意味する。ヘチマや冬瓜と共に九州南部から沖縄、東南アジアまで広く栽培されており、沖縄や九州南部では昔から食べられていた野菜だが、１９９０年代に沖縄県の果物や野菜が県外に出荷されるようになり全国に普及した。

収穫量では沖縄県（８４９２ｔ）が最も多く、全国の収穫量の約40％を占めている。２位は宮崎県（３４４９ｔ）、３位は鹿児島県（２４７６ｔ）と九州が多いが、４位は群馬県となっている（農林水産省「地域特産野菜生産状況調査結果平成28年」）。

ニガウリは大きさによってその種類が大別されている。短果種と呼ばれる品種は、長さが20～25㎝程度で、「沖縄あばし苦瓜」等がある。比較的苦味の少ない特徴をもつ。中長種は30㎝程までのものをいい、30～40㎝にもなる大長種には、細長くて苦味の強い「さつま大長苦瓜」といった品種がある。同じ品種の中でも、表面の緑色が濃く、突起が小さな方が苦味は強いといわれている。また、皮の色が白く丸みのあるイボが特徴の「白ゴーヤ」は、苦味が少なめで、サラダなどの生食にも使われている。

苦味が強すぎる場合は水さらしを行ったり、塩もみをしてからお湯でさっと茹でたりすると苦味を減らすこともできる。ただし、切った後に水に浸けすぎると栄養分が流出してしまうので、注意が必要である。

2 ニガウリの栄養素

ニガウリの栄養素の特徴は、何といってもそのビタミンC含量の高さである。他の野菜や果物と比べても２～

5倍のビタミンCを含んでいる。年間を通してニガウリのビタミンC含量を測定してみると、平均して97㎎／100gと、どの時期も非常に高い値となった。また、沖縄県のニガウリのビタミンC含量を100として、主要産地のニガウリのビタミンC含量を比較してみると、どの産地も同様に高いビタミンC含量を有していた（図1）。果皮の硬いニガウリのビタミンC含量は、調理してもほとんど減らないという特徴をもっているので、夏のビタミン補給にうってつけの野菜だといえるだろう。また、特徴的な品種ごとにビタミンCの含量を比較してみると（図2）、苦味の強さとビタミンC含量は相関している結果となった。

ニガウリの苦味成分はククルビタシン類の一種である「モモルデシン」というものである。モモルデシンには血圧や血糖値を下げる効果や食欲増進作用があり、夏バテ予防の効果が期待できる。抗酸化力をその他のウリ科野菜と比較してみると、その差は歴然である（図3）。

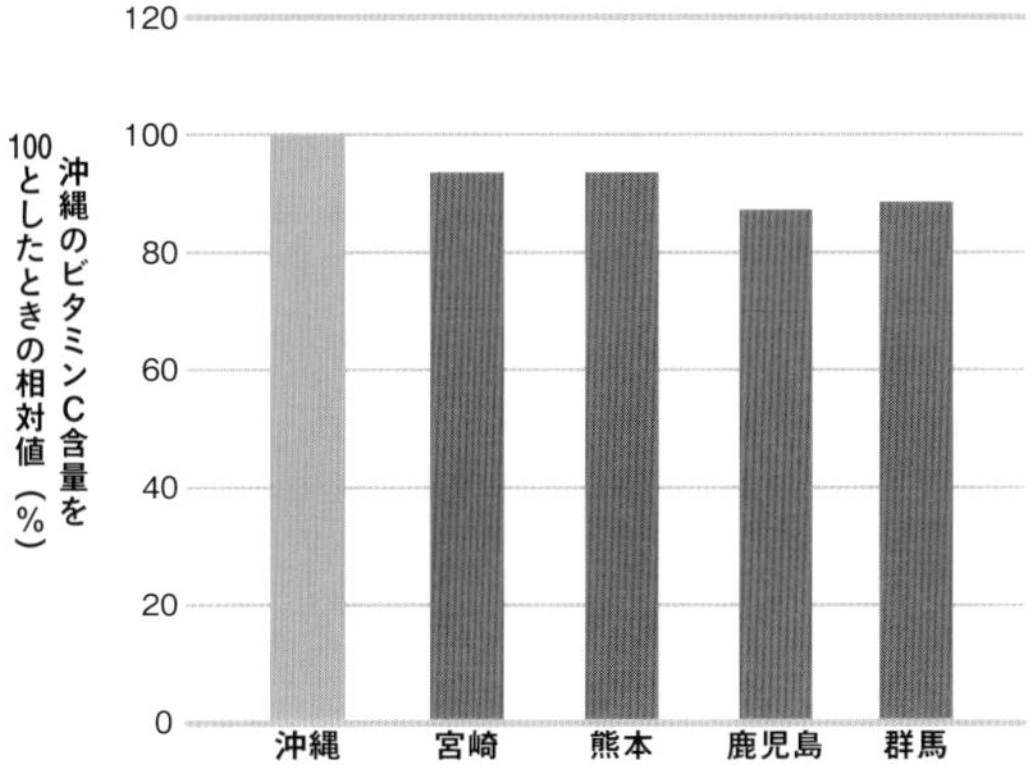

図1　ニガウリのビタミンC含量（産地別）

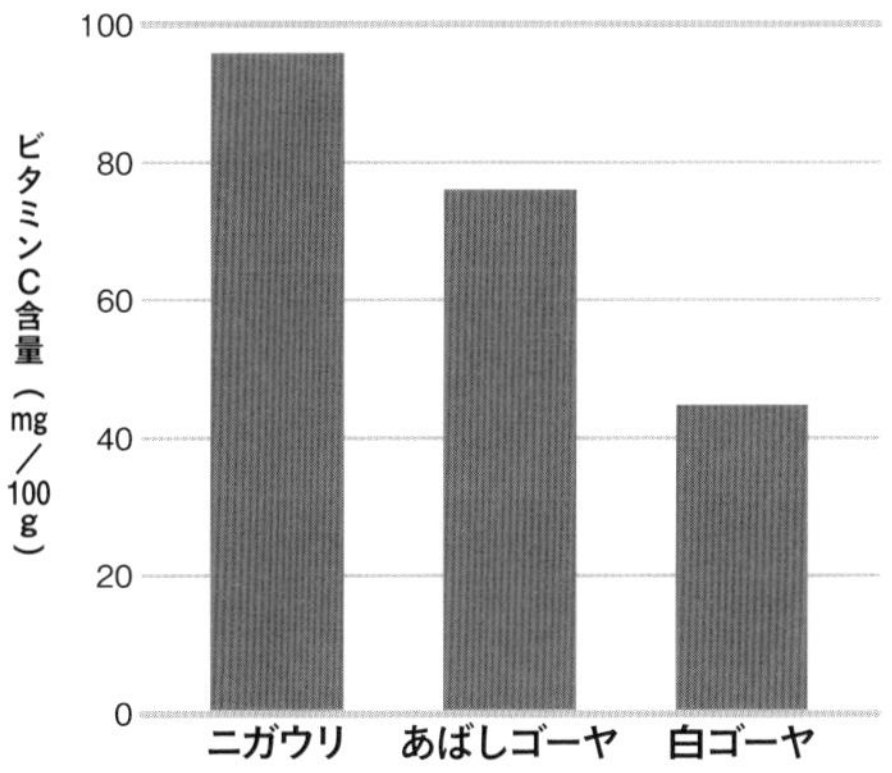

図2　品種によるビタミンC含量の比較

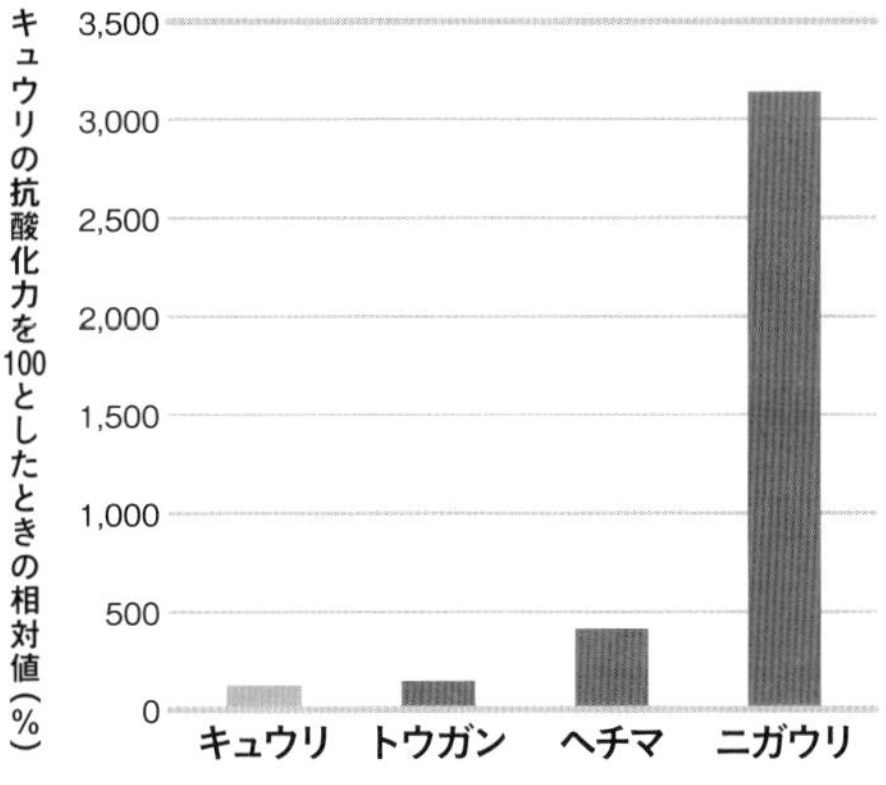

図3　ウリ科野菜の抗酸化力の比較

レタス

栄養も産地変化もバランス良く

β-カロテン　ビタミンC　カリウム　カルシウム　鉄

1 レタスについて

レタスは、キク科アキノノゲシ属の地中海地方から中近東地帯を原産とする野菜で、野生種から現在のレタスのもとになる品種がヨーロッパで選び出され、東西に広がっていった。日本でも古くから食材として利用されており、平安時代に中国から導入された品種は、分類上はリーフレタスに含まれたものであった。現在各地で栽培されている品種は、ヘッドレタス、リーフレタス、カキチシャ、クキチシャ等がある。ヘッドレタスは結球するタイプのレタスで、クリスプヘッドタイプとバターヘッドタイプに分けられる。クリスプヘッドタイプは偏円の球状レタスで、一般的にレタスといえばこのタイプを指す。一方、バターヘッドタイプは一般にサラダナとして知られる。

平成30年における全国での出荷量は55万3200tで、その量は年々増加の傾向が見られる。平成10年には46万6000tであったが、10年後の平成20年には、51万7000tにまで増加した。その後、平成25年には54万7100tと増加を続け、需要の高まりが顕著に見られる。全国で最もレタスの出荷量が多いのは長野県（20万2700t）で、次いで茨城県（8万6600t）、群馬県（4万3500t）の順となる。

2 中身成分の月別変化

一般的にレタスは、特出して高い栄養価をもつ野菜ではないものの、β-カロテン、ビタミンC、カリウム、カルシウム、鉄などの栄養素を適度に含んでいる。量もたくさん食べられるので、食品としてバランスがとれているのが特徴だ。

レタスは気温にデリケートな野菜で、気温15～20℃で最もよく成長する。夏場に段ボール箱に入れて輸送すると箱の中の温度が上がり過ぎてしまうため、収穫後すぐに冷やすなどの方法で生鮮状態を保つ。レタスの真空予冷技術と保冷車の普及が、1964年の東京オ

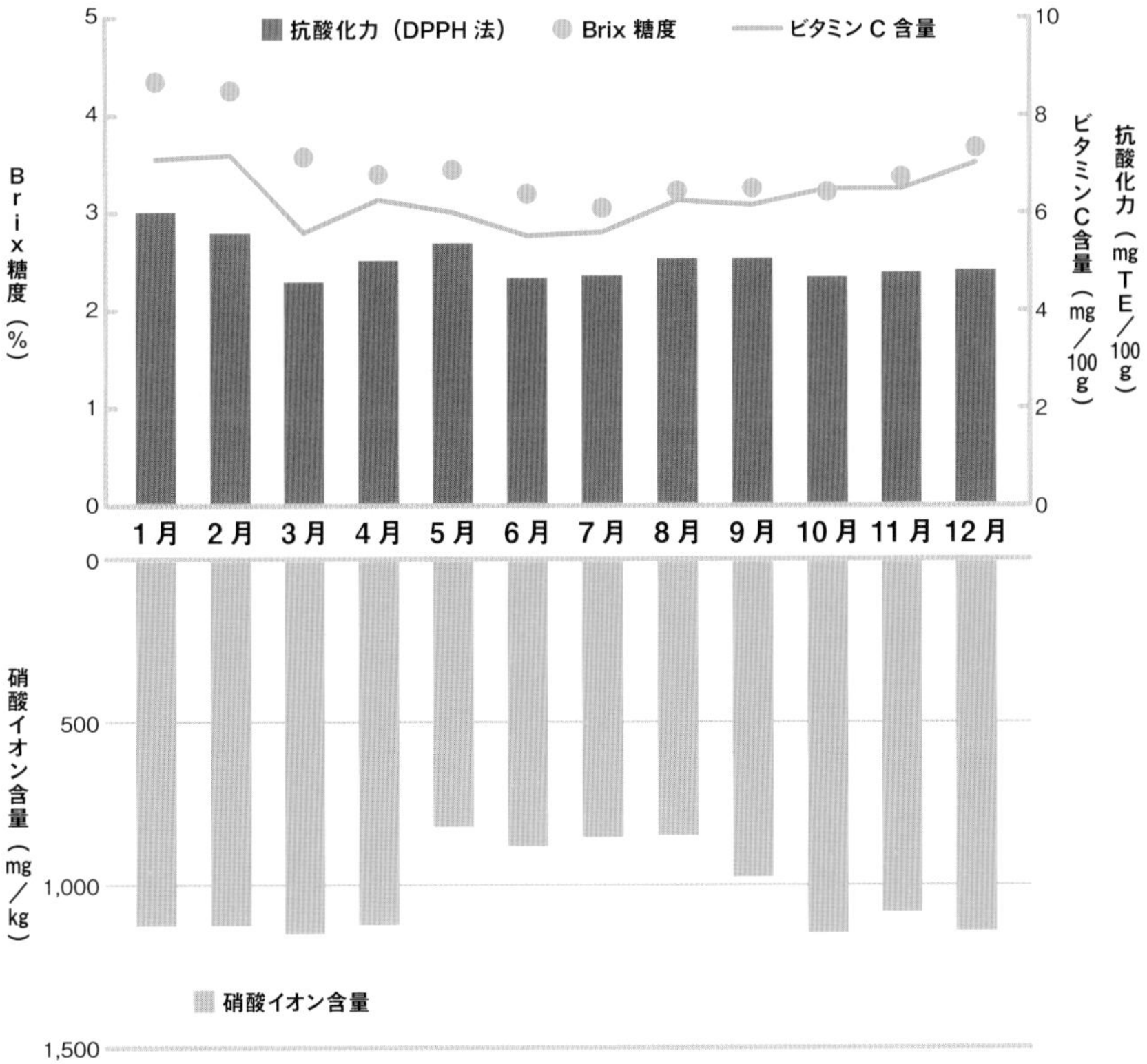

出典：デリカフーズグループ測定データ（2008 年 4 月～2017 年 3 月） n=1,394

図1　レタスの中身成分の月別変化

リンピックの頃から急激に高まったレタスの需要に対応できるようになった要因である。レタスの産地は季節によって移り、夏は高冷地の長野、群馬や岩手の露地ものが主。春や秋は茨城などで多く生産され、冬には香川、静岡、九州等の暖産地へ移動する。

そのように産地を移動させながら周年出荷されているレタスの中身成分は、どのように変化しているのだろうか？

レタスのＢｒｉｘ糖度、ビタミンＣ含量、抗酸化力、硝酸イオン含量の月別変化を約10年間にわたって調査した（図1）。その結果、その他の葉野菜と同様に寒い時期には、やはりＢｒｉｘ糖度がやや増加する傾向が見られた。一方、夏には硝酸イオン含量がやや減少する傾向があるようだ。レタスの抗酸化力に関しては、季節による大きな変化は見られなかったが、レタスはフリーラジカルを捕捉する成分として、

α-ピネン、γ-シメン、チモール、デュレモール、α-テルピネン、チモールアセテート、カリオフィレン、スパスレノール、カンフェン、リモネンを有することが分析されている(※)。今後品種改良や植物工場などで栽培方法が多岐にわたることにより、特定の成分含量を上げられる可能性も期待できる。

3 官能評価によるレタスの美味しさ

レタスにはあまり味がないように感じるが、官能評価を実施してみると〝美味しさ〟を感じる項目が見えてくる。デリカフーズグループでは、野菜の官能評価を〝分析型〟と〝嗜好型〟の2パターンで実施している（図2）。2つの産地のレタスについて25名を対象にレタスの官能評価を実施したところ、一般的には美味しさに負の影響を与える〝苦味〟に関して、レタスではわずかに感じる方が美味しいと思う方々も多いようだった（図3）。美味しさを構成する要因は、「食文化」「情報」「やみつき」「生理的に感じる美味しさ」の4つがあるといわれている。これらが複雑に絡まり合いながら〝美味しい〟と感じる条件を構成している。

※ Al Nomaani RS,et.al, Asian Pac J Trop Biomed., ;3(5), 353-357, (2013).

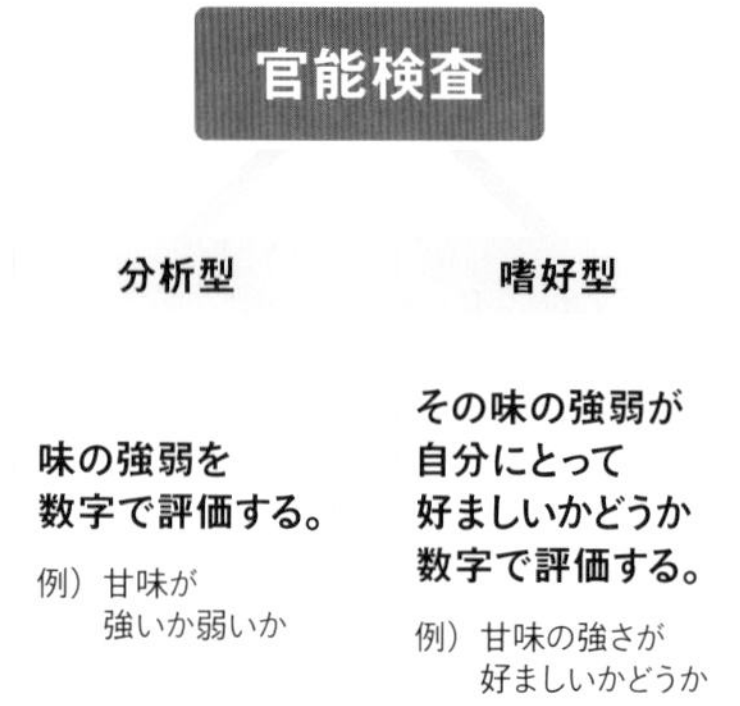

図2　2種類の官能検査

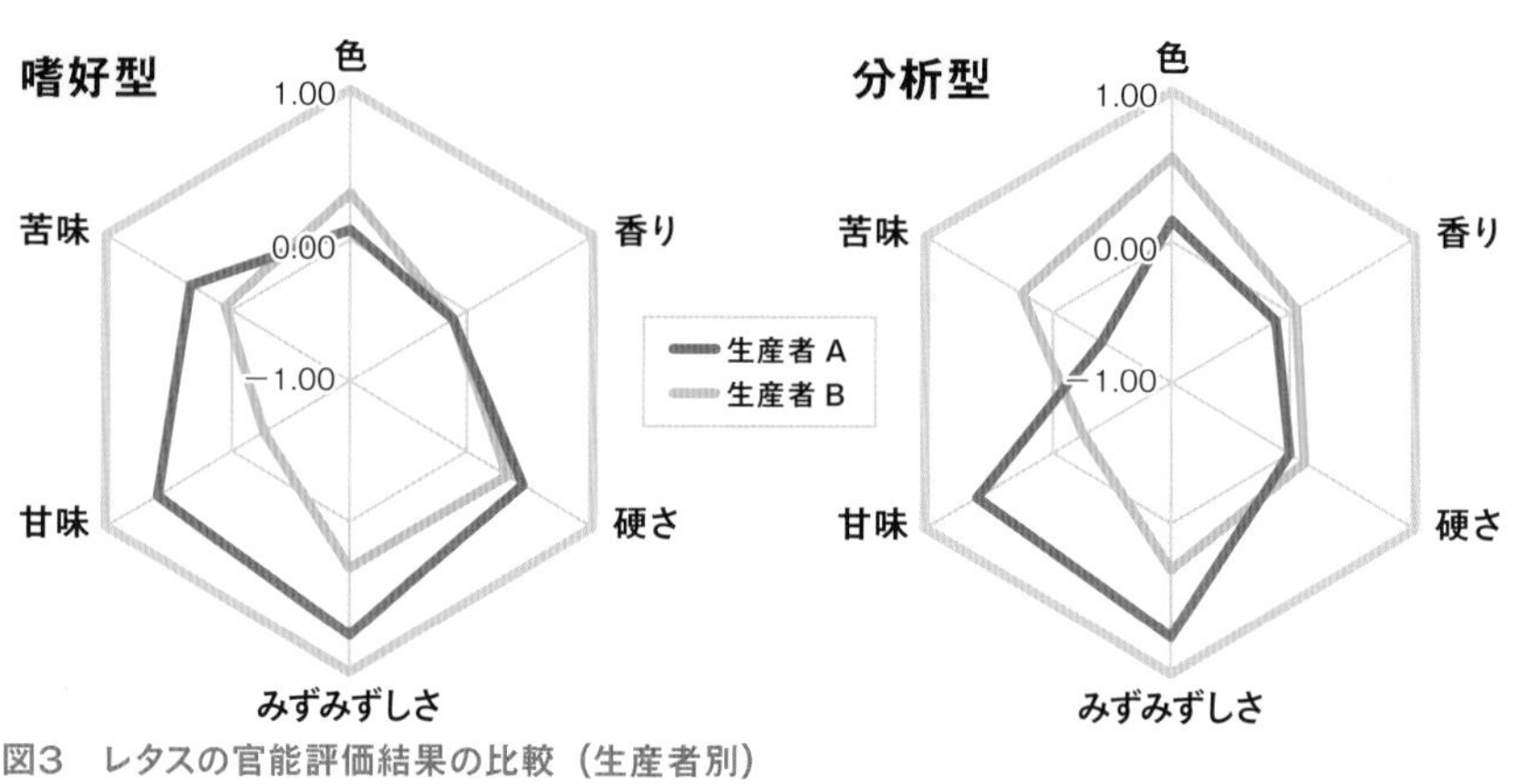

図3　レタスの官能評価結果の比較（生産者別）

リンゴ

クエン酸　リンゴ酸　ペクチン　ポリフェノール

太古より世界中で愛される果実

1 リンゴについて

リンゴはバラ科リンゴ属に属する落葉高木植物で、苗木を植えてから実がなり始めるまでには約4～5年かかる。育て方次第ではその後数十年間も実をつけ続けることが可能で、寿命の長い作物といわれている。リンゴ栽培の歴史は世界的に非常に古く、原産地である中国・天山山脈、コーカサス地方から世界に広がっていった。17世紀前半にヨーロッパからの移住民によってもたらされたアメリカにおいて、新種の開発などが行われ大きな発展を遂げた。日本では平安時代の中頃には〝りんご〟の名が記録されていたが、それは中国から渡来した「和りんご」と呼ばれる粒の小さな野生種であった。今日のようなリンゴが作られ始めたのは明治初期になってからである。アメリカから多くの品種を輸入し試験栽培が行われた結果、比較的冷涼な地域に適していることがわかり、新作物として普及していったのである。

現在、主に栽培されている品種は100種前後といわれるが、全国ではその種類は2000種程もあるとされる。青森県で誕生し、日本で最も一般的に栽培されている「ふじ」は国外にも盛んに輸出され、海外でも「Fuji」の名前で親しまれている。2001年に実施された学術調査によって、「ふじ」が世界的に最も多く栽培されている品種であることが確認された。

国内で栽培されているリンゴは67万9600tで、出荷量が最も多いのは青森県（40万2900t）である。次いで長野県（12万9100t）、岩手県（4万7000t）となっている（農林水産省「作況調査平成30年産都道府県別の結果樹面積・10a当たり収量・収穫量・出荷量」）。

2 リンゴに含まれる成分

リンゴには、クエン酸やリンゴ酸などの有機酸、カリウムなどのミネラル類、水溶性食物繊維であるペクチンなどが豊富に含まれている。また、強い抗酸化力をもつプロシアニジンやエピカテキン、クロロゲン酸、ケルセチンなど、様々な種類のポリフェノールも含んでいる。リンゴの中には表面が少し油っぽくベトつくようなものがあるが、これは「油上がり」と呼ばれる現象で、リンゴそのものから生成される成分によるものだ。水分の蒸発による乾燥から自身の身を守るため、リンゴは脂肪酸であるリノール酸やオレイン酸を表面に分泌する。油上がりは熟すにつれて現れるので、よく熟した美味しさの指標ともいえるだろう。

3 果皮色と抗酸化力

リンゴの果皮は赤色というイメージが強いが、果皮の色合いは色素のバランスで変化する。未熟なリンゴは緑色だが、これにはクロロフィルが関係している。その後、リンゴが赤く色づいていくのに重要な色素はアントシアニンである。リンゴが熟すに従い、葉等で作られたデンプンがブドウ糖として果実に貯蔵されていく。このブドウ糖が、色素であるアントシアニンの合成に大きく関係している。また、太陽の光（紫外線）もリンゴの赤色に大きな影響を与える要因の1つだ。葉も紫外線を吸収してしまうため、色回りをよくするために葉摘みという作業が行われるのもリンゴの特徴だ。

その他、温度もアントシアニンの合成に関係する。最もアントシアニンが作られやすい温度は15～20℃付近で、30℃を超えてしまうとアントシアニン含量は著しく減少する。遺伝的にアントシアニンが少ない品種が、青系や黄色系品種となるが、高原など寒い地域における寒さストレス等の条件で赤みがさすこともある。各果皮別品種の抗酸化力を比較してみると、果肉までアントシアニンの含量が多い品種が高い数値となった（図1）。

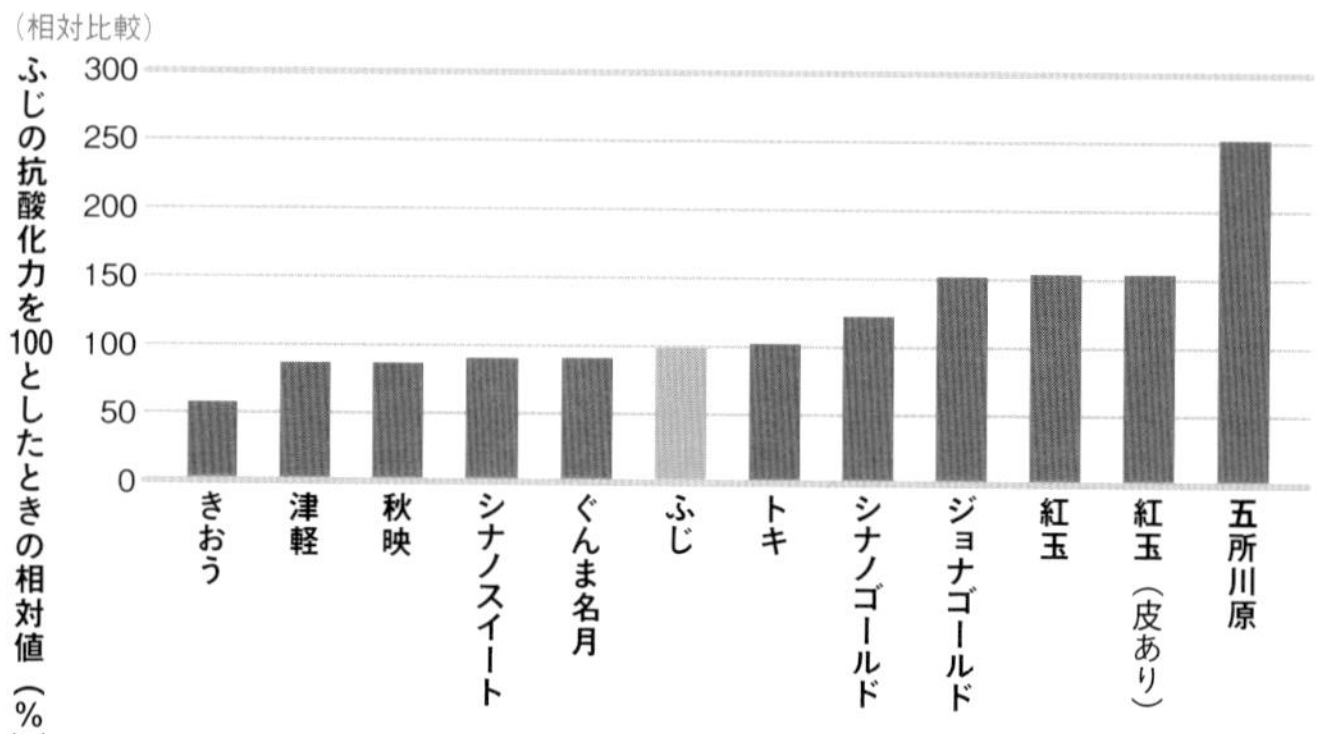

出典：デリカフーズグループ測定データ（2011～2015年） n=79

図1 リンゴの品種と抗酸化力

カンキツ類

美味しいビタミンCの摂取源

ビタミンC　β-クリプトキサンチン　ヘスペリジン　リモネン

1 カンキツ類とその種類

カンキツ類はミカン科・ミカン亜科のミカン属やキンカン属、カラタチ属に属する植物を指す。原産地はインド東部、ミャンマー、中国で、現在私たちがよく食べている様々なカンキツ類の原種である「ポンカン」は、明治時代に日本に導入された。

多くの種類が見られるカンキツ類だが、いくつかのカテゴリーに分類される。ポンカンや温州ミカン、紀州ミカンを含むのはミカン類である。一方、夏ミカンやハッサク、日向夏は雑柑類という種類である。バレンシアオレンジやネーブルオレンジ、ブラッドオレンジ、ベルガモット等が含まれるのは、その名の通りオレンジ類。また、グレープフルーツ類は、グレープフルーツの他にオランジェロを含む。水晶ブンタンや晩白柚《ばんぺいゆ》はブンタン類になる。ミカン類とオレンジ類を組み合わせたものがタンゴール類という種類で、日本でもよく売られているイヨカン、清見《きよみ》、はるみ、タンカン、マーコットは、これに属する。

一方、ミカン類とグレープフルーツ類、またはブンタン類を組み合わせたものをタンゼロといい、セミノール、アグリフルーツ、タンゼロ等が含まれる。加工品も多く、レモンやユズ、カボス、スダチ、ライム、シークヮーサーは香酸カンキツ類に属する。また、キンカンはキンカン類である。

2 カンキツ類の栄養素と中身成分

カンキツ類全般に多く含まれる栄養素としては、やはりビタミンCが挙げられる。各種カンキツ類のビタミンCを比較してみると、ミカン、イヨカン、ハッサク、夏ミカン、オレンジ、キンカン、グレープフルーツ、ユズ、レモンなど、多くのカンキツ類で30㎎／100g以上のビタミンCを含んでいた。

また、その他のビタミン類やミネラル類、クエン酸などの有機酸、ヘスペリジン等も含まれる。ヘスペリジンとはカンキツ類に多く含まれている成分で、ビタミンPとも呼ばれるポリフェノールの一種である。ヘスペリジンは、抗酸化作用や末梢血管を強化する働きが知られている。ヘスペリジンは、特に青ミカンの皮やすじに多く含まれるといわれ、ミカンが熟すにつれて含有量は減少していくことが明らかとなっている。また、カンキツ類の皮に多く含まれる香りの成分で、香料や天然物由来の溶剤として利用されているリモネンには、リラックス効果があるほか、交感神経を活性化させて血管を広げ、血流の流れを良くしてくれる。

　ミカンは栽培方法の工夫により長い期間その味わいを楽しめるようになった。5～9月頃に市場に出回るハウスミカン、9～10月に出始める極早生、11月下旬～12月下旬に出始める中生、そして12月下旬～3月までの晩生とリレーのように続く。

　それらのミカンの抗酸化力を比較してみると、図1のような結果となった。やはりミカンも旬の時期に抗酸化力が最も高くなる。

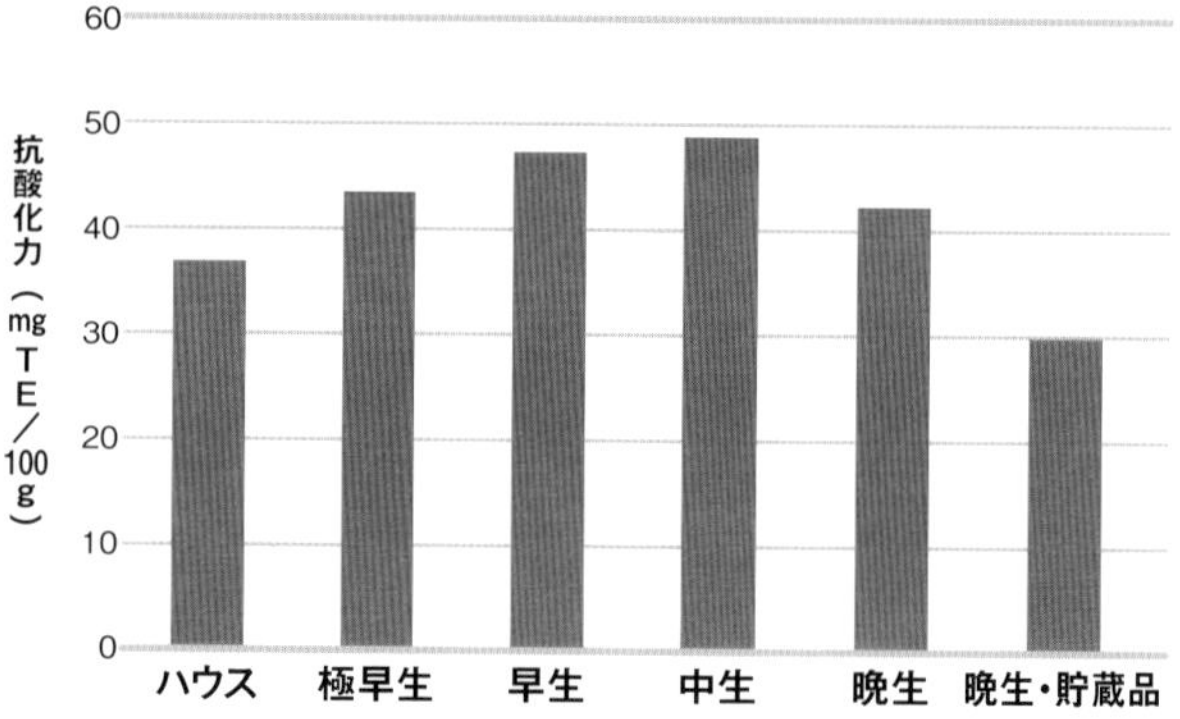

出典：デリカフーズグループ測定データ（2010～2014年）　n=91

図1　ミカンの出荷時期別・抗酸化力の比較

3 β-クリプトキサンチン

　このように、ミカンには多くの機能性成分があるが、機能性表示食品における青果物第1号の取得で一気に注目を集めたのがβ-クリプトキサンチンだ。β-クリプトキサンチンは橙色の色素で、カロテノイドの一種である。機能性表示食品での健康効果は、骨の健康維持だ。2019年現在、生鮮ミカンによる機能性表示食品の届出は13件と生鮮品目では最も多く、今後ますます認知度が上がる成分となっていくだろう。

　β-クリプトキサンチンはβ-カロテンやリコピンなど他のカロテノイドよりも長期間ヒトの体内に蓄積されるので、冬期に温州ミカンを食べることで血清β-クリプトキサンチン濃度が高まることになる。体質が変わり、健康維持に貢献するだろう。

3章

ミネラルの健康効果

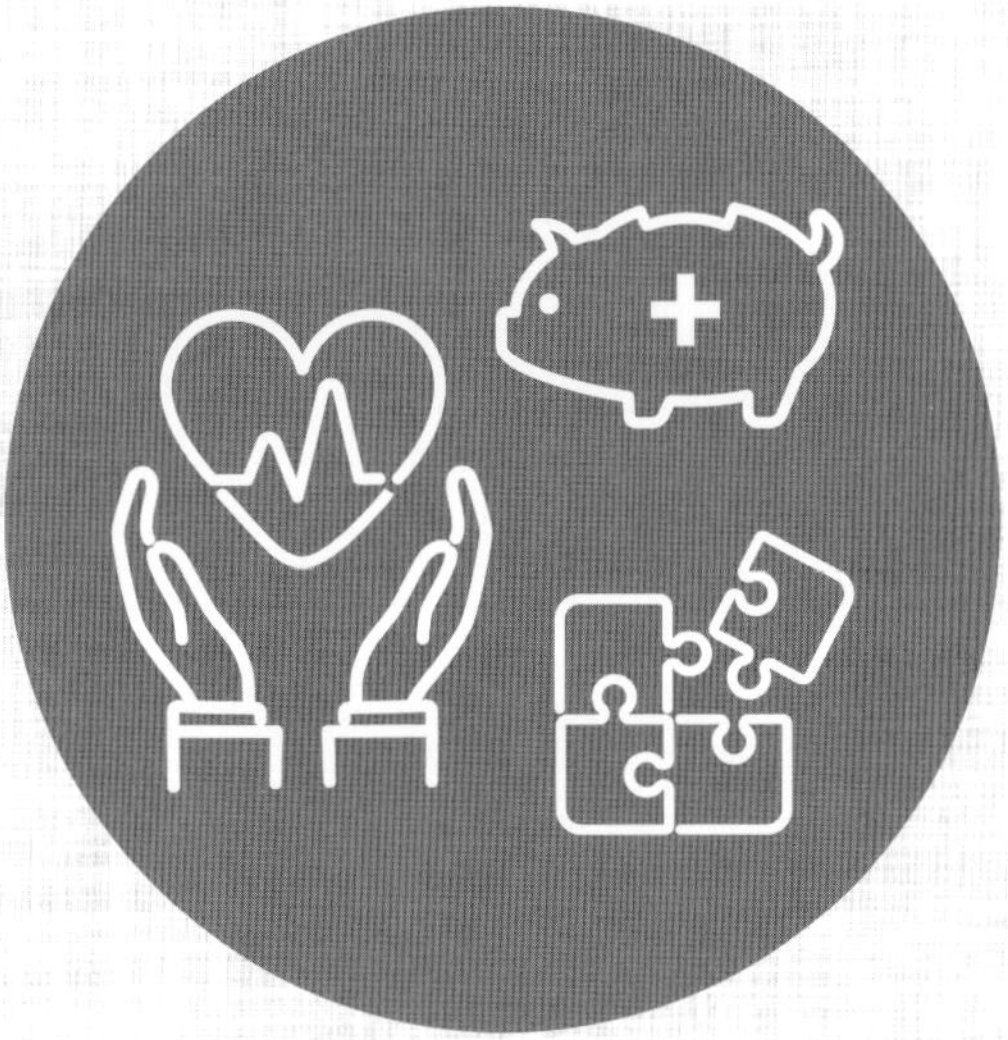

ミネラルの健康影響の最前線

一般社団法人 食と農の健康研究所
理事長兼所長
渡辺和彦

はじめに

ヒトが食べる農産物生産には肥料・ミネラルの施用が必須である。それらがヒトの健康増進に役立っていることが近年国際的に明らかになっている。国内では、本書の主テーマである「機能性関与成分」として、2018年9月18日に、血圧高めの対策として「硝酸塩」が消費者庁に認められた。2018年7月20日付けで、レッドファーム（山梨県北杜市、松田幹彦代表）が届け出た「極　赤汁」（届出番号：D88）に対してである（日経バイオテク、2019）。

表1にチッ素、リン、カリウムをはじめとした各種植物・動物の必須ミネラルを示した。植物の必須元素の中にケイ素が含まれていて、驚かれた読者もおられると思う。日本では明治時代初期からイネ科植物に対しては有用元素と認められていたが、必須元素とは認められていなかった。ところが、Epstein（1994）による含蓄のあるレビュー「植物生物学におけるケイ素の異常」の発表以前は、ケイ素に関する論文は日本の研究者中心で200報程度であったが、1994年以降、世界各地から800報ものケイ素に関する論文が出て、近年多くのことが新しく解明された。そして2015年に国際植物栄養協会が、従来の必須元素の定義には合わないが、病害虫などの生物的ストレスあるいは高温障害など非生物的ストレスに対して各種防御作用を示すケイ素を、イネなどの単子葉植物だけでなく、双子葉植物の野菜、果樹、花き等に対しても肥料としては価値ある物質（Beneficial Substance）として格上げした（Coskunら、2019）。

表1には、植物の必須元素だけでなく、日本人の食事摂取基準に採用されているミネラルや、WHOが示しているヒトに対する微量必須元素等を一覧表にしてまとめた。そして本書の主テーマである機能性成分として近い将来、硝酸塩のように認められるであろう元素を◎、逆に警告として、腎機能

が低下している方においては、過剰摂取により寿命を縮める恐れのある元素を×で示した。以下それら元素について解説を加える。

硝酸塩に関する国内外の研究事例

硝酸塩については、国内外に数多くの研究がある。琉球大学の筒井正人教授らは、論文「硝酸塩／亜硝酸塩（注：ここで硝酸塩と亜硝酸塩を同義にとらえているのは、食餌から得た硝酸塩は、唾液中の微生物により亜硝酸塩に容易に変化するため）不足は代謝症候群、血管不全、心臓突然死を引き起こす」（Diabetologia, 2017／日本薬理学会、2018）において、レタスやホウレンソウなどの緑葉野菜に多く含有されている硝酸塩／亜硝酸塩（NO^{X}）の不足が代謝症候群を引き起こすことを、マウスを22カ月間飼育する実験にて検証した。低NO^{X}食の3カ月投与は、内臓脂肪蓄積、高脂血症、耐糖機能異常を引き起こし、低NO^{X}食の18カ月投与は、体重増加、高血圧、インスリン抵抗性、内皮機能不全。さらには22カ月投与では、急性心筋梗塞を含む有意な心血管死を誘発した。これらの低

	○ すでに消費者庁に機能性成分として認められている元素	◎ 近い将来機能性成分として認められる可能性の高い元素（筆者案）	○ 高等植物に必須元素として認められている元素（注1）	○ 2020年版食事摂取基準で必要な栄養素と認められている元素 △ 耐容上限量が定められている元素	○ WHOで動物やヒトの健康維持に必須と認められている微量元素 △ 1日摂取量が記載されている元素（注5）	× 腎臓機能が弱いヒトには、過剰摂取で短命化の可能性がある元素（筆者案）
硝酸性イオン	○		○			
リン			○	○△		×
カリウム	○		○	○		×
カルシウム	○		○	○△		×
マグネシウム	○		○	○△（注3）		
硫黄			○			
ナトリウム				○△（注4）		
塩素			○			
鉄	○		○	○△	○△	
亜鉛	○		○	○△	○△	
銅	○		○	○△	○△	
マンガン			○	○△	○△	
ヨウ素				○△	○△	
セレン				○△	○△	
クロム				○△	○△	
モリブデン			○	○△	○△	
ニッケル			○		○△	
ホウ素		◎	○		○△	
ケイ素		◎	○（注2）		○△	
ヒ素					○△	
フッ素					○△	
バナジウム					○△	

（注1）植物、ヒトともに必須元素としてC、H、Oも含まれているが、ここでは省いた。
（注2）国際植物栄養協会より2015年に全ての高等植物に価値ある物質として認められた。
（注3）通常の食事からは良いが、サプリメントからの上限量は、成人の場合350mg/日。
（注4）目標量に未満として、過剰摂取を抑制している。
（注5）各元素の機能性、摂取必要量などの詳細は渡辺監修（2015）66、67ページ参照。

表1　肥料・ミネラルとヒトの健康との関係

NO^{x}食負荷マウスでは内臓脂肪組織におけるPPARγ、AMPK、アディポネクチンレベルの低下および腸内細菌叢の異常も認められた。

アディポネクチンを増加・活性化する要因

　アディポネクチン（長寿ホルモン）の増加・活性化に関係する肥料・ミネラルは、硝酸塩、マグネシウム、亜鉛、ケイ素、ホウ素、そして運動である。逆にアディポネクチンを低下・不活性化するのは、高グリセミック指数（GI：食品に含まれる糖質の吸収度合いを示し、食品摂取後の血糖値上昇度合いを基準食に対する比率として相対的に示したもの）の食事肥満である。

　ここで注目すべきは、アディポネクチンの増加である。2015年10月28日放送の『ためしてガッテン』（NHK総合テレビ）では、アディポネクチンのことを〝長寿遺伝子〟と表現し、長寿でお元気だった双子の姉妹、きんさん（1892－2000年）、ぎんさん（1892－2001年）の血液中に多く含まれていたホルモンと紹介していた。そして、たとえ肥満の方でも毎日朝夕2回5分程度の「壁ネクチン運動」（注：背中を壁に付けて首や手足を動かす運動）をすると、9名中7名の血液中アディポネクチン量が増加したことを示していた。

　アディポネクチンは、このように運動でも増加するのだが、東京大学の山内敏正教授らは、長年アディポネクチンについて研究された結果、アディポネクチンの受容体が2種類あることを発見され、受容体の存在部位

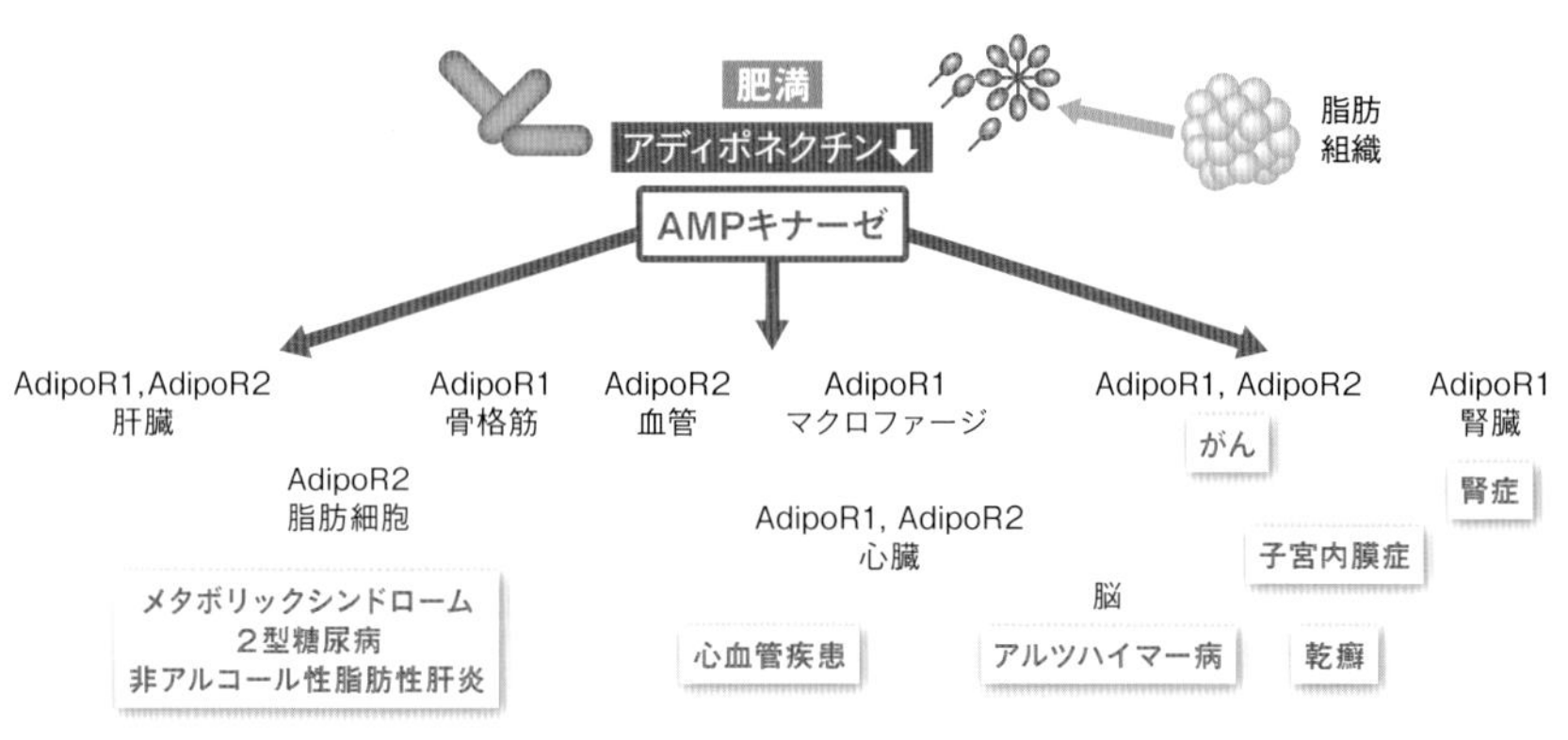

※アゴニストとは、生体内の受容体分子に働いて神経伝達物質やホルモンなどと同様の機能を示す作動薬のこと。この場合は東大グループが見つけたアディポネクチン受容体を活性化する低分子化合物 AdipoRon を指す。　出典：山内ら（2013）を参考に一部改変、作図

図1　アディポネクチン受容体のアゴニスト※の適応となる疾患

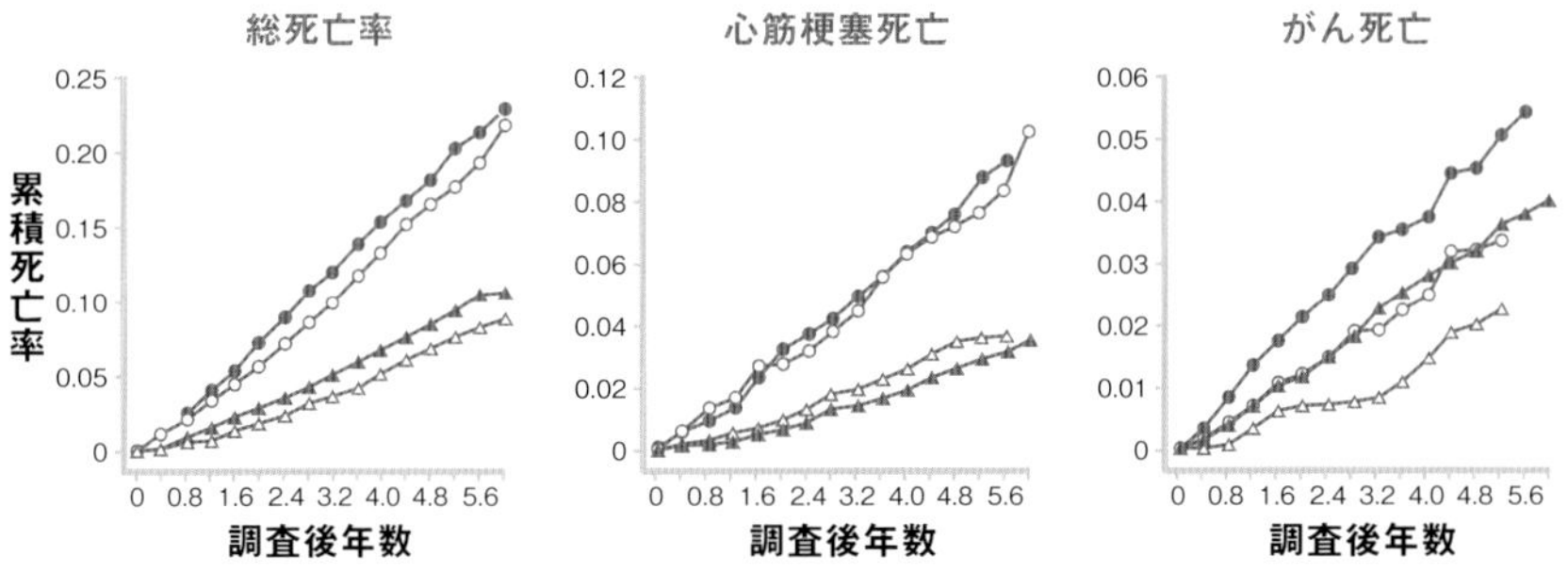

● 以前から運動していないし、調査開始後も運動していない（2,198 人） ○ 以前は運動していたが、調査開始後運動しなくなった（1,410 人）
▲ 以前も、調査開始後も運動している（3,134 人） △ 以前は運動していなかったが、調査開始後運動している（811 人）

出典：Gregg ら（2003）

図2　65歳以上の健康な女性の運動開始有無と、その後の死亡率

（臓器等）を図1のように示している。血管だけでなく、肝臓や心臓、がん細胞にもある。運動などにより増加したアディポネクチンは、これらの受容体を介し各組織で作用する。硝酸塩もアディポネクチンを増加するので多様な効果があるのだが、運動は健康維持に最も良い。

なお、亜鉛は筆者の著書『ミネラルの働きと人間の健康』（2011）、『肥料の夜明け』（2018）で詳しく紹介しているが、アトピー性皮膚障害はじめ、高齢者の食欲不振、元気のなさ、褥瘡《じょくそう》なども亜鉛投与で治癒することがわかり、脚光を浴びている。亜鉛は2種類のアディポネクチン受容体の構成元素になっていたのである。

興味深いデータを図2（Gregg ら、2003）に示す。図2によると、血管を主とした心筋梗塞による死亡率と、一見無関係と思われるがんによる死亡率も、いずれも適度な運動によって低下している。本研究は65歳以上の健康な女性を対象とした大規模なコホート研究であり、調査開始前後の運動習慣により4群に分けている。

すると、▲以前も、調査開始後も運動している。△以前は運動していなかったが、調査開始後運動している、●以前から運動していないし、調査開始後も運動していない。○以前は運動していたが、調査開始後運動しなくなった人などと比べ、調査開始から約6年間の累積死亡率が低下している。

糖尿病の予防、進行防止には運動が効果的であることはよく知られているが、がんに対しても適度な運動（今までよりも1・6km／日多く歩く程度）は効果があり、その死亡率を40〜50％低くしている。

血漿中アディポネクチン濃度には、食事も影響する。2型糖尿病女性患者

（780名）を対象とした調査結果を図3に示す。グリセミック負荷量とは、グリセミック指数に炭水化物の重量をかけた値で、血糖値を上昇させる程度をあらわす。その負荷量が大きくなると血漿中アディポネクチン濃度は著しく低下する。また、グリセミック負荷量の小さい穀物繊維の摂取量が増加するとアディポネクチン濃度が上昇する（図3参照）。

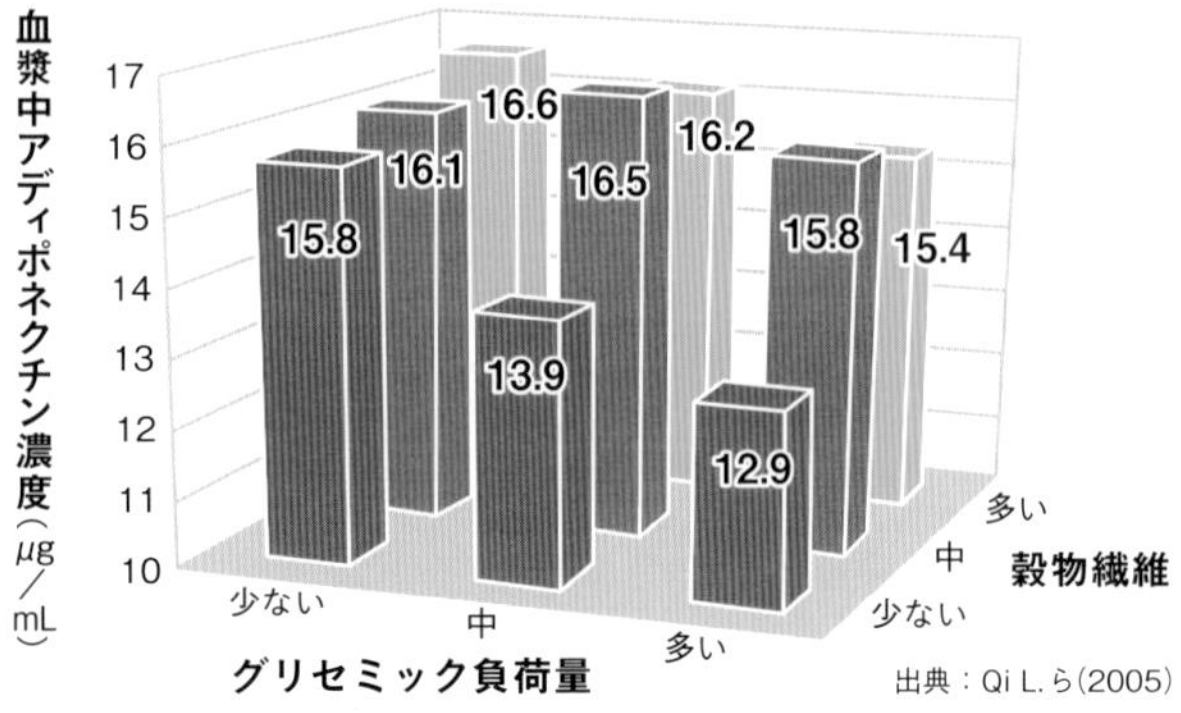

図3　血漿中アディポネクチン濃度に及ぼすグリセミック負荷量と穀物繊維の影響

　残念ながら研究当時はまだケイ素のデータベースが整えられていなかった。穀物繊維はケイ素を多く含む。さらに、データは略すが、別途マグネシウムの摂取量が増えてもP値0・003（注：99・7%の信頼度の意味）でアディポネクチン濃度が上昇するとのデータも示している。

　図4は、琉球大学の真栄平房子教授ら（Maehiraら、2011）の貴重な研究成果だが、高血圧自然発生ラットを、表2の食餌内容、CT（コントロール）、Si（ケイ素50㎎／㎏）、CS（サンゴ粉末）で8週間飼育し、大動脈の細胞を取り、各遺伝子のmRNAの発現量を測定している。CSはCTと変わらないが、ケイ素がアディポネクチン、eNOS、PPARγなどの生産を活性化することなどを、世界で最初に明らかにしたものである。

成人のカルシウム過剰摂取は注意

　骨をつくるミネラルの代表といえば、昔はカルシウムである。最近の疫学研究によると、カルシウム摂取量と骨密度上昇の関係は高齢者では認められないことが多く、むしろ野菜や豆類に多く含まれるマグネシウムやカリウム、ビタミンCの摂取量と関係が深いことが認められていた（Newら、1997）。

　実は図5に示すように、骨は絶えず破壊と合成を繰り返しており、約3年で全ての骨は入れ替わる。骨破壊でカルシウムは溶解されるが、血液中に環

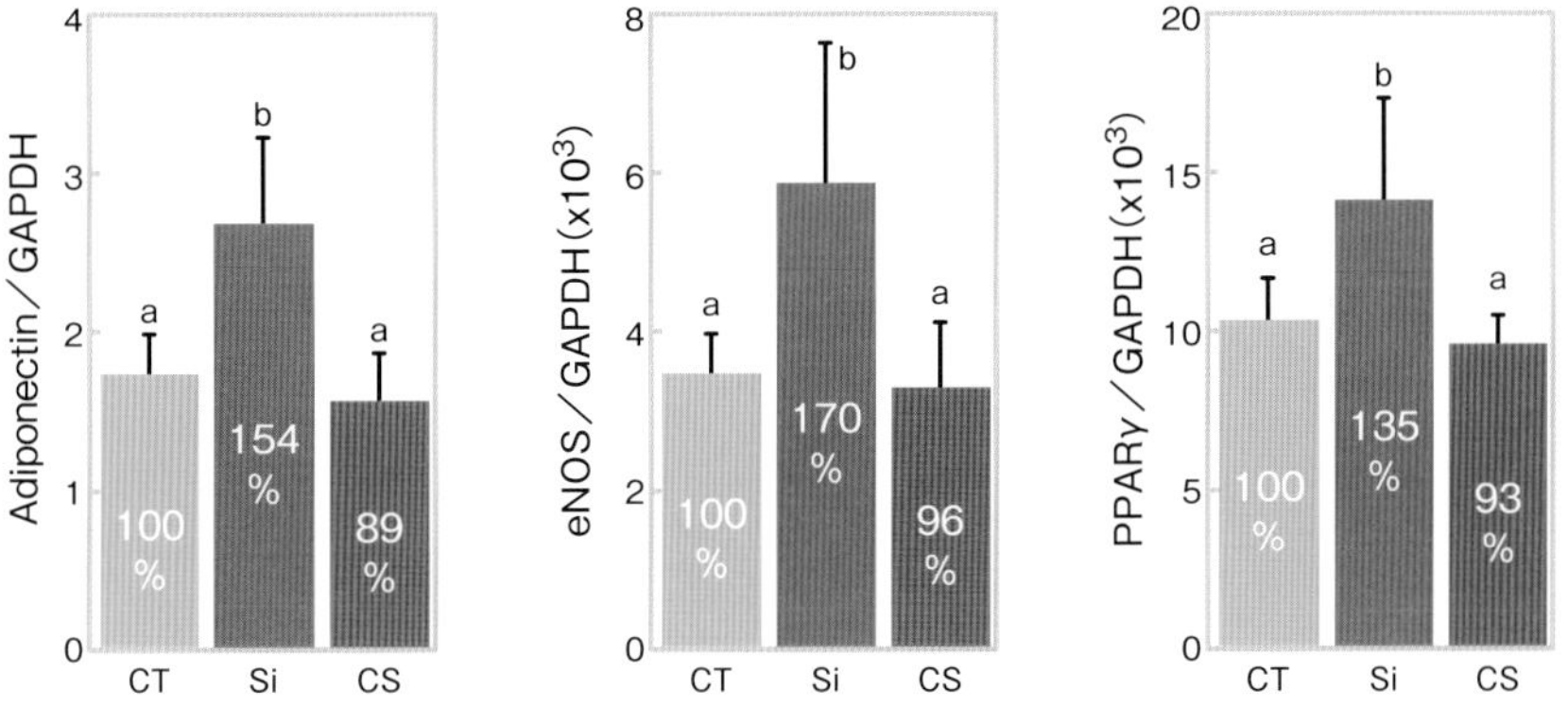

注：試料はラット大動脈の細胞。CT はコントロール、CS はサンゴ粉末。8 ラットの平均値。ab の違いは$p<.05$ で有意差あり。遺伝子測定法は、細胞からRNA を抽出し、逆転写反応によりcDNAを得、リアルタイム定量PCR でmRNA の発現量を定量。mRNA の発現量は、普遍的に発現しているGAPDH 酵素のmRNA 量（内部標準）に対するng 比で表記されている。　出典：Maehira F. ら（2011）

図4　各種遺伝子発現に及ぼすケイ素とサンゴ粉末の影響

ミネラル		基本食餌とサンゴ粉末（CS）のミネラル含有率		実験での食餌中ミネラル含有率			
				コントロール	Si添加	サンゴ粉末	Sr添加
		基本食餌a	CS	CT	Si	CS	Sr
Ca	g/kg	11.1b	361.0	11.1	11.1	11.1	11.1
Mg		2.4c	23.0	2.3	2.3	3.0	2.3
Na		2.4	3.2	2.3	2.3	2.4	2.3
K		8.7	0.2	8.5	8.5	8.4	8.5
P		8.3	0.0	8.1	8.1	8.1	8.1
Sr	mg/kg	29.5	2800.0	28.7	28.7	113.0e	758.0e
Si		0.2d	9.8	0.2	50.2e	0.5e	0.2
Fa		320.0	390.0	311.1	311.1	331.1	311.1
Zn		51.0	4.7	49.6	49.6	49.6	49.6
Cu		7.5	2.3	7.3	7.3	7.3	7.3
Mn		53.2	170.0	51.7	51.7	56.7	51.7

注a：基本食餌はオリエンタル酵母工業（株）製　b：Ca欠如食餌を作成し、炭酸カルシウム添加またはCS添加
c：Mg欠如食餌を作成し、炭酸マグネシウムを添加　d：可溶性ケイ素をモリブデンブルー法で測定　e：CTの2倍以上含有
出典：Maehiraら（2011）

表2　基本食餌とサンゴ粉末と実験食餌中のミネラル含有率

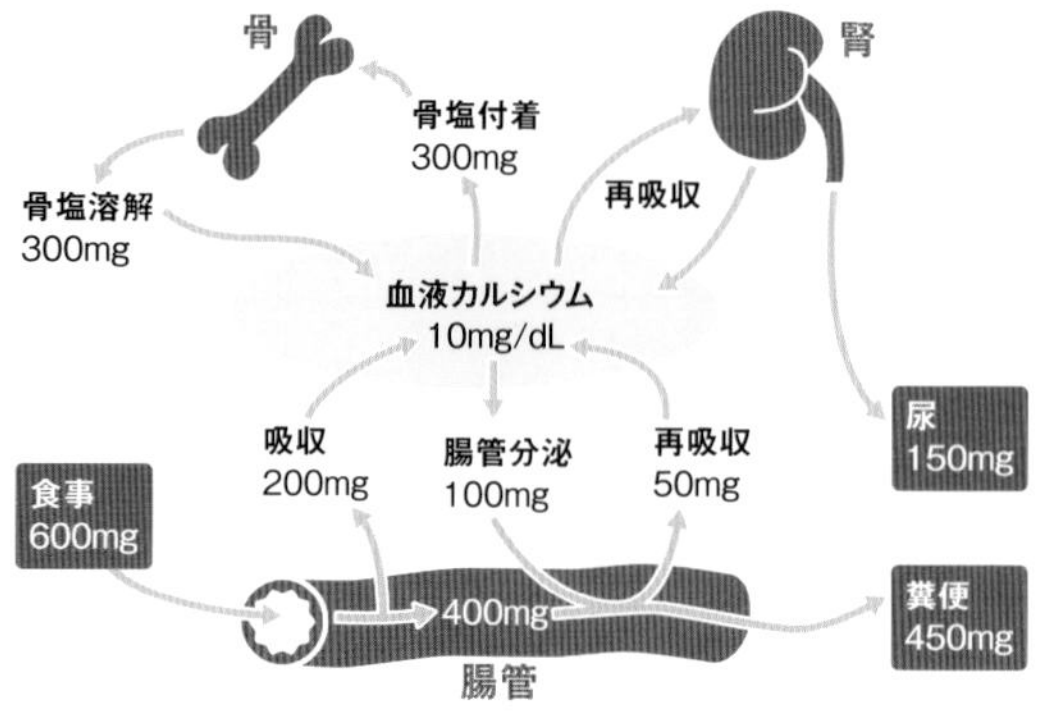

出典：宇田川ら(2005)を参考に作図

図5　日本人男子の体内における1日のCaの動き

流し大半は新たな骨合成に再利用される。骨の成長期である幼少期はカルシウムの補給も大切だが、成人は異なる。成人の骨合成に必要なカルシウムは少なくて良い。過剰はむしろ弊害である。2015年版日本人の食事摂取基準の解説によると、ミルクアルカリ症候群（注：2015年版よりカルシウムアルカリ症候群に変更）による軟組織の石灰化、泌尿器結石、前立腺がんなどを挙げ、ミルクやサプリメントなどによる多量のカルシウム摂取は心血管疾患のリスクが上昇することも示し、注意を喚起している。

骨はケイ素がつくる

骨はリンとカルシウムでできているが、骨を丈夫にするためには、これらのミネラルやビタミンC以上にケイ素が重要であることが、アメリカの「フラミンガム子孫研究」によって2004年に発表された（Jugdahsingh ら、2004）。図6にそのデータを示す。閉経前の女性と、男性はケイ素摂取で骨密度が上昇している。

ケイ素の人間への健康効果は大きい。ケイ素が1型コラーゲンやオステオカルシン（骨ホルモン）合成を促進することを示したデータはラットなどでも多数あるが、図7にM.Dongら（2016）のヒトの骨芽細胞様培養細胞を用いた実験結果を示した。3段階のケイ素濃度を含む培養液を用いて実験しているが、低濃度の10μMの添加が1型コラーゲンとオステオカルシン（骨ホルモン）のタンパク質合成量を最も多く増加させている。試験結果からケイ素には適濃度があり、多ければ多いほど良いわけではない。

しかし、骨形成のときに骨格となる1型コラーゲンを増加させることは非常に大切な作用である。建物に例えると、カルシウムやリンはセメントのようなものである。骨をつくるには柱となる1型コラーゲンが重要である。

オステオカルシンについては、2017年2月15日放送の『ガッテン！』（NHK総合テレビ）でも「骨ホルモン」

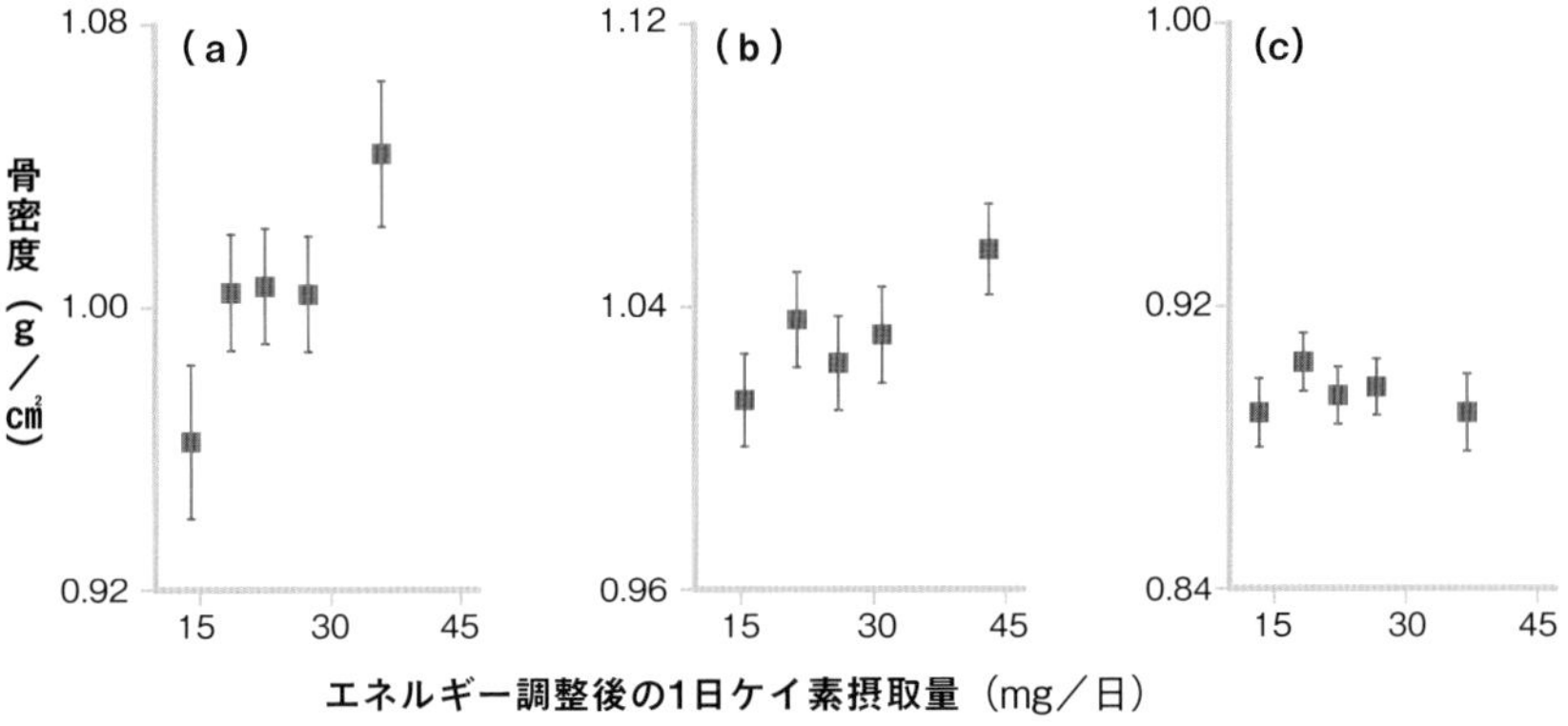

1251 名の男性、1596 名の女性に基づく調査。(a) 閉経前の女性、(b) 男性、(c) 閉経後の女性。　出典：Jugdaohsingh ら (2004)

図6　骨密度に対するケイ素の影響

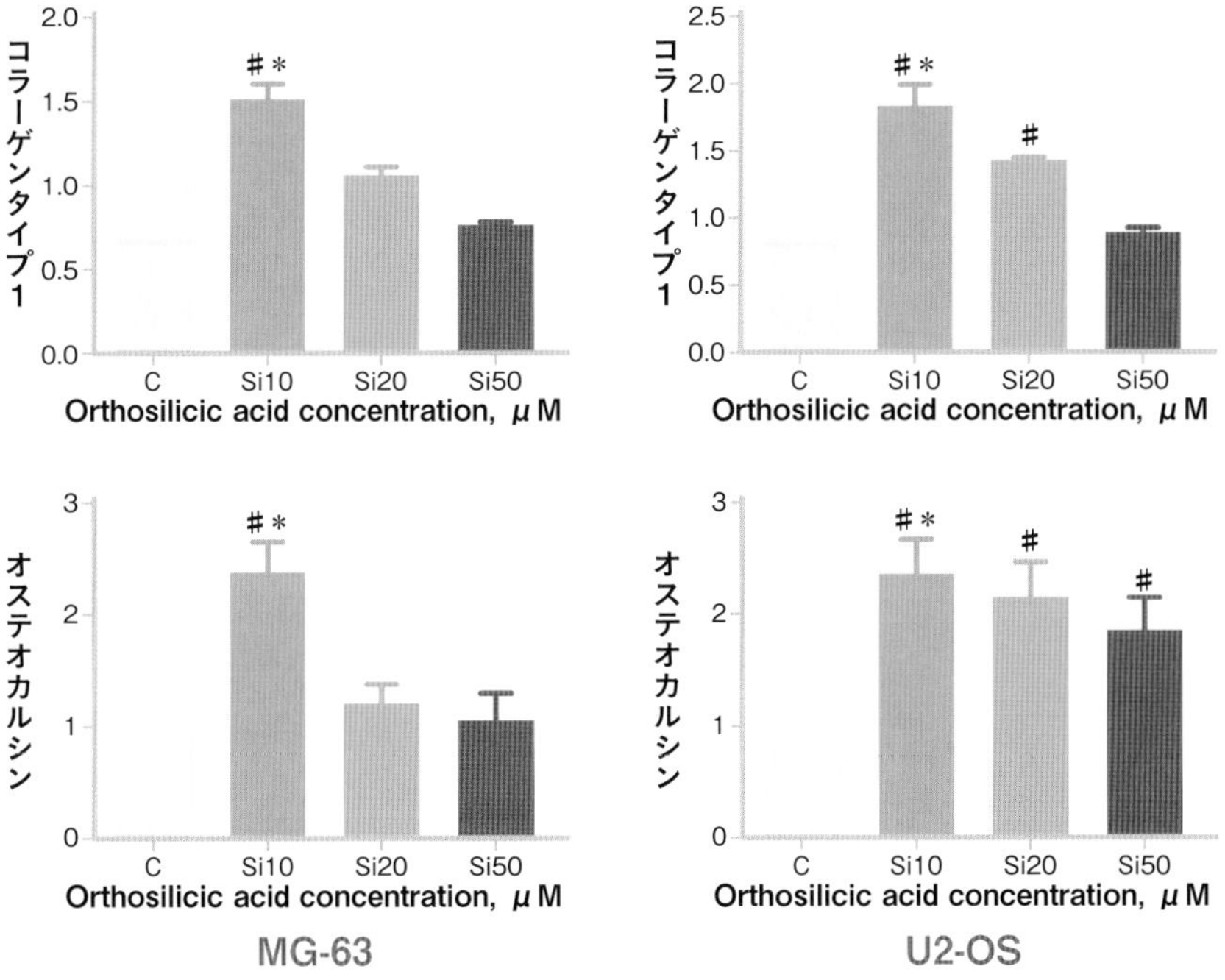

注：培養液中のケイ素濃度が 10μM のとき、コラーゲンやオステオカルシン（骨ホルモン）の合成を有意に活性化する。MG-63、U2-OS は細胞番号。　出典：Dong M. ら (2016)

図7　ヒトの骨芽細胞様細胞でのケイ酸の役割

としてわかりやすく紹介され、骨ホルモンを全身で活動させるためには断続的でも良いから1日30回以上のカカト落としをすることの大切さを放映していた。

オステオカルシンの働きは、以下のとおりである。

①脳では、神経細胞の結合を維持させて、記憶や認知機能を改善する。
②肝臓では肝細胞の代謝を向上させて、肝機能を向上する。
③心臓では、動脈硬化を予防する。
④腸では、糖の栄養吸収を促進する。
⑤精巣では、男性ホルモンを増やし、生殖能力を向上する。
⑥皮膚では、骨芽細胞がつくるコラーゲンは皮膚細胞のコラーゲンと同じ種類なので、しわの数を減らすとのデータがある。
⑦腎臓では、骨がつくる「ＦＧＦ23」というホルモンが血液をきれいにしてくれる。したがって腎機能が向上する。

胃と肺での働きについては、まだわかっていないそうだ。

また、２０１９年12月31日放送の『ＮＨＫスペシャル シリーズ 人体 第3集』では、骨が出す最高の若返り物質として、カーセンティ先生の姿と共にオステオカルシンについての研究データの一部が紹介された。骨ホルモン、オステオカルシンは、骨芽細胞で産生され、精力、筋力、記憶力などをアップする。運動は非常に大切で、運動をしないとスクレロスチンというホルモンが大量に生産され、骨量増殖を抑制してしまう。なお、当番組の編集スタッフはケイ素には触れずに、骨形成についてカルシウムの重要性が紹介されていた。したがって、本書に掲載された主たる内容、すなわちケイ素のヒトでの作用部分はまさにオリジナル報告である。

生体によく吸収されるケイ素を含む食品

生体によく吸収されるケイ素含有食品を、データに基づき説明しよう（Jugdaohsinghら、２００２）。図8はフラミンガム研究に関与していた著者が、フラミンガム研究に関連して行った試験の結果である。例えば、この図で玄米に摂取量２００ｇの印が入っている。前日の夜、夕食は普通に食べても一定時間以降飲食はせず、翌日9時に食事試験会場に行き、炊飯した２００ｇの玄米食のみを食べる。そして、食事後6時間内の尿は一定容器に入れ、それを分析したのが図の縦軸の値である。食べた玄米は胃で消化され、そこに含まれていたケイ素は腸から体内に吸収され、血液を循環して、腎臓にきて、尿より排出される。尿から出てきたケイ素は体内を循環していたケイ素、すなわち生物的に利用可能な（バイオアベイラブルな）ケイ素なのである。これら食品ごとに被験者は異なる。統計的処理のためには最低でも玄米だけを食べる被験者は３人必要だ。たくさんの被験者を必要とした大変な試験である。バナナのケイ素は尿からはあまり検出されていない。糞便へ移行したのだ。

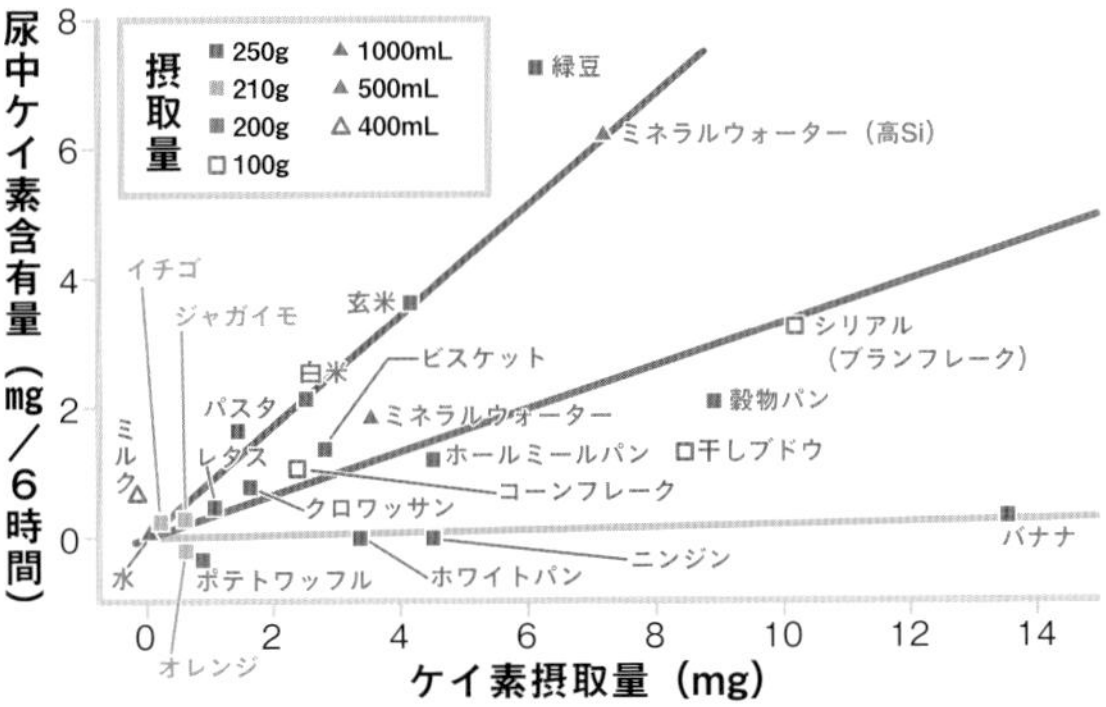

出典：Jugdaohsingh ら(2002)より渡辺作図

図8　ケイ素摂取量と尿中ケイ素含有量

　こうして見ると、お米をよく食べる日本人には非常にうれしい結果である。論文の原著はこのように細かく解析をしていない。この図の縦軸と横軸の単位を揃えて見やすくし、プロットの近くに食品名を入れ、利用率を示す直線などを追加したのも著者（渡辺）である。お米を食べる日本人には、非常にうれしい結果である。パンのケイ素の吸収可能な形態は玄米に劣る。

　この実験の範囲内では、ケイ素の供給源として、お米はベストということを示している。そして、山のわき水や地下水もケイ素を多く含む。ここには記されてないが、ビールもケイ素を多く含み吸収可能な形態であることが知られている（Sripanyakorn S. ら、２００４）。

ホウ素も長寿ホルモンと骨ホルモンを増加させる

　ホウ素については、長寿ホルモン（アディポネクチン）と前述の骨ホルモン（オステオカルシン）の双方の活性化にも関与していることが、すでに先行研究で明らかになり、特許として公示されている（Pierzkowski ら、２０１４）。もちろんその後、関連研究論文は数多く公表されている。

　微量のホウ素は有益だが、動物も作物も高濃度のホウ素は有害である。そこで、世界の水道水質基準として、ホウ素は１㎎／Ｌ以下と定められている。しかし、高濃度のホウ素を含む水を犬に飲ませた実験では精子の数が減ったため、ＷＨＯは推奨する水道水基準を、０・３㎎／Ｌ以下とした。フランスでは０・３㎎／Ｌを超える都市もある。フランス北部（総人口１３５万８４９

図9　北部フランスでホウ素含有率が0.3mg/L以上の飲料水を飲む地域の人々は出生率が高く長寿

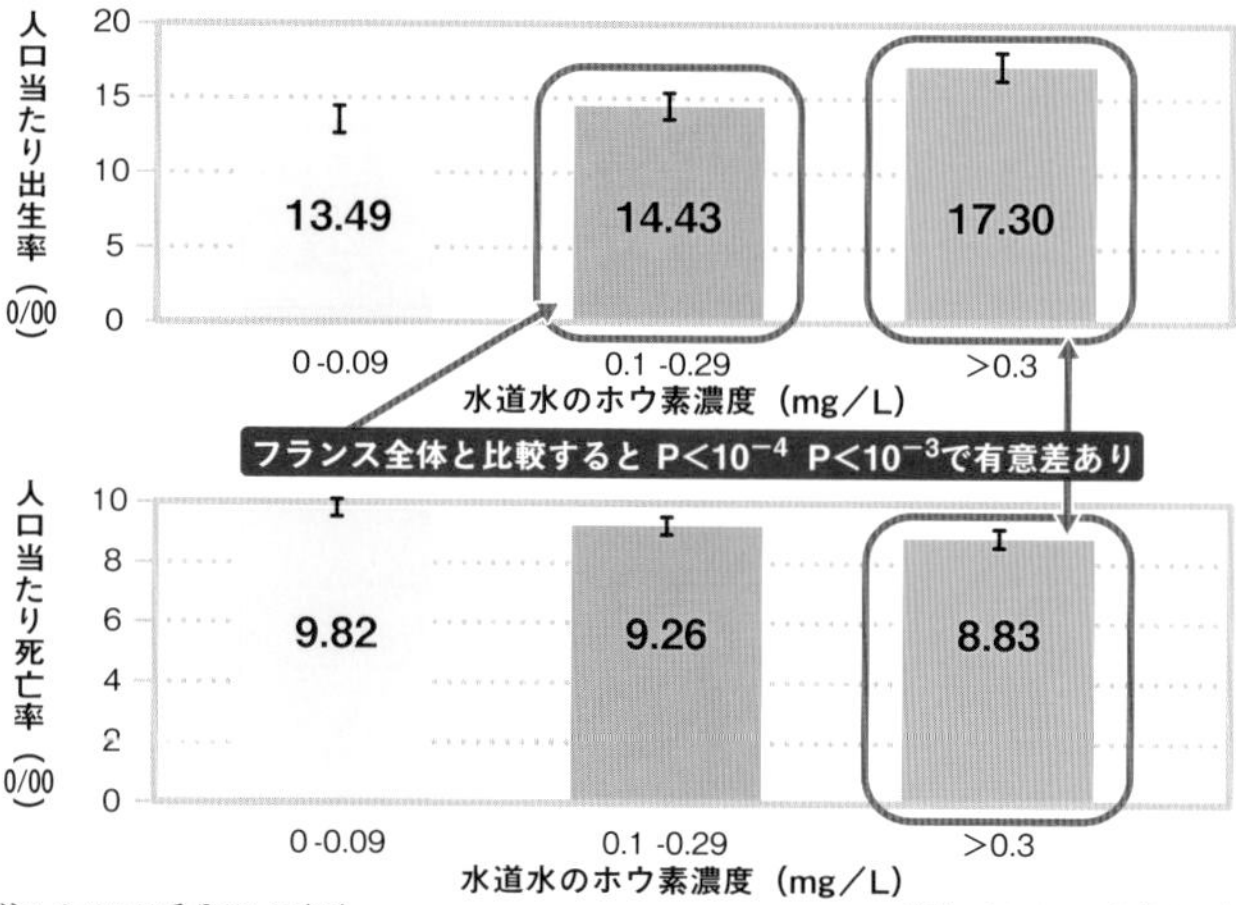

注：0/00は千分の1の意味。

出典：Yazbeckら(2005)

８人）の１９９６年時点の水道水のホウ素含有率と住民の死亡率、出生率を調査したYazbeckら（２００５）によると、調査対象３３９都市のホウ素含有率は０〜０・09mg／L：２８８都市、０・10〜０・29mg／L：36都市、０・３mg／L：15都市だった。統計学上必要な人口調整後のそれら地域の出生率と死亡率は図9に示してある。フランスの全地域と比較すると、ホウ素含有率が０・３mg／L以上の地域では、出生率が高く死亡率が低くなるとの結果が得られている。同様の調査はトルコ(Sayliら、１９９８)、中国（Huangら、２００９）でも行われている。すなわち、微量のホウ素は有害どころか、有益であったのである。そのためＷＨＯでは、現在は推奨濃度を０・６mg／L以下としているが、地域によりこの基準達成は難しいとのコメントも附記している。

堆肥を施用しても肥料としてホウ素補給は必須

堆肥の施用に関して、多くの専門家が間違っており、筆者自身も誤解していた重要なことがある。堆肥を施用しておれば、微量元素は含まれていると思っていたことである。神奈川県農業技術センターの岡本保さん（２０００）は、三浦半島で実際に使用されている牛糞堆肥を分析し、そこで栽培されている冬ダイコンと春キャベツの各種微量元素吸収量を計算した。すると、堆肥中のホウ素は全く足りないのである。10ａ当たり３ｔ施用しても全く足りない。堆肥製造に実際使われる有機物は木材の引き粉が主体で、ホウ素などほとんど含んでいない。それに、報告者は別だが、亜鉛は堆肥に多量含まれているリンと結合し、不可給態（吸収不可能な形態）になっている。銅も有機物と強力に結合し不可給態だ。

　兵庫県で実際に発生し知ったことだが、有機物大量施用で微生物が過剰に増殖し、作物に可給態のマンガンは少なくなって、マンガン欠乏が生じる。大発見と喜んだが、海外の教科書には載っていた。有機物を施用しても微量要素は不足することが多く、土壌施用では微量元素は不可給態化してしまうため効果は出にくく、葉面散布が効果的であると記載されていた（渡辺監修、2015）。そのことを2019年8月の兵庫県トマト研究会の講演会で説明すると、ホウ素の葉面散布効果を実感しているトマト農家がおられ、講演後その効果を研修生と共に誇らしく話して下さった。

ホウ素はヒトの健康に大きく貢献する

　ホウ素が高等植物の健全な生育に必須であることは、カブやダイコン、テンサイの根の芯腐れや肌荒れ、リンゴ、トマトの縮果病、ナタネ、ブドウの不稔などが生じることより明らかであった。ホウ素の生理作用は長年不明のままだったが、ホウ素は細胞壁ペクチンを架橋することが証明された（Kobayashiら、1996）。植物にしかない細胞壁にホウ素が必要で、動物にはホウ素は必要ないと当時の教科書『作物栄養学』（朝倉書店、1969）には書かれていた。ところが、アメリカ農務省のPenland（1994）は、厳密に食事、飲み水も管理した代謝ユニット生活をした人での実験で、ホウ素の摂取不足は、栄養失調のときのように脳の電気的な活性を低下させることや、短期的な記憶や刺激に対する反応時間を低下させることを明らかにした。食事制限を厳密に行った実験で、さすがアメリカ農務省の研究機関と思う。ホウ素欠乏では目は開いていても、ボーッとして眠っているような状態になるそうだ。

　また、同じくアメリカ農務省のNielsen（1998）は、ホウ素を十分摂取していると閉経後の女性でも血液中の女性ホルモン濃度が高くなったり、尿より排出されるカルシウムやマグネシウムの量が減ったりするため、ホウ素はヒトの骨形成を促進すると予想できることを示している。

　その後のヒトでの研究の進歩は著しく、Pizzorno（2015）は「ホウ素ほど興味深いものはない」との表題の総説を書いている。

　一番大きな進歩は、各種がんに対する予防効果である。治療でホウ素を投与すると、がんの進行を遅らせたり、がん細胞をアポトーシス（注：プログラム細胞死、自殺）を誘導する。すなわち、がん細胞を殺すことが多くの臨床試験で明らかになっている。

なお、ホウ素で犬の精子数が減ったことを前述したが、がん細胞と精子細胞は絶えず増殖を繰り返すという共通点がある。増殖を繰り返すためには糖、核酸塩基などの養分が大量に必要である。ホウ素はそれらと結合している。したがって、通常細胞より数多くのホウ素を、がん細胞は取り込んでいる。そのため、がん細胞もホウ素過剰障害になりやすいのである。

創傷治癒の改善メカニズムの解明

次に、創傷治癒の改善メカニズムの解明である。創傷とは、身体の外側から刃物などによって加えられた傷のことである。深い創傷に3％ホウ酸溶液を適用すると、集中治療に要する時間が3分の2に短縮する。

繊維芽細胞（動物の結合組織で最も一般的な細胞。コラーゲンなどの細胞外マトリックスを合成し、創傷治療に重要な役割を果たす）のホウ素は、繊維芽細胞の酵素、エステラーゼ、トリプシン様酵素、コラゲナーゼおよびアルカリホスファターゼの活性化を促進する。そして細胞外マトリックスのターンオーバー（代謝回転）を改善し、組織関連タンパク質のmRNA発現を調節する。さらに、新しい軟骨と骨組織の形成を誘導することなどが明らかになっている。

なお、前記の総説には、この他にもホウ素の多くの効能が記載されている。専門家には非常に重要なことなので、一部だけでも以下に列記する。

①体内のエストロゲン（女性ホルモン）、テストステロン（男性ホルモン）およびビタミンDの作用に有益な効果を示す。

②マグネシウムの吸収を高める。

③高感度C反応性タンパク質および腫瘍壊死因子などの炎症性バイオマーカーレベルを低下させる。

④各種抗酸化酵素活性を上昇させる。

⑤農薬による酸化ストレスや重金属毒性を防ぐ。

⑥S-アデノシルメチオニンおよびニコチンアミドアデニンジヌクレオチドの重要な生体分子の形成および活性に影響を与える。

⑦従来の化学療法剤の副作用の改善に役立ち得る。

以上のように、ホウ素のヒトでの有用な作用は多岐にわたる。

マグネシウム投与で大腸がん増殖抑制の実例

マグネシウム（Mg）が人間の各種疾病抑制に効果があることは古くから知られている。その最初のきっかけは、土壌肥料研究者である故小林純教授（岡山大学資源植物科学研究所）の発見である。小林教授は日本各地の河川の水質と疾病の関係を調べ、水が酸性の地域（東北、北陸、南九州）は、アルカリ性の地域（関西地方）に比べ脳卒中死亡率が高いことを報告した（小林、１９７１）。水のアルカリ度は、水中に含まれるカルシウムとマグネシウムの量にほぼ比例する。アルカリ度の高い水は硬水である。その英文論文を世界的に著明なシュレイダー博士に説明したところ、博士は興味を示し、米国50州の飲料水の硬度と循環器疾患年齢調整死亡率との負の関係を明らかにした。その後、硬水の主成分であるマグネシウムが循環器疾患に関連があることが明らかになった（渡辺、２０１１）。

今ではマグネシウム摂取不足はインスリン抵抗性、高血圧、脂質異常症、糖尿病、代謝症候群、心血管疾患などと関連が深いことが明らかとなっている（Bo and Pisu, 2008）。ところが、マグネシウムのがん抑制効果は世界的にもほとんど研究されていなかったが、国立がんセンターによる8年間の追跡調査の結果、マグネシウム摂取量の多い男性は大腸がんの発生率が低いと報告している。

金沢医科大学でがん研究を長年された後、現在は岐阜市民病院におられる田中卓二先生達が２０１３年にすばらしい研究成果を発表された（Kunoら、２０１３）。田中先生がマグネシウムとがんとの関連研究をされたきっかけは、兵庫県赤穂市にあるタテホ化学工業との共同研究である。同社は赤穂の塩田で働く人にがん発生率が極めて低いことを１９４３年から１９５９年のデータをもとに発見し、マグネシウムに関する特許を取得して、当時岐阜大学医学部におられた田中先生に研究依頼したのが端緒となっている。第1報は（田中ら、１９８９）で、マグネシウムに関する田中先生の論文がすでに5報ある。マグネシウムのがん抑制に関する論文にはこれらの成果が引用されており、同社と田中先生の研究はマグネシウムのがん増殖抑制研究では世界の先駆けといっても過言ではない。

田中先生らの実験方法を図10に示す。4週齢のラットをG１～G６のグループに分け、G１～G４には矢印に示すように発がん物質（アゾキシメタン）を投与し、１週間後にデキストラン硫酸ナトリウム（ＤＳＳ）という大腸に炎症を起こす物質を投与する。これで

図10　ラット大腸がん実験プロトコール

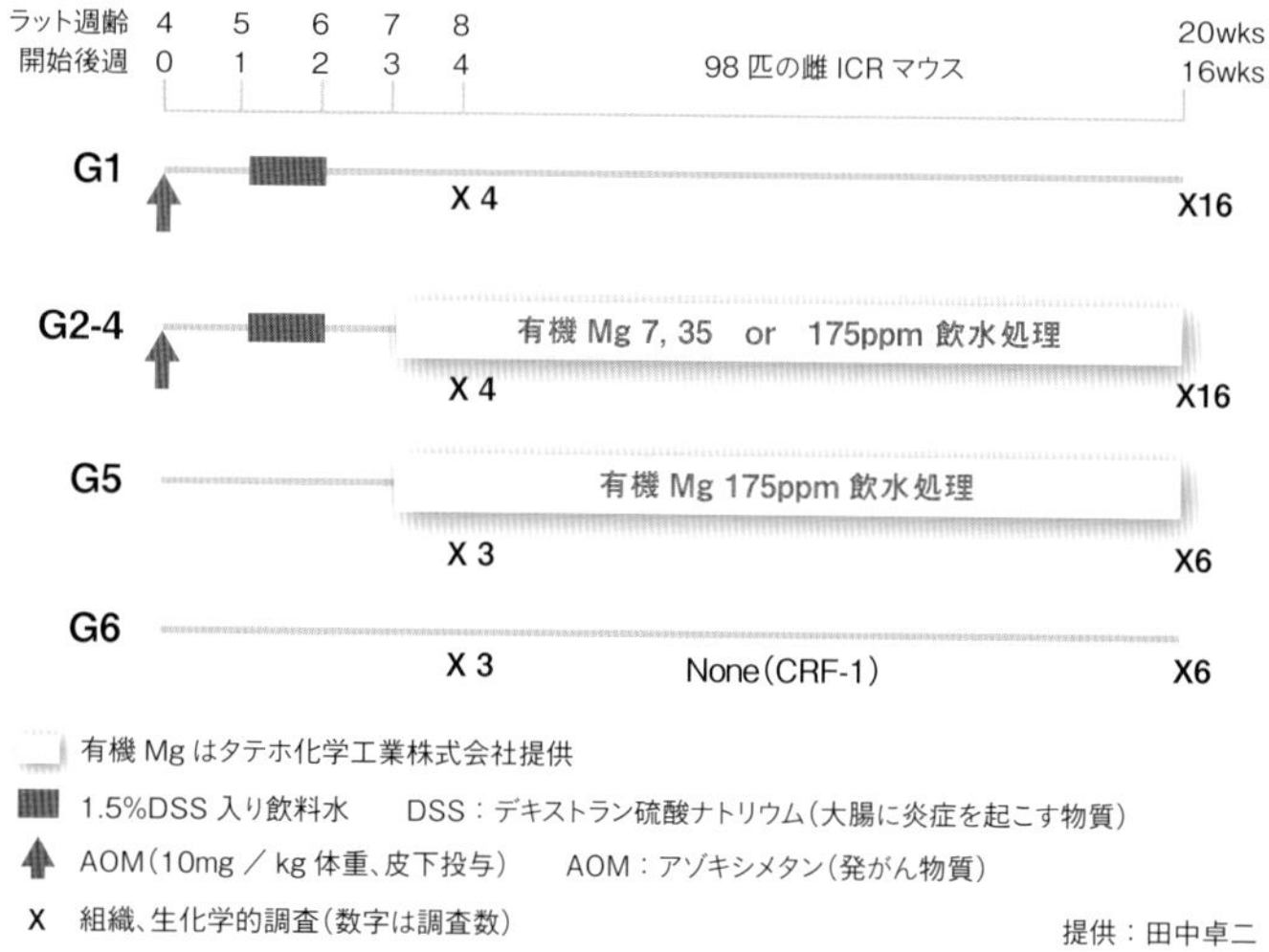

提供：田中卓二

一気にがんができるそうだ。その1週間後から有機マグネシウムを12週間投与している。発がん物質とDSSだけを投与したG1、発がん物質とDSS投与後に有機マグネシウムを投与したG2～G4、有機マグネシウムだけを投与したG5、何も投与しないG6である。解剖した大腸内壁に「こぶ」のようにがんが発生している様子が図11で、目視によっても明らかに処理間差が生じている。有機マグネシウムを投与したマウスは、腫瘍の数が明らかに少ない。

なお、実験に用いた有機マグネシウムは水溶性で飲料水に溶かしている。酸化マグネシウム（0・22g）、クエン酸（0・55g）、リンゴ酸（0・55g）、グリシン（0・22g）の混合物よりタテホ化学工業が製造したもので、有機マグネシウム1・54gは132㎎のMgを含む。以前の水酸化マグネシウムを餌に混ぜて実験したときも大腸がん抑制効果は認められたが、今回はそのときよりもはるかに明瞭なドーズレスポンス（用量対応結果）が観察された。有機マグネシウムはラットも摂取しやすかったようだ。

マグネシウムがアディポネクチンを増やし、アディポネクチンががん増殖を制御するとの事実さえわかっていれば、キーワードをアルファベット入力することにより、多くの論文にたどり着くことができる。例えば、Kimら（2010）は、詳しい大腸がん抑制メカニズムを実験し、図12のように示している。

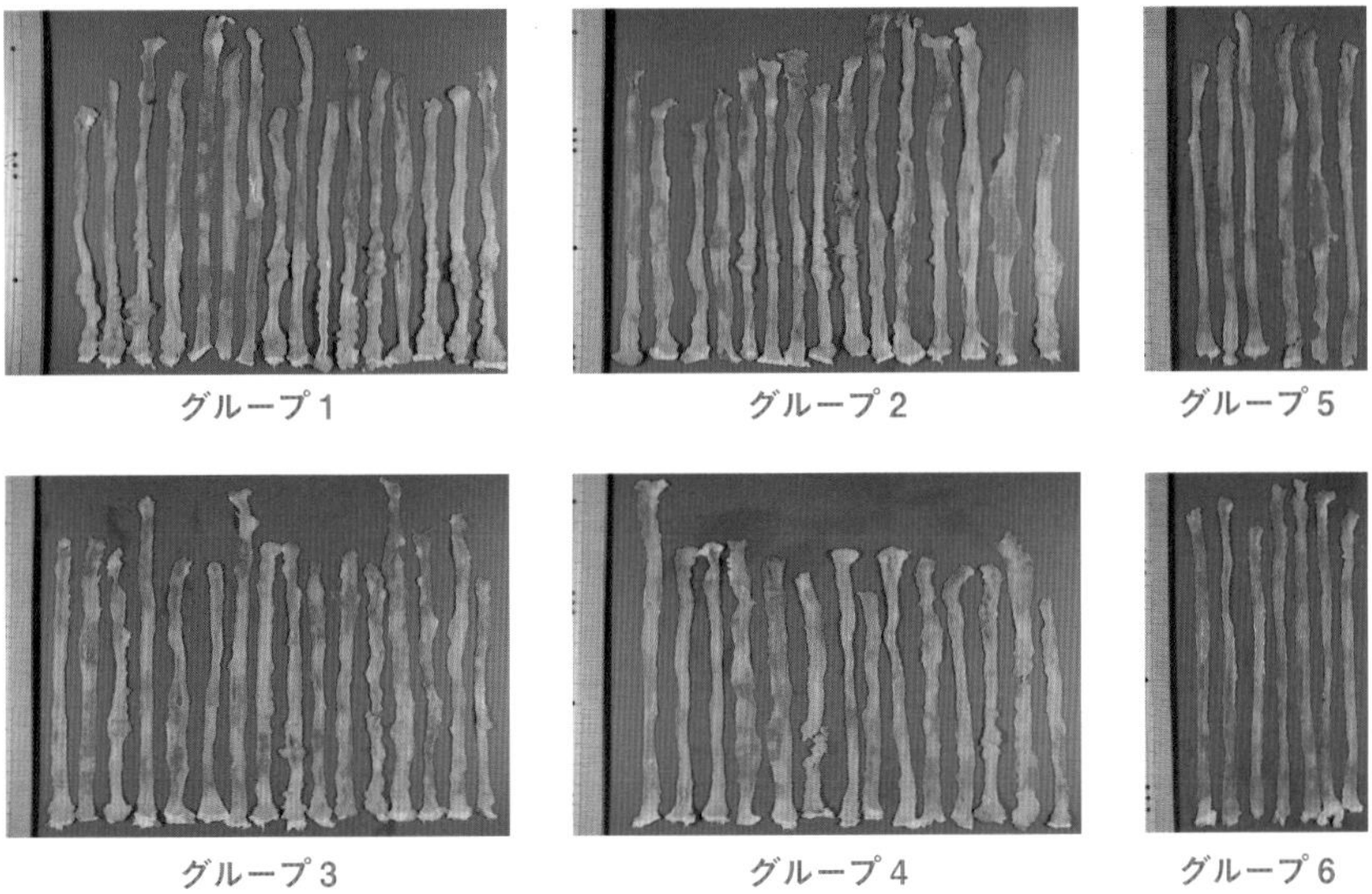

注：グループ1（AOM+DSS群）、グループ2（AOM+DSS+7ppm 有機 Mg 群）、グループ3（AOM+DSS+35ppm 有機 Mg 群）、グループ4（AOM+DSS+175ppm 有機 Mg 群）、グループ5（175ppm 有機 Mg 群）、グループ6（無処理）　出典：Kuno ら（2013）

図11　各処理グループでの大腸の様子

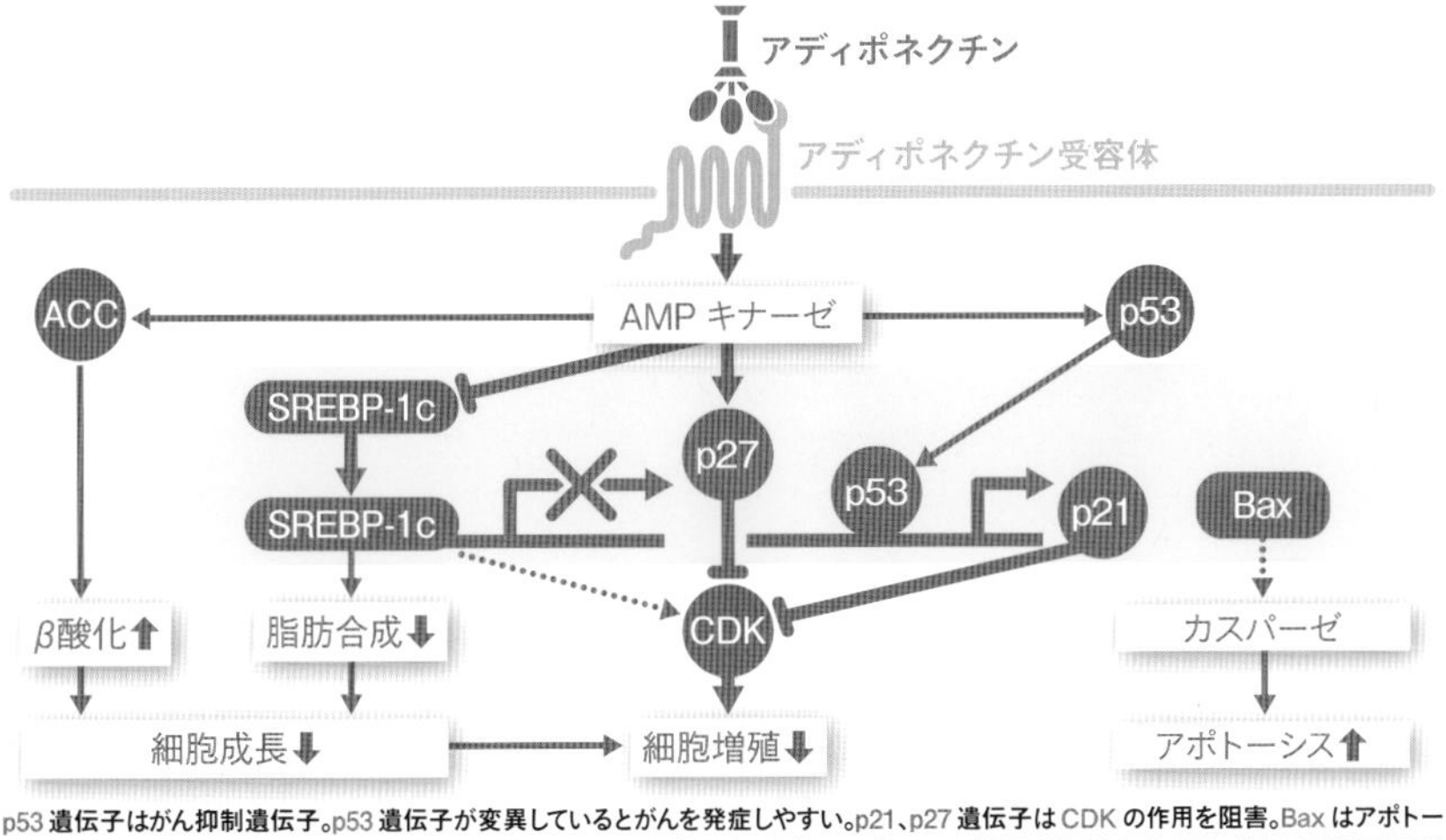

p53 遺伝子はがん抑制遺伝子。p53 遺伝子が変異しているとがんを発症しやすい。p21、p27 遺伝子は CDK の作用を阻害。Bax はアポトーシス促進遺伝子。CDK は細胞周期の進行を制御している。カスパーゼは細胞にアポトーシス（細胞死）を起こさせるシグナル伝達経路を構成する一群のタンパク質分解酵素。ACC は脂肪酸合成初期酵素。SREBP-1c は脂肪合成転写因子。β酸化は脂肪酸代謝の重要な 1 つの段階。

太線は強く作用する。細線は弱める。⊥は停止記号。語句の右の⬆は増加、⬇は低下を示す。例えば、AMP キナーゼは、ACC（アシル CoA カルボキシラーゼ）酵素活性を抑制することにより、より多くの脂肪酸がミトコンドリアに流入し、脂肪酸のβ酸化が亢進する。このことは、肥満防止に関しても、がん細胞成長抑制にエネルギー供給源の低下として、重要な意味がある。　出典：Kim ら（2010）

図12　アディポネクチンによる大腸がん抑制メカニズム

腎障害の方が過剰摂取に注意すべき元素

腎臓機能低下の方（高齢者）が過剰摂取に気をつけないといけない元素は、ナトリウム、カリウム、リン、カルシウムである。腎障害の方は、低カリウムの食事をする必要があることは広く知れ渡っている。本書でも小川敦史先生が4章（154ページ）で執筆されているので、ここでは要点のみを記す。

腎臓が正常に働いている限り、余剰のカリウムは尿から排出される。しかし、腎臓の機能障害の方はカリウム排出力が低く、血液中のカリウム濃度が高すぎると非常に危険で、不整脈が起きたり心臓が止まったりして突然死に至ることもある。腎障害の方には高カリウム野菜や果物はふさわしくない。血清中カリウムにも至適濃度があることを周知することも非常に大切なため、データを図13に示しておく（Goyalら、2012）。

図14は、動物の血液中リン濃度と寿命の関係図である。黒尾誠（現テキサス大学教授）と鍋島陽一（京都大学名誉教授）が1997年にKlothoという老化制御遺伝子を発見（Kuro-oら、1997）してから判明したことだが、図14に示すように老化制御遺伝子の欠損したマウスでは血清リン濃度が高く寿命が短い。ところが、低リンの餌で飼育すると寿命が延びる。正常なマウスでも過剰のリンを投与すると、寿命が短くなる。人間でも100歳以上の高齢者は血清中リン濃度が低い（図14）。

図15は、急性心筋梗塞を発症した約4000人のその後60カ月の追跡調査の結果だが、血清リン濃度が高い人は死亡する危険率が高くなるだけでなく、その後の心筋梗塞発生度も高くなる。

腎機能が正常なときは、高濃度のリンを摂取すると（副甲状腺ホルモン［PTH］と繊維芽細胞増殖因子23［FGF23：リン抑制因子］の分泌が増加し）、

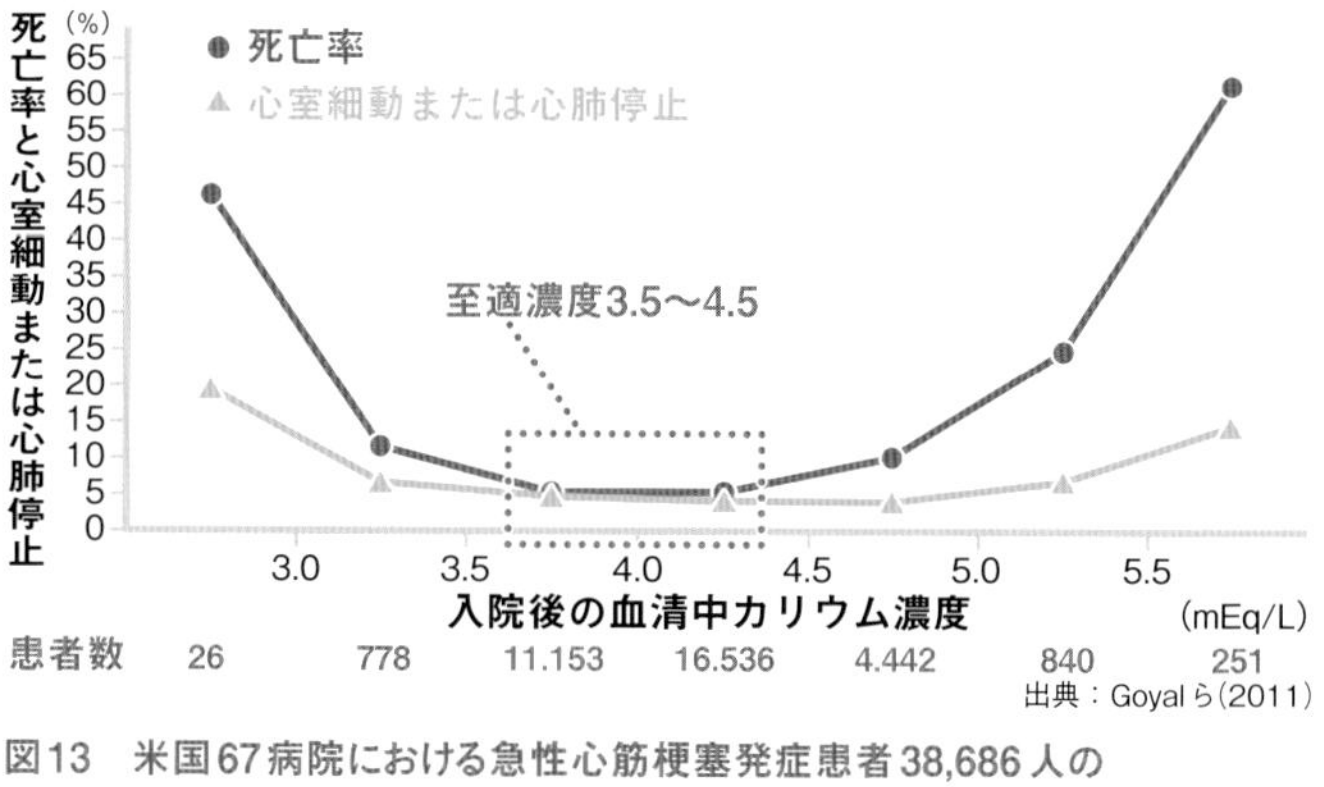

図13　米国67病院における急性心筋梗塞発症患者38,686人の2001年〜2008年間の死亡率等と血清中カリウム濃度

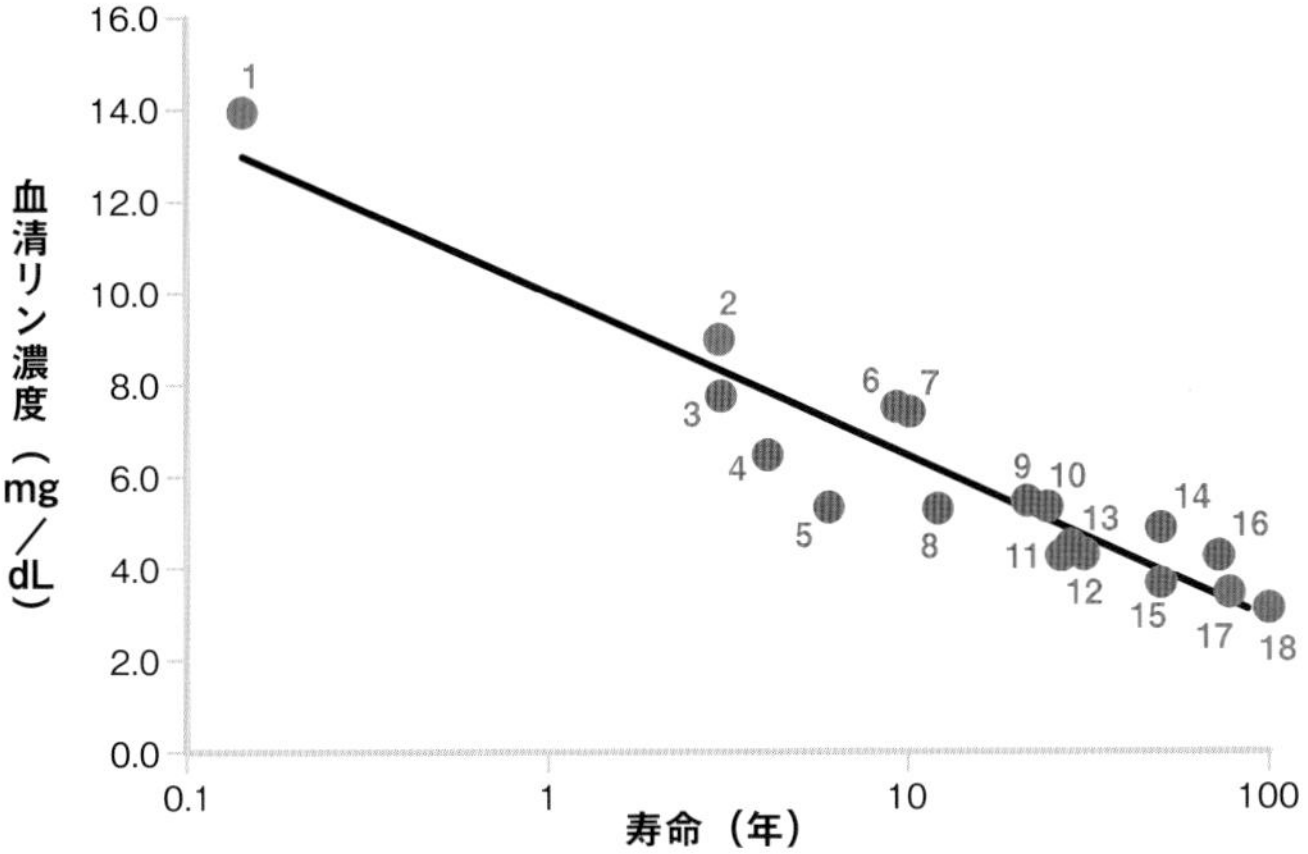

1.Klotho(-／-)マウス、2.マウス、3.ラット、4.ハムスター、5.スナネズミ、6.ヌートリア、7.ウサギ、8.モルモット、9.ブタ、10.リス、11.ヤマアラシ、12.ハダカデバネズミ、13.オオコウモリ、14.クマ、15.サイ、16.ゾウ、17.ヒト、18.ヒト(100歳以上の長寿者)

出典：Kuro-oら(2010)

図14　血清リン濃度と寿命の関係

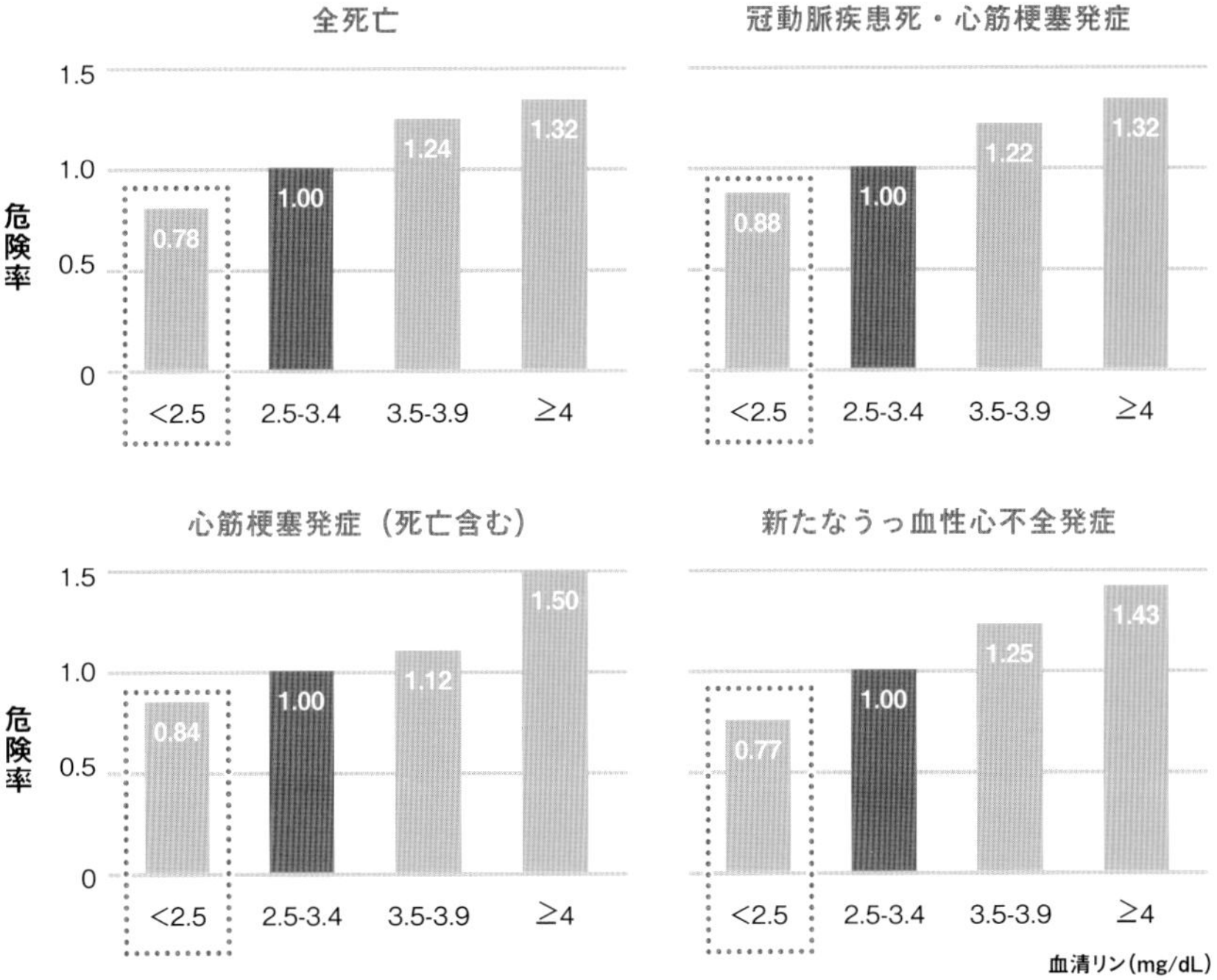

注：LDLコレステロール115-174mg/dLで急性心筋梗塞既往者4,127名を約60カ月追跡調査したCARE試験データを利用、調査期間中375名が死亡。

出典：Tonelliら(2005)

図15　冠動脈疾患患者の血清リン濃度と死亡リスク等

腎臓からのリン排出量が増え、血中のリン濃度を正常範囲に維持するように働く。しかし、腎障害の方はリン排出能も低下している。血液中にリンがたまると、人体はバランスを保つために骨からカルシウムを取り出すため、骨がもろく弱くなる。また、リン酸カルシウムが血管や腱、肺などに沈着して、動脈硬化や異所性石灰化（必要のないところに石灰化が起こること）が生じ、これらの機能が損なわれる。老化抑制遺伝子との関連については研究が進行中だが、『ミネラル摂取と老化抑制―リン研究の最前線―』（日本栄養・食糧学会、2014）が参考になる。

健康な農産物生産のためには土壌へのリンの過剰施用をやめたい。幸い野菜や穀物のリンは有機態リンがほとんどのため、体内への吸収率は20～50％だが、加工食品に含まれるリンは無機リンのため、そのほとんどが体内に吸収される。加工食品には大量の無機リンが添加物として使用されているが、使用量の表示義務はない。一般食品では魚介類、乳製品のリン含有率が高い。リン摂取量を減らすには、まず加工食品の摂取減が必要である（Ritzら、2012）。今までリンは無害と思われていたため、コーラ飲料にはクエン酸の代わりに値段の安い無機リン酸液が入っているものもある。腎臓の元気な若者は良いが、高齢者は気をつけた方が良い。

謝辞

本稿執筆には、膨大な量の海外文献を精読している。筆者一人でできるものではない。幸い、当社団法人は、ベジタリア（株）の小池聡社長が設立し、理事として医師で上級野菜ソムリエとして御活躍なさっている宮田恵先生を推薦下さり、就任していただいている。そして、宮田先生は、農林水産省の硝酸性チッ素の機能性成分としての採択結果を誰よりも早く筆者に知らせて下さり、野菜ソムリエ協会での講演機会も与えて下さった。また、小池社長には英文論文を精読下さる2名のアルバイト職員の雇用経費を出していただいている。本稿執筆は2人の優秀な翻訳者（白川仁子さん、松井聡子さん）のおかげであり、また、有料にもかかわらず、月1回の論文精読セミナーに毎回参加下さる霧島天然水販売（株）の加藤諭《いさむ》社長の熱意のおかげも大きいことを記し、心より御礼申し上げる。

※本文中の引用・参考文献は198ページ参照。

4章

機能性を高める栽培技術

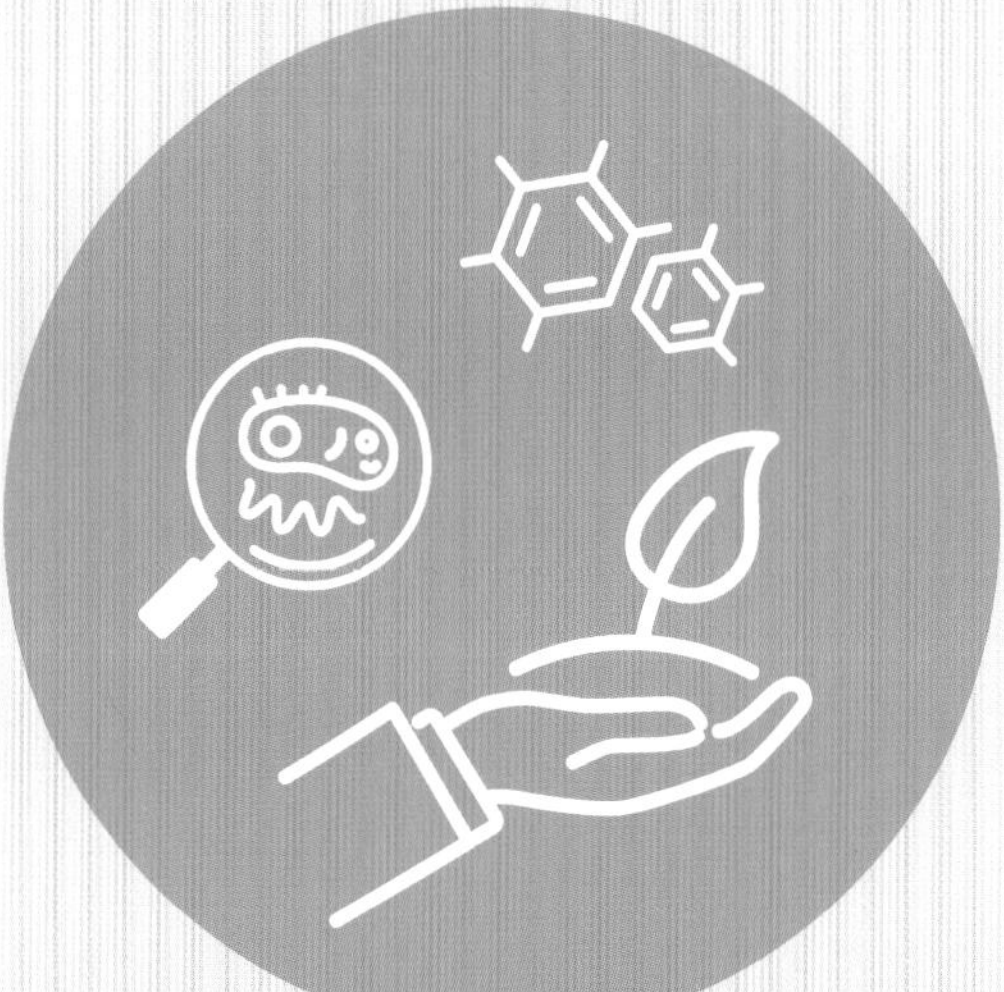

機能性を高めるための品種・栽培技術

タキイ種苗は1993年頃から、近い将来の超高齢化や健康寿命の引上げ、若年層の野菜摂取不足への対応など需要変化を見越して、健康維持機能をもつ成分を多く含み、なおかつ食味に優れた「機能性野菜」の研究プロジェクトをスタートさせた。研究開発の結果、主に色素成分に含まれる機能性成分を多く含む野菜品種の育成に成功。2010年には「ファイトリッチ」シリーズと命名し、2014年から本格的に機能性成分をアピールして苗や種子の販売を開始した。

現在、シリーズ単体での販売や、「ファイトリッチ」で売り場を形成されるなど普及が広がっている。

リコピン

フルティカ®

農林水産省登録品種
(登録名：タキイミディ195)

「フルティカ®」(写真1)は果重40~50gの中玉トマトで、発売以来絶大な人気を誇っている。その理由は何といっても中玉品種で最高レベルの〝甘さ〟と、後半まで草勢が強く、病気や裂果に強い〝作りやすさ〟にある。リコピン含量は、弊社従来の大玉トマト(「ホーム桃太郎EX」)と比較して約2倍以上を含む(図1)。それらの特性をさらに生かすための栽培要点を紹介しよう。

タキイ種苗株式会社

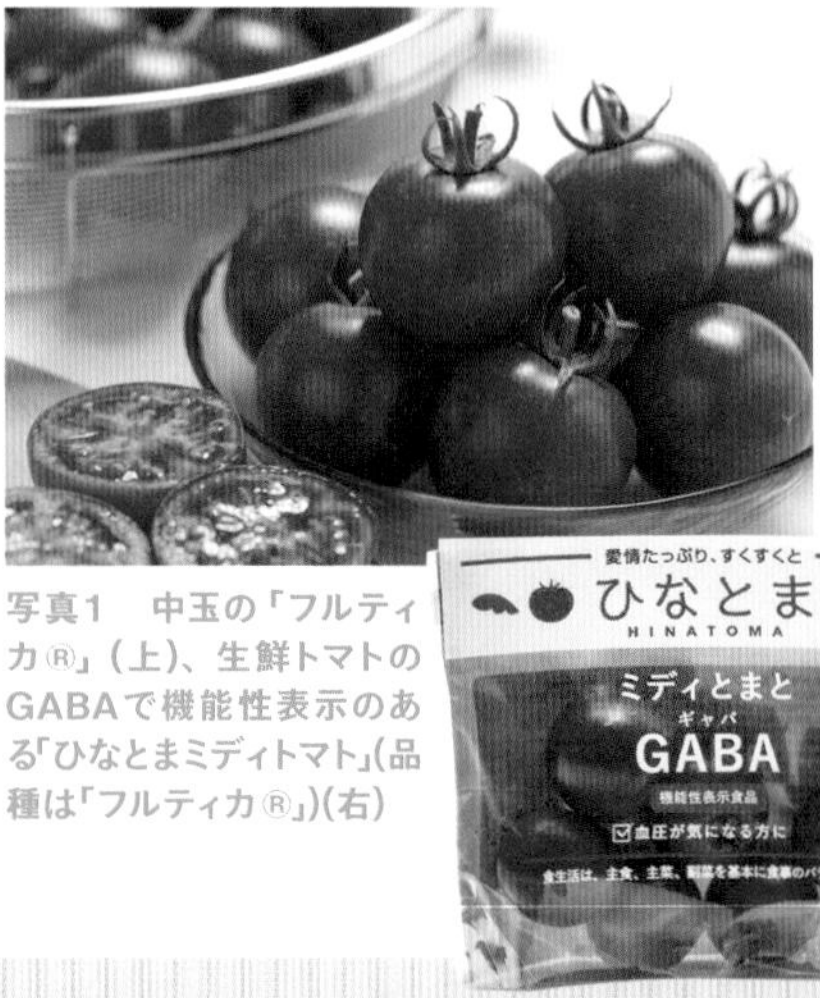

写真1　中玉の「フルティカ®」(上)、生鮮トマトのGABAで機能性表示のある「ひなとまミディトマト」(品種は「フルティカ®」)(右)

機能性成分を生かす栽培

① 果実全体を赤く着色させてリコピン含量低下を防ぐ

「フルティカ®」にはショルダーグリー

ン〈SG：果実の肩〈花柄の周辺部分〉が濃い緑色になること〉があるが、チッ素過多での生育や乾燥条件下で濃くなる傾向にあり、SGが濃くなりすぎると着色するまでに時間がかかる。高温期において果実への直射日光で果皮温度が35℃以上になると、赤い色素であるリコピンが生成されず、黄色のまま赤く着色しない場合がある。対策としては、追肥型の肥培管理が有効だ。10a当たりの元肥はチッ素成分量で5～10kgとし、有機肥料主体にすることで栽培初期のチッ素過多を防ぐ。追肥は4段目の開花期からスタートし、各段開花の度に10a当たり0・5kgが適量である。

また5～8月の強日射時期に収穫となる作型では日中遮光をしたり、果実を覆う葉の摘み取りを控えたりすることで、日光が直接果実に当たらないようにする。さらに、少量多回数の潅水を心掛け、適度の土壌水分を常に保つことで極度の乾燥を防ぐ。

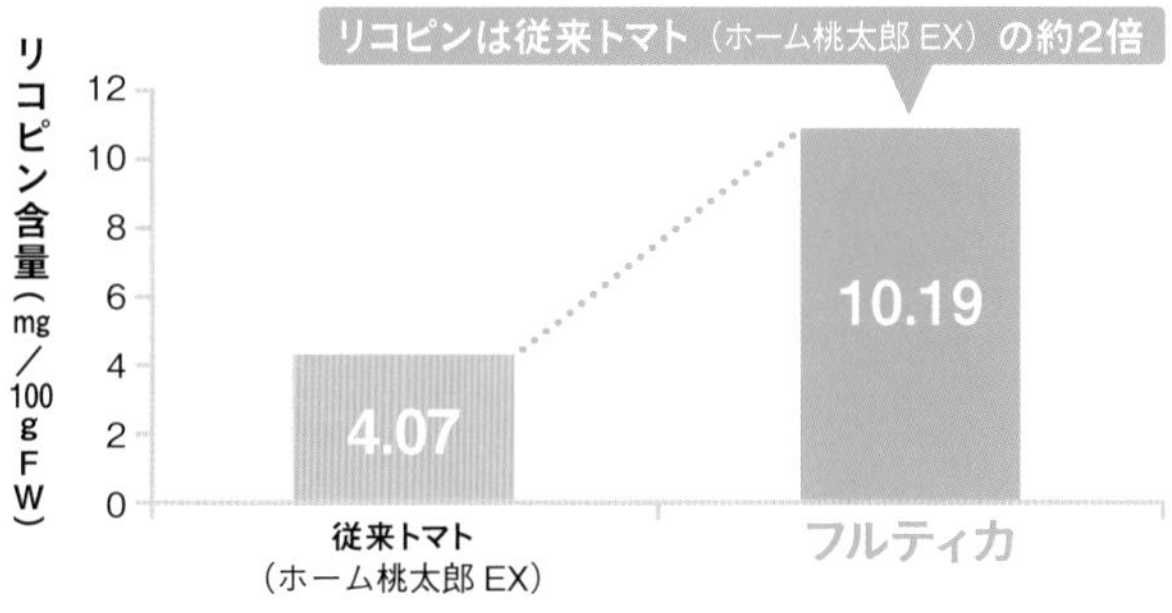

栽培地：当社研究農場（滋賀・雨よけハウス）3月播種、6月収穫　**試験依頼先**：一般財団法人日本食品分析センター（成分の数値は、栽培条件により変動する可能性があり、栽培での結果を保証するものではない）
※データの無断転用を禁止する

図1　リコピン含量の比較

② 花数過多による小玉果の発生要因

「フルティカ®」は初期草勢が強くなりがちだが、強勢時や高温期に分化した花芽は多くなりやすく、通常8～12程度の花数が20花程度になることがある。その場合、花房先端の果実は肥大が劣り15～20g程度にしかならないので摘果が必要となる。一般に3～4段花房開花時期に吸肥力が最大化し、その時期に分化した6～7段花房の花数が増加する。そこで3～4段花房開花時期までは潅水量を抑えることで草勢を調節する。その後潅水量を増やし、追肥を始めることで草勢を維持していく追肥主体の栽培管理がよい。また7～8月の高温時期の栽培には、ハウス内温度を下げるために遮光資材や換気を効果的に行う必要がある。

京くれない®

ニンジンはβ-カロテンを豊富に含

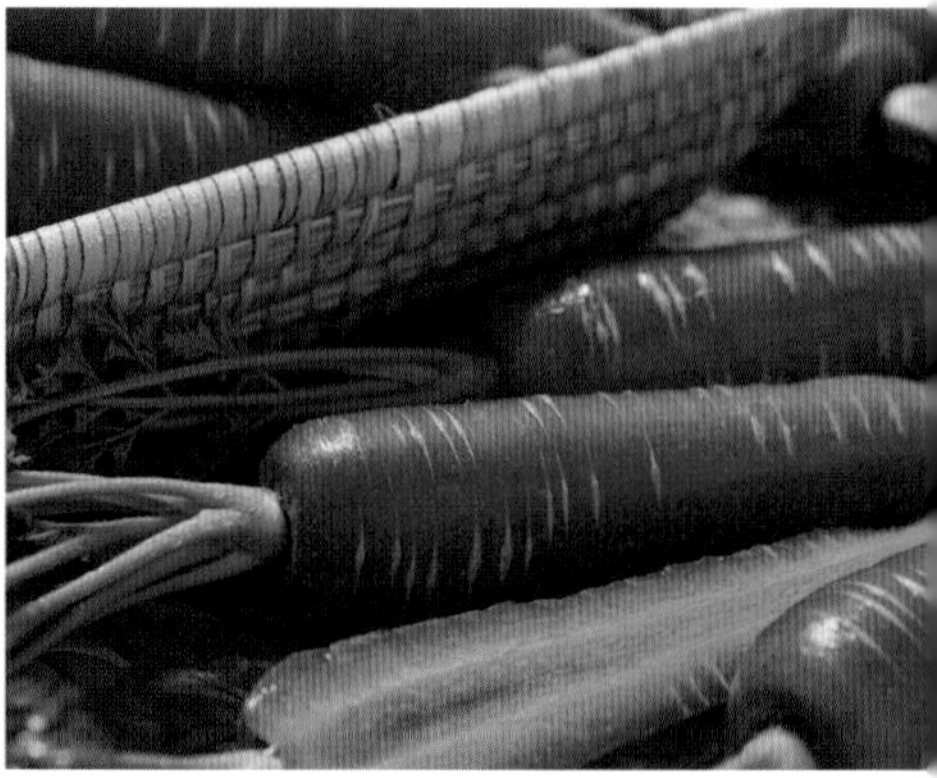

写真2　ニンジンの「京くれない®」

んだ緑黄色野菜であり、様々な料理に欠かすことのできない野菜のひとつ。西洋ニンジンといえばオレンジ色だが、金時ニンジンは赤色で、最近では黄色や紫色のニンジンを目にすることも珍しくない。様々な色のニンジンがそれぞれもっている機能性成分は異なり、赤色はリコピン、オレンジ色はカロテンである。「京くれない®」（写真2）は鮮やかな赤色の根色が特長で、金時ニンジンのリコピンと五寸ニンジンのカロテンの両方をバランスよく含んだ品種である。したがって、この両方を摂取できる「京くれない®」は、一度に2つの成分が摂取でき（図2）、青果用途だけでなくジュースとしても利用されている。なお、本種は「抗酸化成分の高いニンジン」育成方法に関する特許を取得している。

機能性成分を生かす栽培

適期播種を心掛ける

おすすめの播種期は一般地で8月上中旬。「京くれない®」の特長である根色を十分に着色させるためには、生育後半にしっかりと低温にあてることが重要である。そのため、あまり早い時期の播種は着色不良の原因となる。また、遅まきの場合は十分な生育期間が得られないため大きくなりきれず、収穫サイズに到達できない場合がある。さらに冷涼地の夏まき栽培においては極端な早まきは抽苔する危険があるため、適期播種を心掛けたい。

生育がじっくりしているニンジンにとって肥培管理は重要だ。生育初期の肥料が多過ぎると地上部の生育が旺盛

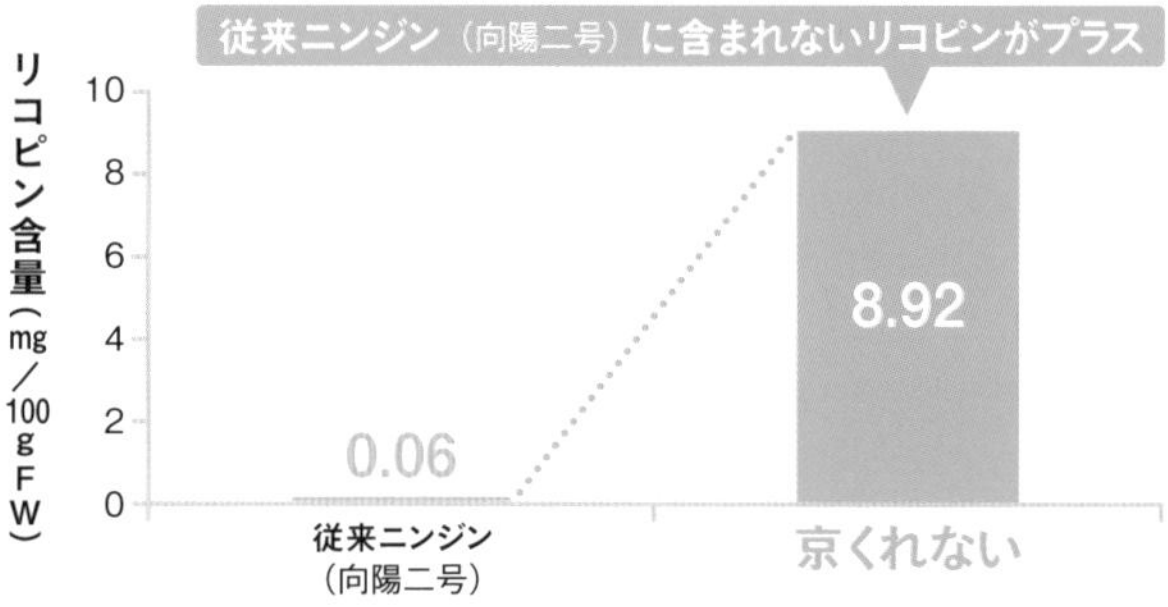

栽培地：当社研究農場（滋賀・露地）8月播種、1月収穫　**試験依頼先**：一般財団法人日本食品分析センター（成分の数値は、栽培条件により変動する可能性があり、栽培での結果を保証するものではない）
※データの無断転用を禁止する

図2　リコピン含量の比較

になり過ぎて根部の肥大はもちろんのこと、機能性成分の低下を招く。緩効性肥料の利用や、追肥型の肥培管理を基本に地上部と根部をバランスよく生育させることがポイントである。また、亜リン酸資材などの葉面散布剤を適宜活用し、生育後半まで地上部の健全さを保つことが機能性成分のアップにつながる。

カロテン

オレンジ千果《ちか》

農林水産省登録品種（登録名：TTM059）

近年では、トマトで品種改良が進み、色や形が多様化した。中でもミニトマトは、ひと口サイズの食べやすさと、大玉以上の甘さで人気である。ミニトマトの色味は赤色が中心だが、さらなる色味が加わることで需要の喚起が期待できる。そこで、リコピン豊富なファイトリッチシリーズのミニトマト「千果」シリーズの果色追加として、カロテン含量が従来のミニトマト（「CF千果《ちか》」）より約3倍豊富な「オレンジ千果《ちか》」（写真3・図3）を販売した。赤色ミニトマトとセットでリコピンとカロテンを効率よく摂取できる。

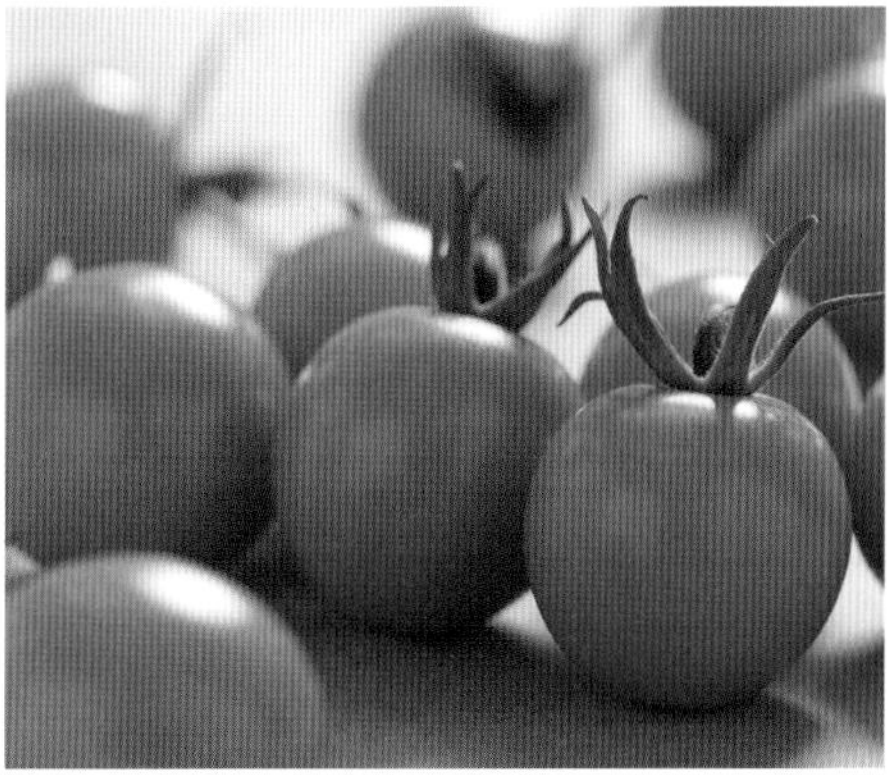

写真3　ミニトマトの「オレンジ千果」

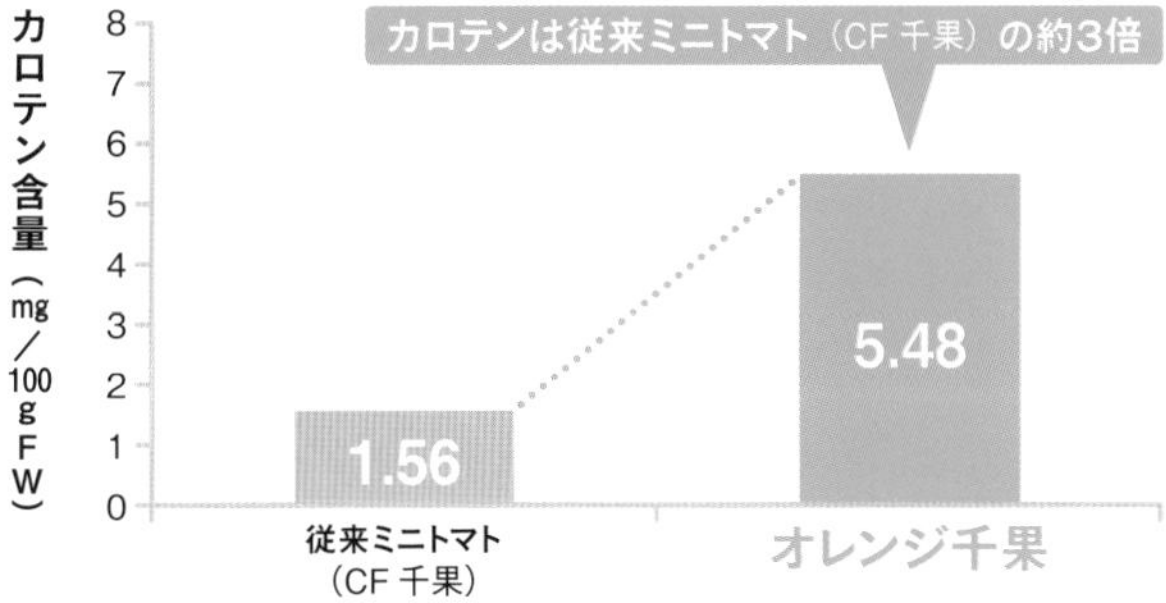

栽培地：当社研究農場（滋賀・雨よけハウス）3月播種、6月収穫　**試験依頼先：**一般財団法人日本食品分析センター（成分の数値は、栽培条件により変動する可能性があり、栽培での結果を保証するものではない）
※データの無断転用を禁止する

図3　カロテン含量の比較

機能性成分を生かす栽培

栽培の基本は赤色ミニトマトと同様

基本的な栽培は通常ミニトマトに準

ずる。元肥量はチッ素成分で10ａ当たり5〜10kg、有機物や緩効性肥料を主体に、追肥重点型の肥培管理を行う。着果数は赤色の「CF千果」と比較すると若干少なくなるため、草勢は「CF千果」よりもおとなしめに栽培していただくのがよいだろう。おとなしいからといって無理に追肥する必要はなく、追肥の開始時期は4〜5段の花房開花時期を目安とし、各段開花の度に10ａ当たり0・5kgを施す。

　裂果や裂皮は収量や品質を低下させる。高温期の対策として、遮光資材を用いてハウス内の温度上昇を防ぐ。低温期には、早朝加温や循環扇の利用、ハウス換気による湿度管理を徹底する。下降気温期では、急な冷え込みや冷風による果皮の硬化を防ぐため、ハウス側窓の開閉を含めた対応も必要だ。また、土壌の乾湿差を小さくするために、少量・多回数での潅水を心掛ける。

ケルセチン

ケルたま®

タマネギは昔から健康野菜の代表として知られている。例えば、古代エジプトでは、ピラミッドの建設に従事する労働者の食料として支給されるなどしていた。弊社では、このタマネギに多く含まれるケルセチンに注目し、従来の秋まき品種（「ネオアース」）の約2倍の含有量を目標に育成に取り組み、「ケルたま®」（写真4・図4）を開発した。熟期は晩生で玉の締まりが良く、貯蔵中の萌芽や尻部の動きが遅いため、長期貯蔵に向く。

　生で食すると辛みがあるが、加熱調理することで本来の甘みが引き立つ。また、タマネギに含まれるケルセチンは水溶性で、加熱にも安定しているので、煮たり炒めたりしても機能性はほとんど変化しない。そのためスープや

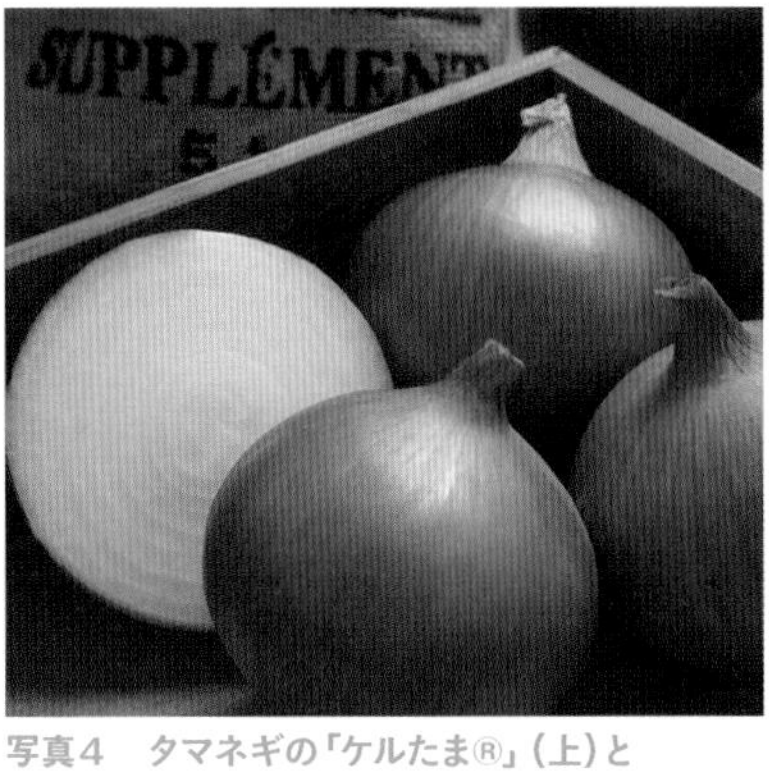

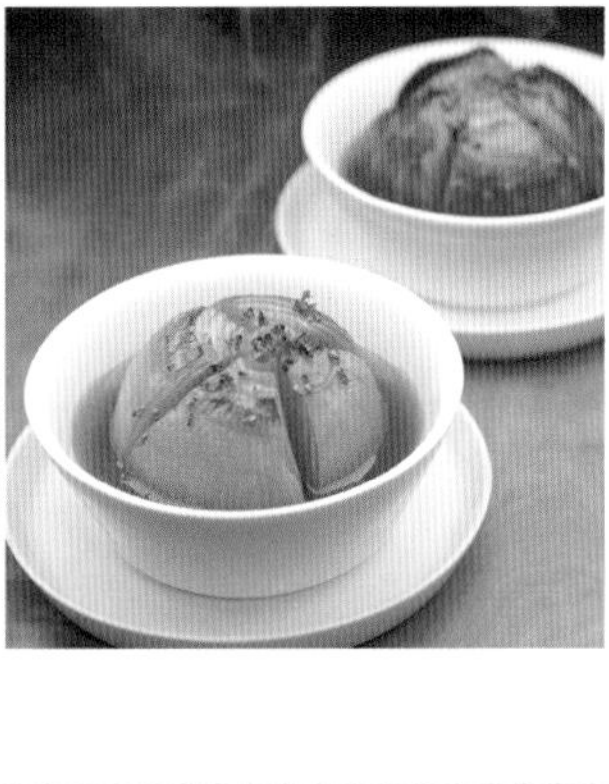

写真4　タマネギの「ケルたま®」（上）と調理例（右）

味噌汁などの煮物料理で食べることでより吸収されやすく、美味しくいただくことができる。

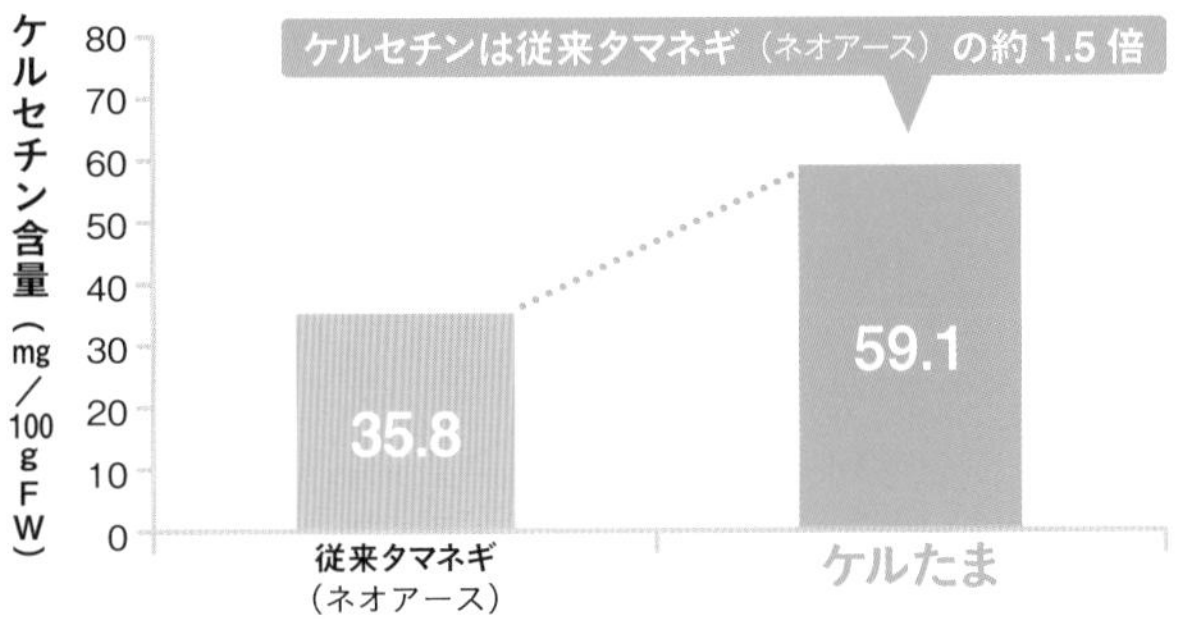

栽培地：当社研究農場（滋賀・露地）９月播種、６月収穫　**試験依頼先**：一般財団法人日本食品分析センター（成分の数値は、栽培条件により変動する可能性があり、栽培での結果を保証するものではない）

※データの無断転用を禁止する

図4　ケルセチン含量の比較

機能性成分を生かす栽培

的確な追肥で、順調な肥大を促す

施肥量は地域の気候や土質によって異なるが、効かせたいタイミングに合わせた施肥設計が重要である。元肥は全チッ素量の約半分を投入し、残りを追肥として施用する。追肥は3回に分けて行い、一般地では1回目を1月上旬に、2回目を2月上中旬に施し、止め肥は3月中旬頃に施用する。多肥や止め肥の遅れは熟期が遅れるだけでなく、玉締まりが悪くなり、食味や成分、貯蔵性も悪くなるので注意が必要だ。貯蔵性を高めるには、玉が充実してから収穫する。おおよそ倒伏ぞろいの約1週間後がめどになる。早どりは肩落ちや貯蔵性の低下を招き、遅どりは品質の低下や病害の原因となるので注意していただきたい。

ルテイン

弁天丸®

「弁天丸®」（写真5）は、ホウレンソウ特有のアクが少なく、甘みをもった個体の選抜を重ねて誕生した品種である。カロテノイドの一種であるルテインを従来ホウレンソウ（「オーライ」）の約1・5倍含み（図5）、特に冬場の露地栽培では甘みと成分が一段と増加するという特長がある。品種の特徴

写真5　ホウレンソウの「弁天丸®」

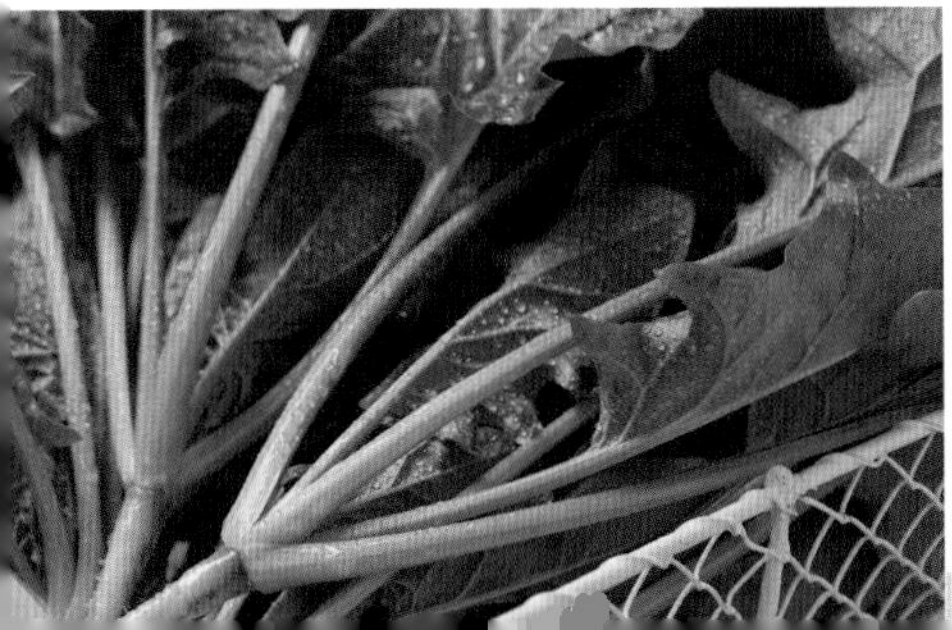

としては、草姿が立性で葉柄がしなやかなため、多くの時間を要する収穫調製作業において省力化を図ることができる。また凍害による「軸割れ」にも強いため、冬どり栽培に適する。

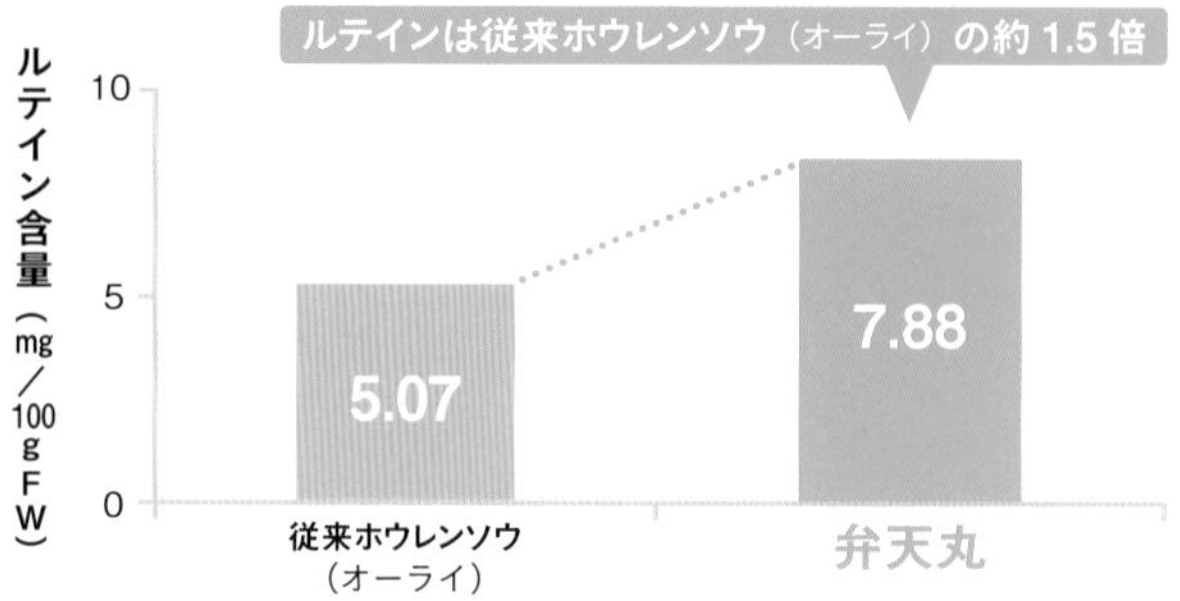

栽培地：当社研究農場（滋賀・露地）10月播種、12月収穫　**試験依頼先**：一般財団法人日本食品分析センター（成分の数値は、栽培条件により変動する可能性があり、栽培での結果を保証するものではない）

※データの無断転用を禁止する

図5　ルテイン含量の比較

機能性成分を生かす栽培

厳寒期栽培で、より成分を高める

「弁天丸®」は耐寒性が優れているため、最も特性を発揮する作型は一般地露地栽培の12月中旬~2月中旬収穫だ。また、農研機構・東北農業研究センターの研究では、寒締め栽培（草丈を収穫サイズにした状態で低温に2~3週間さらす栽培）をすることによって、さらにルテインの含量も増加することが示されている。「弁天丸®」はもともと高ルテインの品種だが、寒締め栽培によりさらに成分量の増加が期待できるため、おすすめの栽培方法である（寒締め栽培における食味の向上・機能性成分の増加についての研究成果は、農研機構による）。この前後の作型では温度条件によって生育が速くなり、またルテイン量も減少する傾向があるのでご注意いただきたい。肥培管理については、比較的地力のある圃場を好むため、圃場条件によっては本葉が4枚展開した頃に追肥し、株張りを促すことが良作のポイントである。

アントシアニン

ワインドレス®

農林水産省登録品種
（登録名：TLE496）

生鮮サラダといえば、レタスのみずみずしい緑色が思い浮かぶ。レタスは生鮮サラダの価値を高めるだけでなく、栄養面でも大切な働きをしている。「ワインドレス®」（写真6）は赤ワインのような深みのある赤色のリーフレタスで、サラダを鮮やかに引き立てるとともに、従来の品種に比べて、赤色の着色面積が広く、葉肉が厚いレッドリーフである。ポリフェノールの一種であるアントシアニンの含有量が従来のレッドリーフ（「サマールージュ」）に比べて格段に多く（図6）、レタス類の「ファイトリッチ」としてシリーズに加わっている。

機能性成分を生かす栽培

① 通常のレッドリーフとしての栽培と出荷は避ける

トウ立ちは比較的早い品種なので、高温期の栽培は避け、適温期から低温期の作型で栽培を行うよう心掛けていただきたい。もともと生育がゆっくりで株張りのおとなしい品種であるため、若苗定植によって活着を促進するとともに、干ばつ時には生育が停滞しないように早めに潅水を行い、圃場を適湿に保つことも大事である。

栽培期間を通じてスムーズに生育させることが大切である。葉の赤色の着色程度、株張りや生育スピードが一般的なレッドリーフと異なるため、通常のレッドリーフとしての栽培や出荷は避けていただきたい。

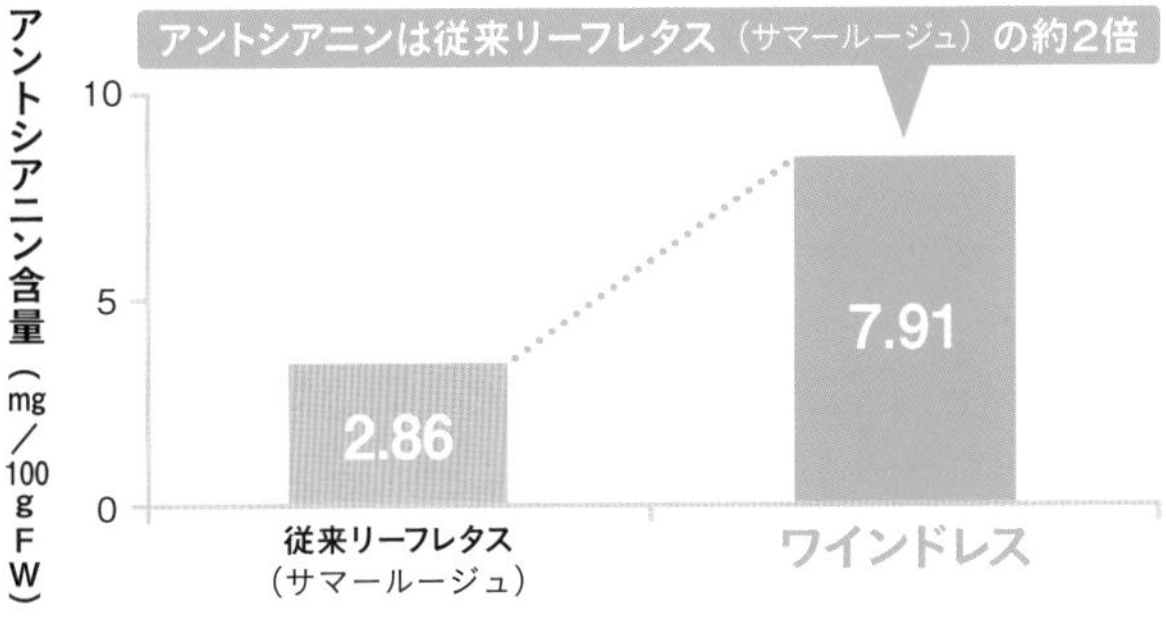

栽培地：当社研究農場（滋賀・露地）9月播種、11月収穫　**試験依頼先**：一般財団法人日本食品分析センター（成分の数値は、栽培条件により変動する可能性があり、栽培での結果を保証するものではない）
※データの無断転用を禁止する

図6　アントシアニン含量の比較

② 赤色を安定して発色させるためには

レッドリーフレタスの発色は、光、温度、水分によって変化する。播種適期を守り、日当たりの良い場所で、適度な水分を保って栽培することにより、さらに発色の安定した「ワインドレス®」の栽培が可能である。施肥量はチッ素成分で10㎡当たり100〜150gが目安である。

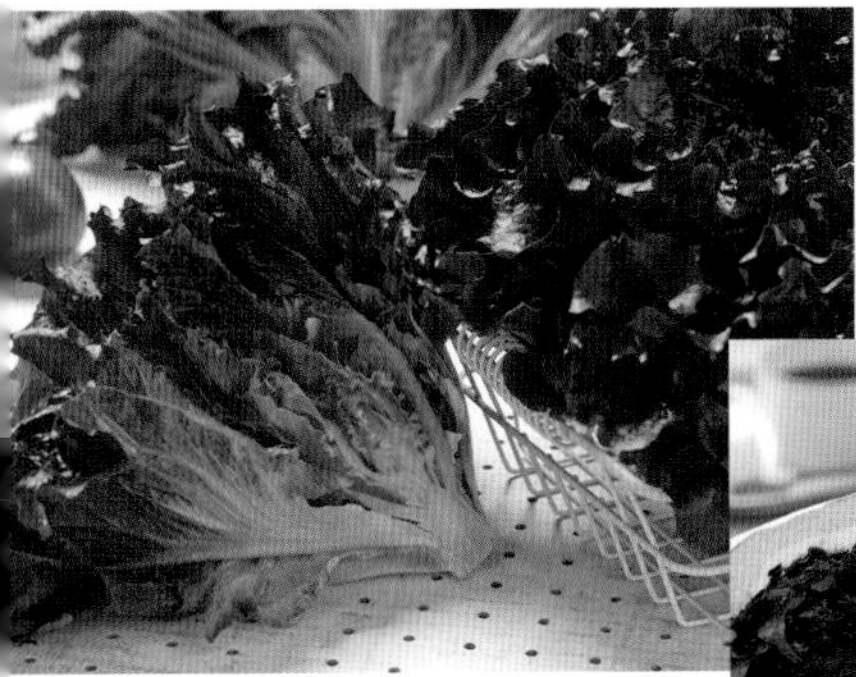

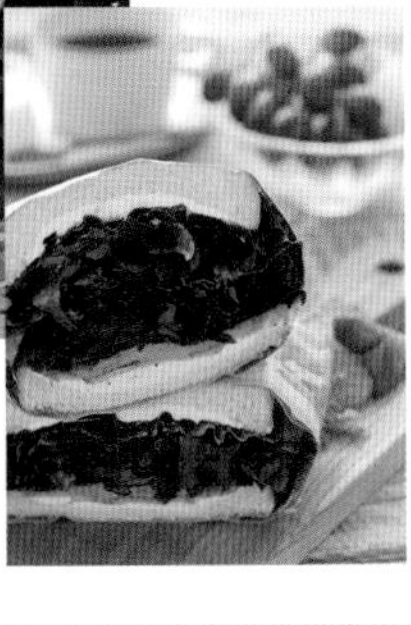

写真6　レッドリーフレタスの「ワインドレス®」（上）と調理例（右）

環境制御による高機能性・高付加価値野菜の栽培

秋田県立大学 生物資源科学部 教授
小川敦史

国民の健康の増進の総合的な推進を図るための基本的な方針として、厚生労働省により平成25年度から制定された「21世紀における国民健康づくり運動（健康日本21〈第2次〉）」では、1日に350gの野菜を摂取することが推奨されている[1]。この理由の一つとして、野菜から摂取できるビタミン、ミネラル、ポリフェノールなどの栄養成分の健康維持への重要性が挙げられる。しかし実際は、野菜の摂取量は1日平均276gであり[2]、1日の野菜摂取推奨量に到達していない。特に若年層において野菜摂取不足が顕著である。この問題を解決する手段の一つとして、ビタミン、ミネラル、ポリフェノールなどの栄養成分を現状より多く含む「機能性野菜」の開発は重要な研究課題である。一方で機能性とは異なるが、栄養成分を制御することで、一部の疾患を有している方が安全に食べることのできる野菜の開発も重要な研究課題である。

一般に農産物の機能性を変化させる手法としては、①交雑育種などによる品種改良、②遺伝子組換え技術、③栽培環境の制御が挙げられる（表1）[3]。品種改良による機能性付加のメリットは、「一度有用品種を育種すると、栽培条件に制約がないため普及が容易」なことである。日本では種苗会社を中心にいくつかの品種が開発され、市場で販売されている。一方で、品種育成に「コストと時間を要する」ことや「育種した品種に限定される」というデメリットがある。遺伝子組換え技術を用いた機能性付加のメリットは、自然界に存在しない機能性野菜を作り出すことである。遺伝子組換え技術を使用した機能性野菜として機能性成分を高めた野菜の他に、「食べるワクチン（経口ワクチン）」の実用化も期待されている[4]。一方で、「遺伝子組換え植物に対して社会的受容が十分ではない」、「現時点では隔離された場所でしか栽培できない」などのデメリットがある。

現在、日本では遺伝子組換え作物の商業目的の栽培は一部を除いて行われ

	品種改良	遺伝子組換え	栽培環境の制御
メリット	●一度品種を育種すると普及が容易	●自然界に存在しない機能性野菜を作り出すことができる	●比較的短期間に低コストで開発できる ●開発した栽培方法を様々な野菜に適応できる可能性がある
デメリット	●育種にコストと時間を要する ●育種した品種にしか適応できない	●開発にコストと時間を要する ●開発した品種にしか適応できない ●遺伝子組換え植物に対して社会的合意が得られていない ●現時点では隔離された場所でしか栽培できない	●付与できる機能性成分に限りがある
例	●高リコピントマト ●高β-カロテンニンジン ●高ケルセチンタマネギ	●高オレイン酸ダイズ（油用） ●ゴールデンライス（β-カロテン増強米）	●低カリウム含有量野菜 ●マルチビタミンB_{12}かいわれ ●亜鉛高含有量葉菜 ●鉄高含有量葉菜 ●カルシウム、マグネシウム高含有量葉菜

出典：文献（3）より改変引用

表1　高機能性野菜の作出方法とそのメリットとデメリット

ていないが、安全性が確認されている主に飼料用の遺伝子組換え作物および遺伝子組換え作物を用いた加工品（油など）は輸入されている。

栽培環境の制御手法を用いた機能性付加栽培法のメリットは、「比較的短期間に低コストで開発できる」ことや「開発した栽培方法を様々な野菜に適応できる可能性がある」ことである。一方で「付与できる機能性成分に制限がある」というデメリットがある。この手法を用いた機能性野菜の栽培には、光、温度、養液成分などの生育環境を厳密に制御することが必要であるため、近年安定供給や高い安全性、高い生産性などの点から注目されている植物工場での栽培が最適である。

また、現在は機能性野菜の作出において、ここで示した3つの手法が独立して行われている。しかし今後、例えば品種改良によって作出した機能性野菜を植物工場内で環境を制御して栽培することで、さらに機能性を高めるといったような手法を組み合わせた取り組みが進められることが予想される。

本稿では、栽培環境制御による機能性を付加する例として、栽培期間中の養液成分を制御することにより、生育を維持しながら植物体内の成分を変化させる栽培方法についての著者らの研究例を中心に紹介する。

鉄欠乏性貧血予防のための「鉄高含有量葉菜」

鉄欠乏性貧血は、世界中で最も深刻な健康上の問題の一つである[5]。世界の40億人以上が鉄欠乏、そのうち約20億人が鉄欠乏性貧血であり、世界保健機構（WHO）によれば、鉄欠乏症が栄養障害のうち最大のものである[6]。WHOによると、貧血は「単位容積の血液中に含まれているヘモグロビン量が基準値より減少した状態」と定義されている。鉄欠乏は貧血を発症させ、重篤な鉄欠乏の妊婦においては低体重児の出生、小児では発達の遅延等を引き起こす。

鉄欠乏症は、食物からの鉄供給不足や腸管吸収能力の低下、鉄需要の亢進、失血などに起因する(6)。1日の鉄の必要量は成人男性で7mg、成人女性で10・5mg、妊娠後期で約21mgが推奨されている(7)。WHOによる一般成人女性の貧血の基準であるヘモグロビン濃度（12g／dL未満）を適用すると、日本の成人女性の4人に1人は貧血状態にある。

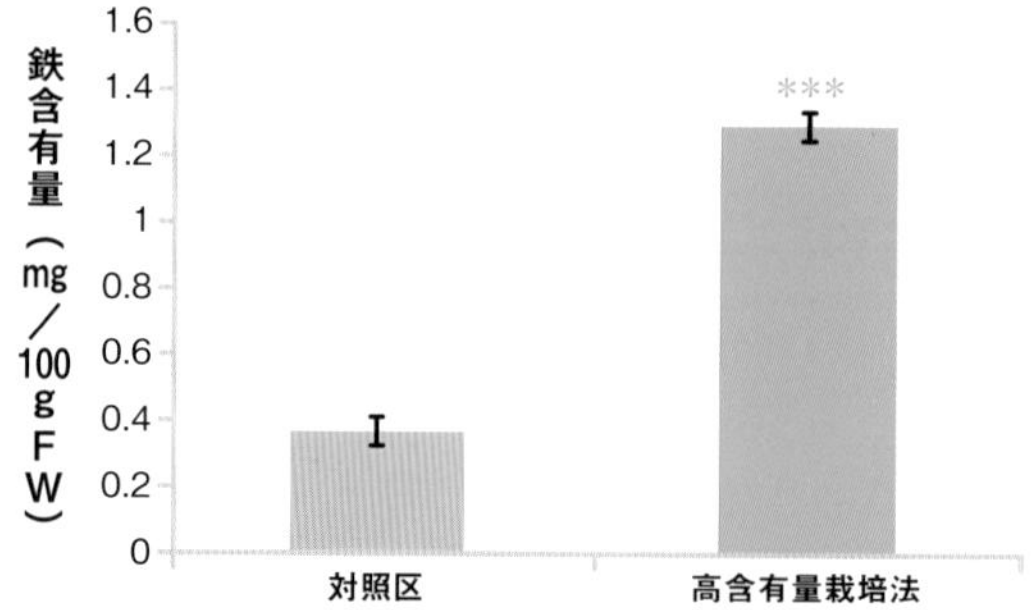

各値は、新鮮重100g当たりに含まれる鉄含有量を示す。図中の縦線は標準誤差を示す。***は、t検定で対照区と比較して0.1%水準で有意差があることを示す。

出典：文献(0)より改変引用

図1　リーフレタスにおける鉄高含有量栽培技術

また、1人1日当たりの鉄摂取量は減少傾向にある。1975年で13・4mgであったのが、2001年は8・2mg、2010年は7・4mgまで減少し、男性、女性とも必要量を満たしていない(2)。鉄摂取不足の改善策として、鉄欠乏に対する意識づけを図ることの他、食品に鉄を添加する方法が提唱されている。したがって、機能性植物の一種として、鉄含有量が高い植物ができれば、これらの問題を解決するために有効な手段の一つとなり得る。

鉄は植物の生育に必須な養分であるが、一方で、それらの過剰施肥は植物の生育障害を引き起こす。そこで栽培期間中の水耕液の鉄濃度を制御することで鉄の過剰障害を起こすことなく、可食部の鉄含有量が高い葉菜の栽培技術を確立した（図1）(8)。

骨折関節疾患予防のための「カルシウム・マグネシウム高含有量葉菜」

要介護者および要支援者の数は、平成29年度末現在で641万人であり、その数は高齢化社会の進展に伴い増加している(9)。要介護者等について、介護が必要になった主な原因について見ると、「認知症」が18・7%と最も多く、次いで「脳血管疾患（脳卒中）」15・1%、「高齢による衰弱」13・8%、「骨折・転倒」12・5%となっている(10)。

骨や関節、筋肉、神経などが衰えて運動器に障害が生じ、要介護や寝たきりになってしまうこと、またはそのリスクが高い状態を表す「ロコモティブシンドローム」が近年注目されている。ロコモティブシンドローム予防には、カルシウムやマグネシウムの摂取を通した骨形成の維持が重要である。

カルシウムやマグネシウムは植物の生育に必須な養分であるが、一方で、それらの過剰施肥は植物の生育障害を引き起こす。そこで栽培期間中の水耕液のカルシウムならびにマグネシウム濃度を制御することで、カルシウムやマグネシウムの過剰障害を起こすことなく、可食部のマグネシウムならびにカルシウム含有量が高い葉菜の栽培技術を確立した（図2）[11]。

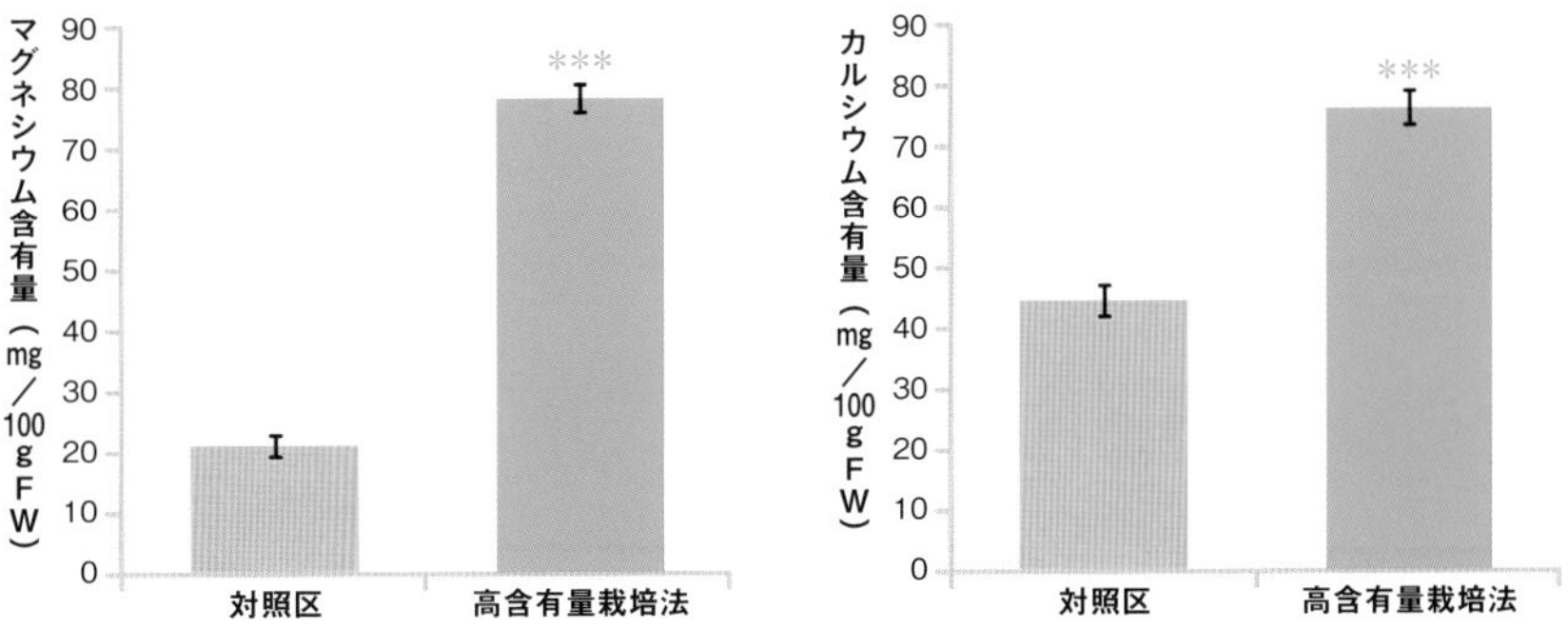

各値は、新鮮重100g当たりに含まれるマグネシウムおよびカルシウム含有量を示す。図中の縦線は標準誤差を示す。
＊＊＊は、t検定で対照区と比較して0.1%水準で有意差があることを示す。
出典：文献（11）より改変引用

図2　リーフレタスにおけるマグネシウム（左）およびカルシウム（右）高含有量栽培技術

亜鉛欠乏症予防のための「亜鉛高含有量葉菜」

亜鉛は人の必須元素の一つであり、不足すると皮膚炎や味覚障害、慢性下痢、低アルブミン血症、汎血球減少、免疫機能障害などを引き起こす。または、生活習慣病である糖尿病のリスクが高まることが報告されている[12]。また、生体にて唯一の血糖降下作用を示すホルモンであるインスリンは、膵β細胞から分泌される。膵β細胞は生体内で最も高い亜鉛含有量を示すため、亜鉛と糖尿病の関係は以前から関心が集まっていた[13]。さらに、高齢者においては摂取量不足、腸管の吸収率低下、生活習慣病の合併などによって亜鉛欠乏症が多いことが知られているが、これが原因となり床ずれ（褥瘡《じょくそう》）の発生と悪化をもたらすことが明らかとなっている[14]。このように亜鉛欠乏状態は、様々な病気の原因となる。

近年の日本人をはじめとする食生活の変化は、食物からの亜鉛の摂取量の低下をもたらしている。日本における18歳以上の日本人成人の亜鉛摂取量は1日当たり男性が7・9〜8・9mg、女性が6・6〜7・3mgであり、「日本人の食事摂取基準」の推定平均必要量である1日当たり男性9〜10mg、女性7〜8mgを下回っている[2]。このことは、日本人成人の半数以上は亜鉛摂取不足のリスクが高く、1日当たりの亜鉛摂取推奨量（成人男性11〜12mg、女性9mg）程度にまで亜鉛摂取量を増やすのが望ましい状態であることを意味している。また世界的に見ても、約15億人が亜鉛欠乏状態にあると報告されている[15]。

このような問題を解決するための手段としては、農作物の可食部分に蓄積する亜鉛の量を増やすことによって、十分な亜鉛の摂取量を確保することが考えられる[16]。この技術が実用化されれば、現実的な野菜の摂取量で亜鉛の必要量を確保することが可能になり、亜鉛摂取量不足の問題の解決につなげることが期待できる。

亜鉛は植物の生育に必須な養分であるが、一方で、それらの過剰施肥は植物の生育障害を引き起こす。そこで栽培期間中の水耕液の亜鉛濃度を制御することで亜鉛の過剰障害を起こすことなく、可食部の亜鉛含有量が高い葉菜の栽培技術を確立した（図3）[8]。

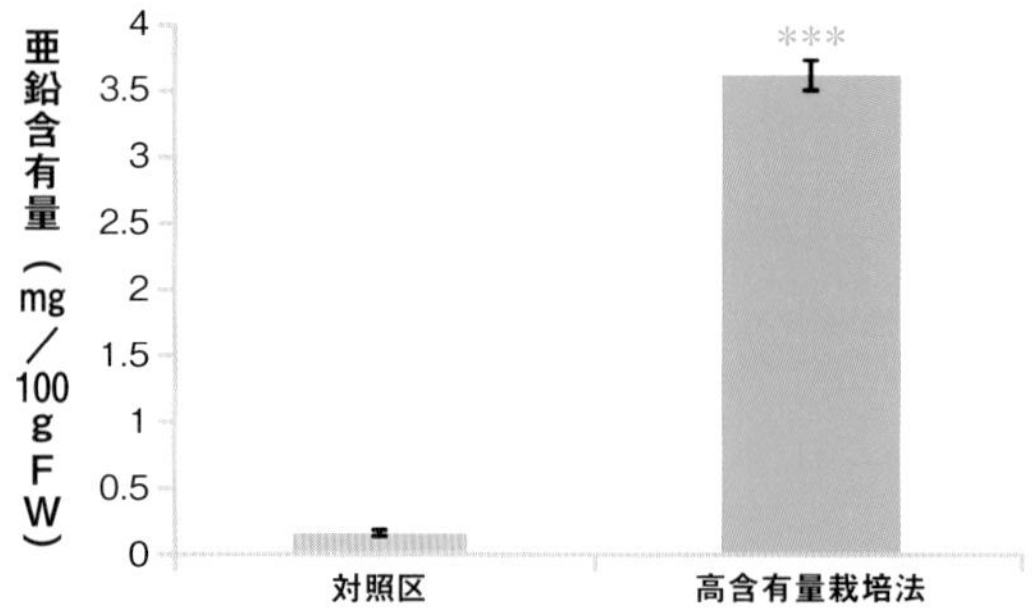

各値は、新鮮重100g当たりに含まれる亜鉛含有量を示す。図中の縦線は標準誤差を示す。***は、t検定で対照区と比較して0.1％水準で有意差があることを示す。

出典：文献(8)より改変引用

図3　リーフレタスにおける亜鉛高含有量栽培技術

腎臓病患者のための「低カリウム含有量野菜」

ここまでに示した3例は、水耕栽培期間中の水耕液の組成を制御することにより、成分を増加させることを目的としたものである。ここでは、水耕栽培期間中の水耕液の組成を制御することにより、成分を減少させることを目的とした腎臓病患者のための低カリウム含有量野菜の栽培方法について紹介する。

２０１０年時点で、世界の腎臓病透析患者数は約２１６万人であり[17]、日本では2016年末で腎臓病透析患者数は約33万人である[18]。腎臓病は自覚症状が少ないため、その予備群を含めると世界では数百万から数千万人いると推測されている。さらには、透析に至る原疾患の中で糖尿病性腎症の割合が増加しており、食生活の変化に伴う世界の糖尿病患者数の増加を鑑みると、今後も世界の透析患者数が増加することは容易に想像される[19]。

腎臓病透析患者は体内のカリウムを十分に排出することができないために、カリウムの摂取制限を行わないと不整脈により心不全を起こす可能性がある[20]。そのため、腎臓病透析患者は1日のカリウム摂取量を1500〜2000㎎に制限されている[21]。カリウムは食事から体内に摂取され、特に日常で私たちが食べている野菜には多くのカリウムが含まれている。そのため腎臓病透析患者は野菜の生食は極力控え、野菜を摂取する際には水にさらしたり茹でたりしてカリウムを除去する必要がある。野菜を水にさらす、または茹でる方法を用いると、カリウム含有量をある程度減少させることはできるが、カリウムを完全に溶脱できるわけではない。また、水にさらしたり茹でたりすることにより、カリウム以外のミネラルや水溶性ビタミンが溶脱したり分解したりしてしまう。

さらに野菜には多くの食物繊維が含まれるが、腎臓病透析患者は野菜摂取が制限されているため食物繊維不足になる。その結果、透析患者は便秘の頻度が高く下剤を服用しているケースも多く、その割合は高齢になるとともに増加する[22]。

透析患者を含む慢性腎臓病患者の食物繊維摂取量の違いが、炎症反応(C－反応性蛋白)や死亡率に関係していることが報告されている[23]。このように野菜摂取を制限することによる弊害が多くある。

このような腎臓病透析患者の食生活を踏まえると、従来のものと比較してカリウム含有量が少ない「低カリウム含有量野菜」が有用であると考えられる。一方で、カリウムは窒素、リン酸と並ぶ植物の三大栄養素の一つである。したがって、カリウムの施肥量を減らすと野菜の生育障害が起きる。

そこで著者らは、栽培期間中の水耕液のカリウム濃度を制御することで、カリウム欠乏による生育障害を起こすことなく、かつ通常の栽培方法で栽培したものよりカリウム含有量を1／4程度に抑えた葉菜類の栽培方法を確立した(図4)[24,25]。

この他、果菜であるトマトにおいても低カリウム化が可能であることを明らかにした[24])。さらに、根菜[26]やメロン[27]などでも低カリウム化が可能であることが明らかになっている。

おわりに

平成27年4月より「機能性表示食品」制度が開始され、これまでの機能性を表示できる食品に求められてきた「特定保健用食品」（特保）とは異なり、機能性表示に至る段階が容易になった。そのため、付加価値をもつ高機能性野菜が今後注目されることが予想される。その際、栽培という「農学」の視点だけでなく、それがどのように身体に影響を及ぼすかという「医学」や「栄養学」など、分野横断的に幅広い視点から消費者にわかりやすく高機能性野菜をアピールしていく必要がある。

※本文中の引用・参考文献は196ページ参照。

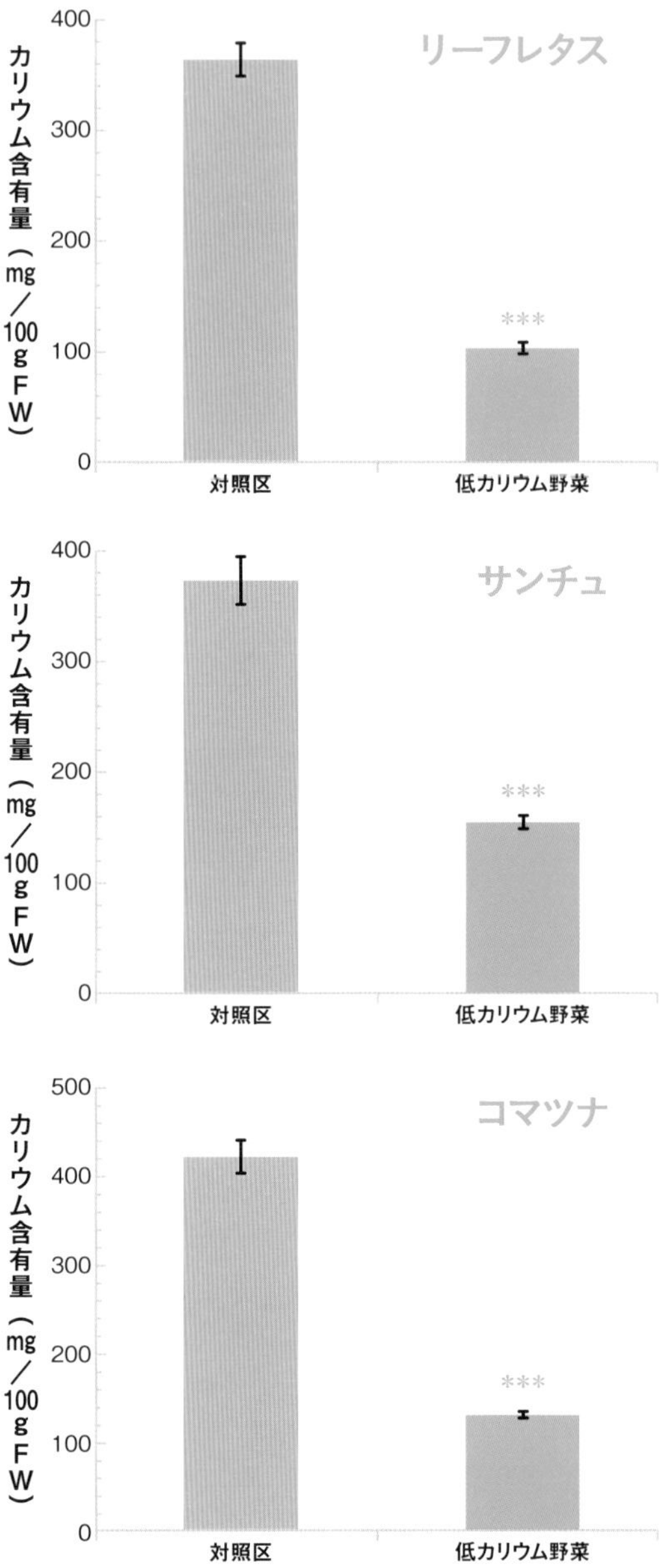

各値は、新鮮重100g当たりに含まれるカリウム含有量を示す。図中の縦線は標準誤差を示す。＊＊＊は、t検定で対照区と比較して0.1％水準で有意差があることを示す。

出典：文献（24）より改変引用

図4　リーフレタス、サンチュ、コマツナにおける低カリウム野菜栽培技術の効果

宮城県産「ちぢみほうれんそう」機能性表示販売に向けた取り組み

宮城県農業・園芸総合研究所
野菜部 イチゴチーム
尾形和磨

宮城県では、特色ある地域野菜として、開張性品種のホウレンソウを冬季の寒気にさらして糖度を高めた「ちぢみほうれんそう（寒締めほうれんそう）」が生産されている。宮城県での「ちぢみほうれんそう」の生産は、降雪の多い内陸部ではパイプハウス無加温栽培で行われ、降雪の少ない沿岸部では露地栽培で行われており、東松島市（旧矢本町）、登米市（旧豊里町）、仙台市（中田地区、六郷地区）で生産が盛んである。作型は9月下旬まきの露地栽培が主流で、12月から翌年2月まで収穫される（写真1）。

宮城県全体の「ちぢみほうれんそう」出荷数量は123t、販売金額は7344万円（平成26年度）となっている。「ちぢみほうれんそう」は葉柄糖度8度（Brix）以上と出荷規格が定められており、通常のホウレンソウよりも1～2割程度高値で販売されるが、生産者の高齢化、ユキナ及びコマツナの作付増加に伴い、生産面積は減少傾向である。また、北海道及び北関東地域でも作付が拡大しており、さらなる高品質化や差別化を図ることが市場からも求められている。

平成27年に始まった「機能性表示食品」制度により、これまで特定保健用食品（トクホ）と栄養機能食品にしか許可されていなかった機能性（健康を維持・増進する働き）が生鮮食品でも

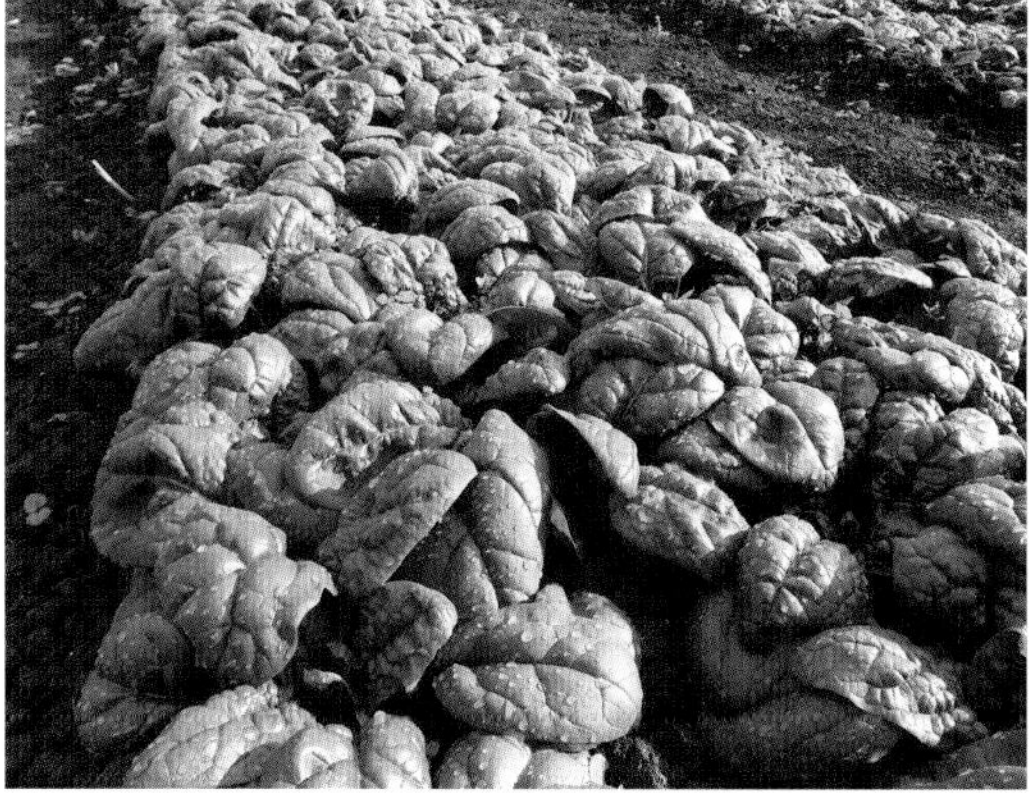

写真1 ちぢみほうれんそう圃場（露地秋まき作型）

表示できるようになった。

そこで、機能性表示販売を通じて、他産地との差別化、販売単価向上を図るため、「ちぢみほうれんそう」に多く含有されるルテインに着目した試験研究を行った。生鮮物特有の成分含有量のばらつきに係る要因を明らかにし、ホウレンソウのルテイン含有量の安定化に向けた栽培管理技術を開発した。研究成果をもとに、宮城県内農業生産法人が全国初の生鮮ホウレンソウの機能性表示販売を開始することができたので報告する。

1 寒締め栽培がルテイン含有量に及ぼす影響

寒締め栽培は、ホウレンソウやコマツナのような葉菜類において収穫期に低温遭遇させ、糖度を高める栽培技術である。パイプハウスでの無加温栽培の場合、ホウレンソウが収穫可能なサイズに達した段階でハウスの側面を2週間程度開放し、出荷規格まで糖度を高めて出荷を開始する。寒締め栽培は、品質の向上効果だけでなく、低温で生育が緩慢になることから一斉収穫する必要がなく、労働力に応じて順次出荷を継続できるメリットもある。

寒締め栽培では、糖度だけでなく、ビタミンC、E、β-カロテンも増加すること[1]が知られている。そこで、ホウレンソウ秋まき作型における寒締め処理が、ルテイン含有量に及ぼす影響について評価するため、寒締め処理前後でのルテイン含有量の変化を調査した。寒締め処理前後で比較すると、全ての供試品種で、ルテイン含有量は寒締め処理区が対照区よりも増加した。ルテイン含有量の増加率には品種間差が見られたが、寒締め前と比較して17～35%程度増加することが明らかになった（図1）。寒締め栽培は、ホウレンソウの糖度だけでなく、ルテイン含有量を高める有効な技術である。

2 ルテイン含有量の高い品種選定

ホウレンソウは、長日条件で花芽を形成するため、晩春から初夏にかけて抽苔《ちゅうだい》（トウ立ち）が問題となる。そのため、春まき作型では日長感応に鈍感な晩抽性（抽苔しにくい）の春まき品種が利用される。夏まき作型では、生育期間が高温・長日条件となり、遮光資材を利用した栽培が行われる。そのため、晩抽性だけでなく、高温下でも葉色が濃く、徒長しにくい夏まき品種が利用される。

高温条件では土壌病害であるホウレンソウ萎凋《いちょう》病（*Fusarium oxysporum*

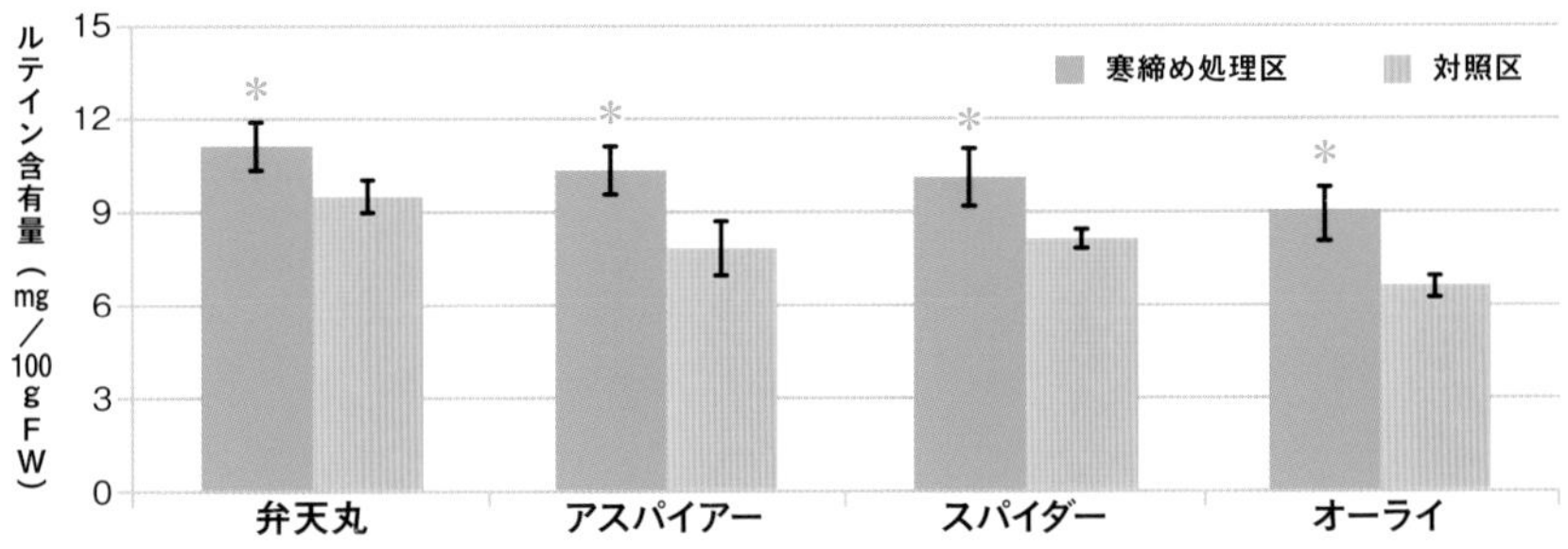

注）播種日：2016年9月24日　収穫日：寒締め処理区 2016年12月4日　対照区 2016年11月24日
寒締め処理：2016年11月24日からハウスサイドを常時開放　栽培場所：宮城県農業・園芸総合研究所（パイプハウス）

試験区当たり5株を縮分し1サンプルとみなして3反復分析。＊は、試験区間でt検定により5％水準で有意差あり。エラーバーは、標準偏差を示す。

図1　寒締め処理前後でのホウレンソウのルテイン含有量

f.sp. spinaciae）の発生が助長されるため、萎凋病への耐病性をもつことも夏まき作型では重要となる。

秋まき作型では、生育期間が厳冬期となるため低温条件下でも立性で、生育が停滞せずに葉柄が伸びる低温伸張性が優れた秋まき品種が利用されている。この秋まき品種の中で、低温・短日条件で地面をはうようなロゼット状の草姿となる開張性品種が、宮城県では「ちぢみほうれんそう」として利用されている。

低温遭遇によってルテイン含有量が高められることが明らかとなったため、宮城県内の秋まき作型で利用されるホウレンソウ開張性品種の中から、機能性表示販売に好適なルテイン含有量の高い品種を検索した。その結果、「雪《ゆき》美菜《みな》02」（雪印種苗株式会社）は、対照品種の「朝霧《あさぎり》」よりもルテイン含有量が56～68％程度高く、他の開張性品種と比較しても高いことが明らかになった（図2）。

ルテイン含有量には品種間差が存在するため、品種選定は機能性表示販売に取り組む際に重要なポイントとなる。複数品種を同一の商品として販売するとルテイン含有量がばらつく要因となる可能性がある。導入品種の収量性やべと病レース抵抗性などについて十分に検討した上で、生産組織内であらかじめ生産する品種を絞り込み、表示値を下回らないようにするなどの工夫が必要となる。

3 機能性表示と届出に向けた現地実証

機能性表示販売を行う際の「一日摂取目安量当たりの成分含有量」は平均値ではなく、下限値での表示が義務付けられていることから、「雪美菜02」

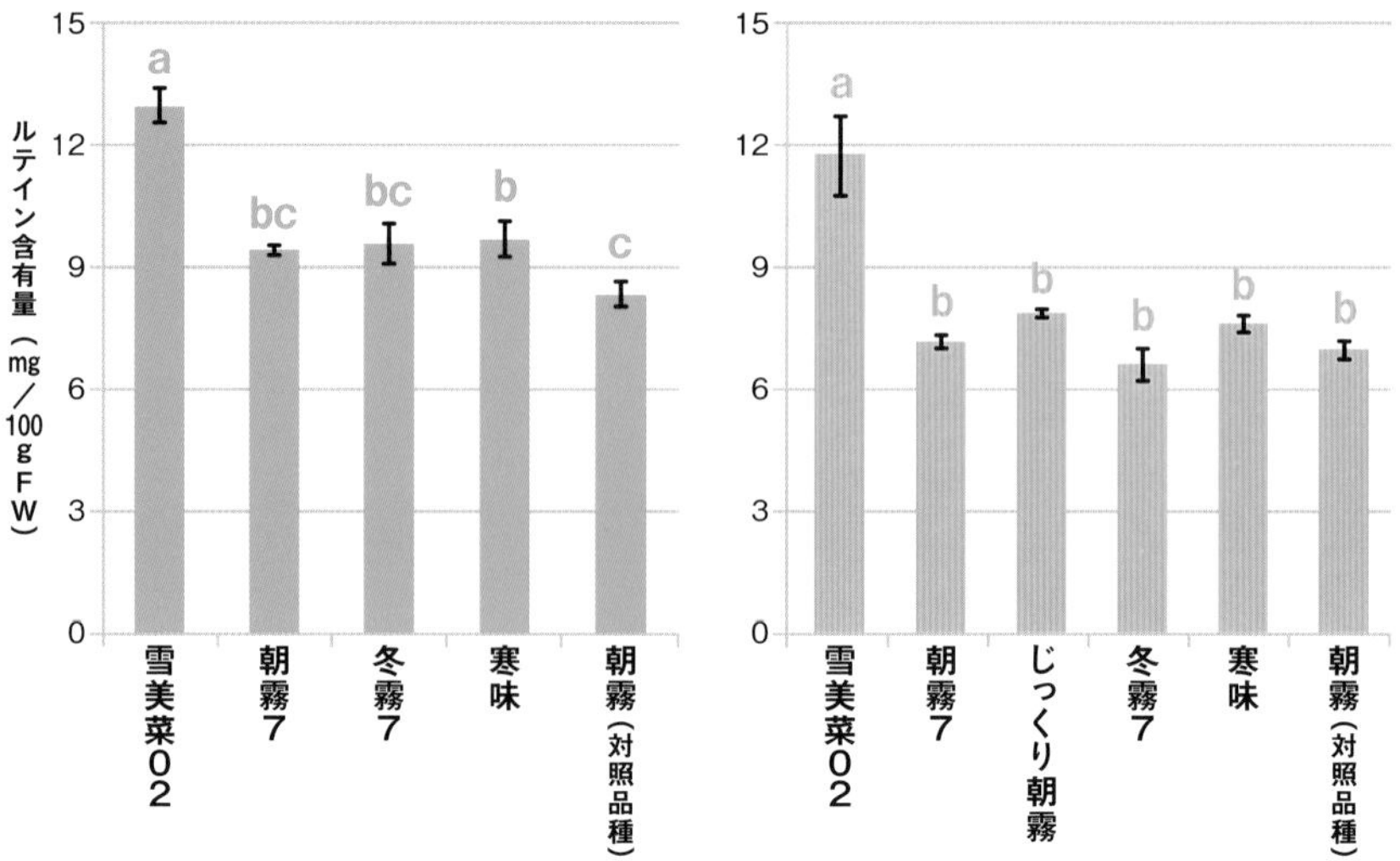

注）**左図**：播種日：2016 年 10 月 3 日、収穫日 2016 年 12 月 3 日　**右図**：播種日：2017 年 8 月 30 日、収穫日 2017 年 10 月 10 日　**栽培場所**：宮城県農業・園芸総合研究所（パイプハウス）

5 株を縮分し 1 サンプルとみなして 3 反復 HPLC で分析。異なる英数字は、Tukey の多重検定 1％水準で有意差あり。エラーバーは、標準偏差を示す。

図2　ホウレンソウ開張性品種のルテイン含有量の品種間差

正規性の確認結果		表示範囲の候補値計算結果	
データ数	50	上限値・下限値表示	
平均値（mg/100g FW）	9.50	**上限値（mg/100g FW）**	11.2
標準偏差	0.72	**下限値（mg/100g FW）**	7.79
相対標準偏差（%）	7.60		
尖度（3±1以内か確認）	3.14	元データの統計量	
歪度（0±1以内か確認）	0.56	**平均値（mg/100g FW）**	9.50
		標準偏差	0.72
Shapiro-wilk 検定（参考扱い）		**相対標準偏差（%）**	7.58
検定統計量W	0.96	**データ数**	50
Wのzスコア	1.51		
Wのp値	0.07	許容区間のパラメータ	
有意水準α	0.05	**集団カバー率p**	0.95
検定結果	正規分布を否定する証拠はない	**信頼水準1- α**	0.95
		実質カバー率	0.98

注）**播種日**：2016年10月3日、**収穫日**：2016年12月26日、**栽培場所**：宮城県登米市豊里町農業法人（露地栽培）

1株を1サンプルとみなして50反復HPLCで分析。「農林水産物の機能性表示に向けた技術的対応」（農林水産技術会議）に基づいて正規性確認と許容区間算定を行った。

表1　宮城県内で生産された「雪美菜02」のルテイン含有量分布の正規性確認と許容範囲

のルテイン含有量下限値について、宮城県登米市豊里町農業法人（露地栽培面積2ha）での現地実証試験により評価した。下限値の算出に際しては、農林水産省ホームページ「農林水産物の機能性表示に向けた技術的対応」内で公開されている「エクセル計算プログラム」を活用した。ルテインの目標下限値については、「農産物9品目のレビュー　届出様式作成例」（農研機構　食品研究部門）と、現在上市中の加工品のルテイン含有量から、「一日摂取目安量当たりの成分含有量」を10mgと想定した。

その結果、宮城県内において9月下旬まきの露地栽培で「雪美菜02」を栽培した場合に、ルテイン含有量が正規分布することを確認し、ルテイン含有量下限値として7・79mg／100gFWが期待できることが明らかになった（表1）。

これにより「雪美菜02」を作付すれば出荷規格である200gで「一日摂取目安量当たりの成分含有量」である10mgを満たすと判断した。

4 ホウレンソウのルテイン含有量の安定化技術

機能性表示販売を行うためには、生鮮物特有の成分含有量のばらつきに係る要因を明らかにし、成分含有量を安定化する必要がある。そこで、ホウレンソウの栽培条件がルテイン含有量に及ぼす影響について調査した。

潅水量を段階的に変え、土壌水分がホウレンソウのルテイン含有量に及ぼす影響を調査した。供試した3品種ともに湿潤区でルテイン含有量が最も低く、適湿区と比較して15・0〜36・9%低くなった（図3）。過度な潅水や降雨により収穫直前まで土壌含水率が高めに推移すると、ルテイン含有量や葉色が低下すると考えられた。雨よけ施設の活用や露地栽培ではマルチ利用や高畝化により、排水条件を十分に整え土壌水分を調節することで、ルテイン含有量の安定化が可能と考えられる。

同様に、遮光資材を変え、日射量がルテイン含有量に及ぼす影響について調査した。遮光資材を常時展張した40%遮光区、60%遮光区のルテイン含有量は、無遮光区よりも30・0〜37・6%低くなった（図4）。

雨よけ栽培でホウレンソウを生産する場合は、軟弱徒長を避けるためにも、気象条件を確認しつつ収穫の7〜10日前には遮光資材を除去して日射に順化させることが重要である。

5 機能性表示販売による経営的な波及効果

現地実証試験での成果に基づき、実証経営体である有限会社三菜寿《さなす》（宮城県登米市）が消費者庁に機能性表示届出を平成30年3月に提出し、平成31年1月に受理された。同社の商品名「野菜でルテイン　ちぢみほうれんそう（届出番号D327）」は、生鮮ホウレンソウとしては全国初の機能性表示販売事例となった（写真2）。機能性訴求は、「本品にはルテインが含まれています。ルテインは、光による刺激から目を保護するとされる網膜（黄斑部）色素を増加させることが報告されています。」とした。平成31年1月25日～2月21日に宮城県仙台市2店舗での試験販売を行った。その結果、卸値130円／袋（同時期同売場のホウレンソウの平均卸値：90～100円／袋）

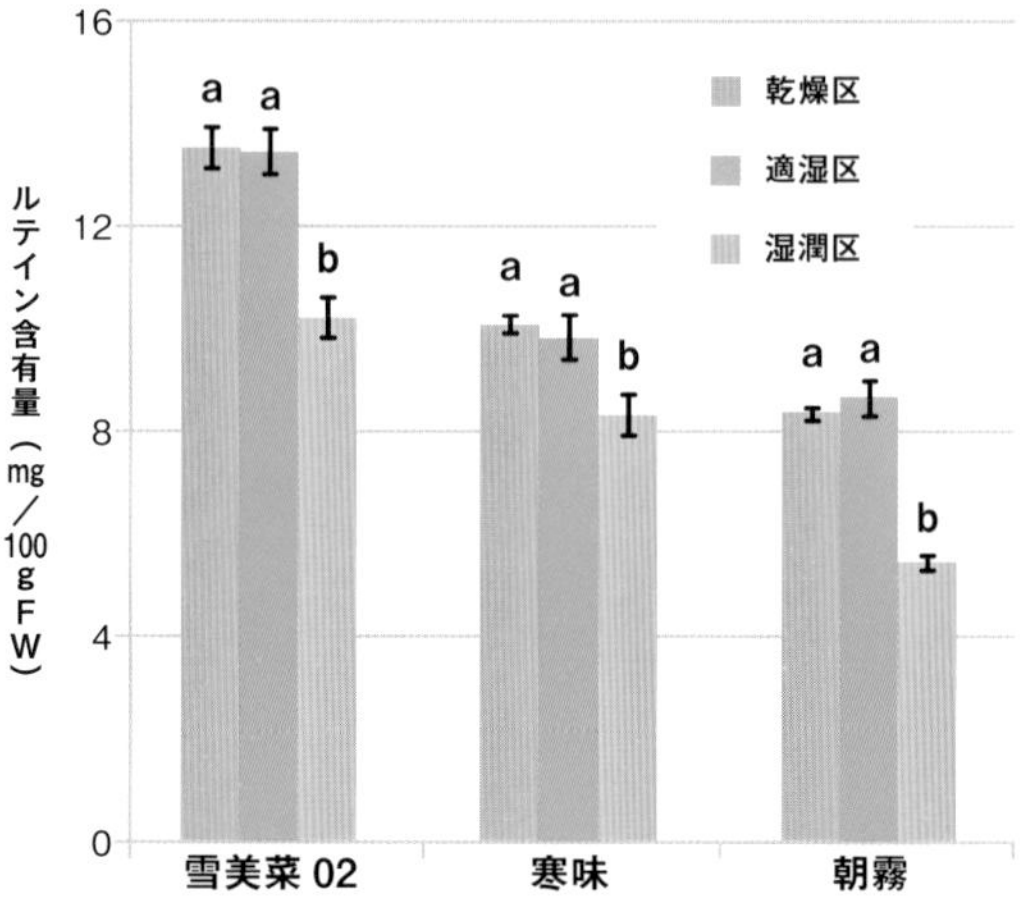

注）**播種日**：2018年3月3日　**収穫日**：2018年4月21日　**栽培場所**：宮城県農業・園芸総合研究所（パイプハウス）　**乾燥区**：累計かん水量 13 L/m²　**適湿区**：累計かん水量 17 L/m²　**湿潤区**：累計かん水量 21 L/m²

5株を縮分し1サンプルとみなして3反復HPLCで分析。異なるアルファベットはTukeyの多重検定により5%水準で有意差あり。エラーバーは、標準偏差を示す。

図3　かん水量がホウレンソウのルテイン含有量に及ぼす影響（秋まき品種）

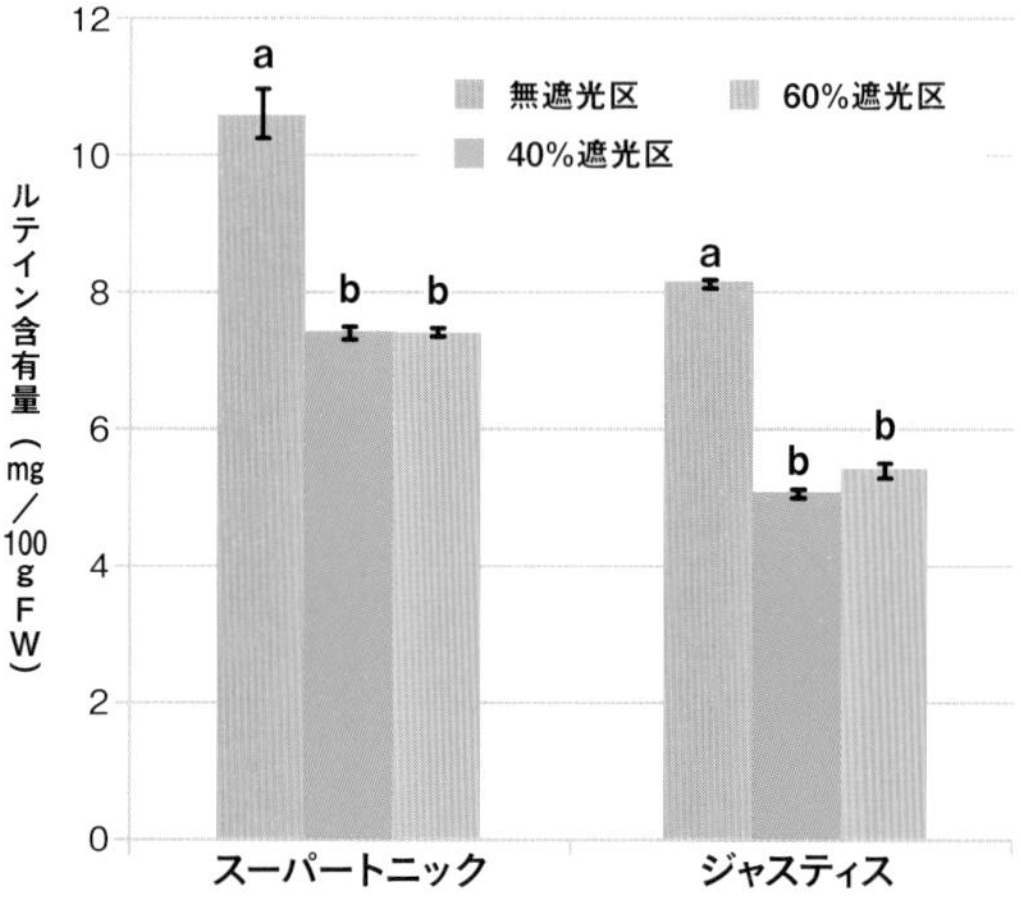

注）**播種日**：2017年5月25日　**収穫日**：2017年6月27日　**栽培場所**：宮城県農業・園芸総合研究所（パイプハウス）　**無遮光区**：処理なし　**40%遮光区**：ふあふあ40常時展張　**60%遮光区**：ふあふあ60常時展張

5株を縮分し1サンプルとみなして3反復HPLCで分析。異なるアルファベットはTukeyの多重検定により5%水準で有意差あり。エラーバーは、標準偏差を示す。

図4　遮光資材がホウレンソウのルテイン含有量に及ぼす影響（春・夏まき品種）

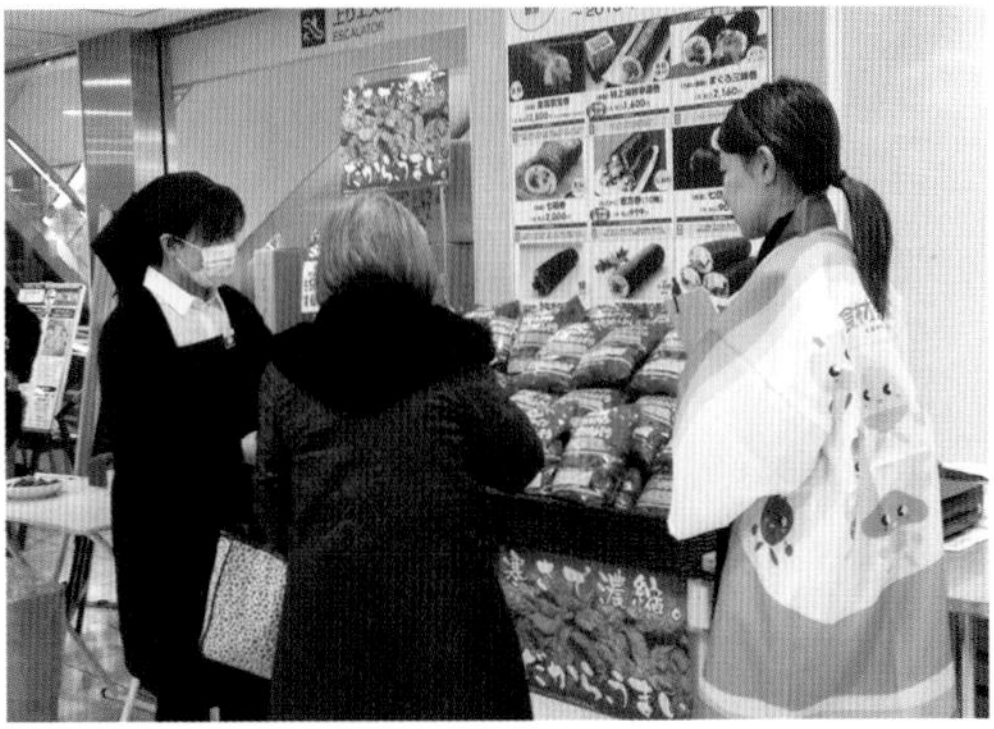

写真3　機能性表示生鮮ホウレンソウ販売イベント（宮城県仙台市）

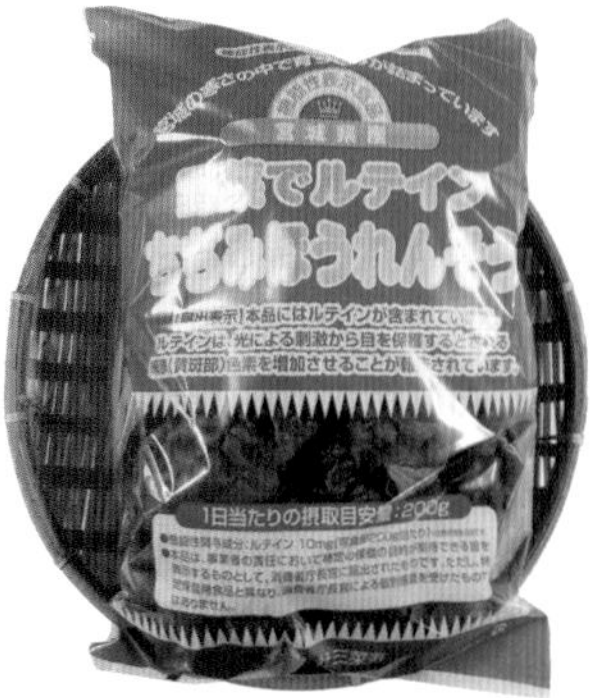

写真2「野菜でルテイン　ちぢみほうれんそう（届出番号D327）」（販売者：有限会社三菜寿）

で30～44％の単価増加が実証された（写真2、3）。

ちぢみほうれんそう露地秋まき作型での収量を1630kg／10a、平均販売単価506円／kgとした場合（平成30年現地聞き取り調査結果）、機能性表示販売によって30％単価向上することにより24万7000円／10aの利益増加が見込める。機能性表示販売にかかる費用は合計57万7000円であるため、栽培面積23a以上の経営体であれば単年度で分析等の経費を償却可能で、次年度以降の費用負担は出荷前のモニタリング費用のみとなる（表2）。

なお、今回の取り組みでは、①栽培品種をルテイン含量の高い「雪美菜02」に限定したこと、②作型を露地秋まき作型（寒締め栽培）に限定しルテイン含量を安定化したこと、以上の2点をポイントとしたことから、機能性表示に向けた栽培にかかる新たな費用負担は発生していない。

6 取り組みやすい地域、経営体

ホウレンソウの機能性表示販売は、他産地との差別化に有効で、野菜の機能性に着目した特徴ある販売戦略の展

摘要	経費（円）
分析費用（下限値算出 30点）	388,800
分析費用（出荷前モニタリング 3点）	38,880
パッケージ作成費用	120,000
出荷ラベラー一式	30,000
計	577,680

※ ルテイン分析費用を1点12,960円と仮定
※ 黄色部分は、モニタリングのために毎年出荷前にかかる費用

表2　機能性表示販売にかかる経費試算

開により、産地としての認知度を高めることができる。北海道、東北地方をはじめとしたホウレンソウ寒締め栽培が行われている地域であれば、同様の取り組みが可能と考えられる。機能性表示届出に際しては、出荷組織内のルテイン含有量のばらつきを抑えるために、栽培管理や品種について統一することが望ましく、均等な栽培管理が可能で、GAPやその手法に準じた生産管理体制を持った大規模な経営体であれば、比較的容易に導入できると考えられる。

なお、本事例は、秋まき作型でのホウレンソウ開張性品種に限定した取り組みとなったが、必ずしも開張性品種だけがルテイン含有量が高いということではなく、別の作型や品種であってもデータを示すことで機能性表示販売に取り組むことは十分に可能である。

7 機能性表示販売に取り組む際の留意点

①機能性表示販売は、機能性に関するエビデンス（科学的根拠）についての書類を消費者庁へ届出し、受理されることで可能となる。消費者庁から受理の回答があるまで機能性表示販売はできないため、差戻し対応のことも考慮し、時間に余裕をもって取り組む必要がある。

②機能性表示販売のためには、機能性関与成分の「一日摂取目安量当たりの成分含有量」として平均値を用いることはできず、下限値の算出が必要である。下限値の算出に当たっては、サンプルの成分濃度が正規分布していることを確認する必要があるため、サンプル数は30点以上が望ましい（「農林水産物の機能性表示に向けた技術的対応について」農林水産技術会議）。

③機能性関与成分について、表示された量が含まれていることを示すために、第三者の試験機関での分析試験の成績書の添付が必要となる。ルテイン含有量の分析を委託する場合は、原則として健康増進法第26条第3項に規定する登録試験機関または食品衛生法第4条第9項に規定する登録検査機関であることが求められるため、委託業者の選定の際に留意する。ルテイン含有量の分析費用は1点当たり9000〜1万3000円と高額であるため、綿密なサンプリング計画を立てて取り組む必要がある。

※この取り組みは、農研機構生研支援センターの革新的技術開発・緊急展開事業（うち地域戦略プロジェクト）「健康の維持増進に有用な機能性成分高含有野菜の栽培実証と機能性表示食品の開発（平成28年〜平成30年）」の一環として行われた。

※本文中の引用・参考文献は195ページ参照。

5章

機能性野菜の効果的な食べ方

機能性食材を取り入れた「機能性弁当」のアプローチ

農林水産省 農林水産技術会議事務局
研究調整官
中野明正

ここでは、「機能性弁当」について取り上げるが、その位置づけについて、歴史的観点から、また研究開発の観点から解説する。

1 日本的な食生活とその評価

(1) 日本の食生活

まず、戦後の日本の食生活を俯瞰する。第二次世界大戦直後、日本では飢餓による栄養失調が発生し戦勝国からの食料援助を受けた。その後、国を挙げて「豊食」を目指して食料増産に邁進した。1955年以降は豊作が続き、1967年には米の自給率100%を突破した。

それ以降は、一転して過剰米の問題が顕著になった。そして、1991年には牛肉とオレンジを皮切りに自由化が大きな流れとなった。現在、我が国は生産額ベースでは3分の1を海外に依存しているが、輸入量5800万tの3分の1相当量を廃棄する「飽食」の時代となった。

最近ではファストフード等の普及により子供の食事は崩壊し、「崩食」と評する専門家もいる（中野、2019）。日本では物質的、見かけ上の豊かさの裏に新たな貧しさも垣間見える。改善を図るべき点は多い。

(2) 機能性研究の2つの手法：要素還元的研究と統合的研究

ここまで本書では、野菜を中心に「体に良い」とされる品目毎の効果の研究を述べてきた。単品とはいえどもその中には種々の関与成分が含まれ、その中で何が寄与しているのかは不明であった。例えば、トマトのリコピン、茶のカテキンなどは、このような機能性研究からその作用機作が明らかとなった。

食べ物を通じで健康になることを目指した機能性食品（Functional food）は、日本発の発想であり、1984年から開始された総合的な研究は、現在まで脈々と続き、日本のお家芸の域に達している。社会実装としての初期の成果は、前記の機能性成分の特定をはじめ、要素還元主義的な発想で研究が進められ、特定保健用食品やサプリメントなど、製品群が市場を形成するという形で社会に根付いている。最近では「分子栄養学」といった、より詳細なメカニズムを探求する領域も形成され（板倉ら、２０１９）、今後の進展が望まれる。

　一方で、様々な素材を複数合わせて摂取する「食事」が健康に資するという考え方も古くからある。これは複雑な食材の組み合わせ、さらに調理するという工程も入るため、複雑過ぎて科学の俎上に乗りにくい対象であった。しかし、最近では、以下で述べる弁当の事例や、社会科学的な食生活の研究手法の適用により進展が見られる。

　また、得られる情報の取り扱い（解析）については、データサイエンスの進展もあり、より複雑な対象を膨大なデータをもとに解析する取り組みが進んでいる。今後ＡＩ（人工知能）などの導入により、さらなる進展が期待される分野である。

　分子栄養学的な手法による作用メカニズムの解明、複合的な食を対象とした統計的・社会科学的手法よる健康に資する食生活の解明、両方のアプローチが両輪として機能することにより、さらに深い食の認識と社会実装が図られるだろう。

2 統合的な研究対象「弁当」

　要素還元的な成果については、本書でも野菜毎の成分などについて品目別に紹介してきた。以下では、食事など、統合的視点での食への取り組みとして「機能性弁当」の意義について述べる。

(1) 機能性食品の弁当化

　弁当は統合的な食の例である。本章のキモとなるアプローチである。まず、その歴史から簡単に振り返ってみたい。

① 弁当の歴史と最先端の弁当

　中国南宋時代の「便利なこと」を意味する俗語「便当」にその語源があるとされる。世界の中でも、日本は古くから弁当の習慣がある国である。弁当が普及・発展するには米の性質が重要であった。つまり、ジャポニカ米がインディカ米に比べ冷めても食味が落ちにくかったことによるとの説もある。粘りけがあり、おむすびにしやすく、弁当に詰めやすいこともあったのかもしれない。パラオやミクロネシア連邦では、日本統治時代に「弁当」の単語が日本語からの借用語となり、現地の言葉となっている。英語辞書にもBentoがあり、今や世界的に普及している考え方である。

一般的には、「弁当は主食と副食を箱などの容器に詰めたもの」ということになろう。医食同源など「食が健康に重要」というとき、単品の食品で健康を維持するという発想ではなく「通常の食生活を通じて健康を維持する」ということである。特に食の質や量を管理するという視点に立てば、主食と副食を箱などの容器に詰めた弁当は、有効なツールである。

いずれにしても食事として、いくつかの食材を適量合わせて食べるということがポイントである。そのようなアプローチで、機能性食品を考え、アレンジを試みたのが「機能性弁当」である。

②「NARO Style®（ナロ スタイル）弁当」の基礎となった研究

平成25年から27年にかけて「機能性をもつ農林水産物・食品開発プロジェクト：農林水産物の機能性評価事業」（山本、2017）が実施された。まず、機能性研究がレビューされ、自由に利用できる情報が整理され、このレビューを活用して機能性表示の届け出が可能となった。

また、これら基礎研究の知見をベースにして、機能性農産物を使用した弁当が考案され、それがメタボリックシンドロームに与える影響が評価された（山本ら、2017）。評価は、ヒト介入ランダム化プラセボ対照比較試験で行われた。内臓脂肪を減少させメタボリックシンドロームを予防する食品・農産物は、これまでもその有効性が示されてきたが、その改善作用の評価は、農産物単品にとどまってきたため、日常消費される「組み合わせ食品」としての有用性の検証が必要であった。

肥満傾向を有する健常な成人の昼食に、機能性農産物を組み合わせた機能性弁当を継続摂取してもらい、機能性農産物を使用していないプラセボ弁当を摂取した場合と比較して、腹部内臓脂肪の減少効果について検証した。具体的にはBMIが25以上30未満および内臓脂肪面積が100㎠以上の肥満傾向を有する健常な成人を対象に、ランダム化プラセボ対照試験が行われた。

被験食品は、機能性農産物を使用した「おかず」、「べにふうき緑茶」、そして「米飯」（50％大麦ご飯および玄米）、対照食品（プラセボ）は、機能性農産物を使用しない「おかず」、「麦茶」、「白飯」であった。試験群は機能性の「おかず」「茶」「米飯」それぞれ1要素のみ被験食品とする3群と、すべての機能性要素で構成される被験食品1群の計4群とされた。平日の昼食時に12週間摂取し内臓脂肪面積等が評価された。試験開始時の内臓脂肪面積が中央値100～127㎠の被験者で、被験米飯では、平均7・9㎠マイナスの効果があった。また、安全性に関して特筆すべき問題は生じなかった。

これらの結果により、機能性農産物を使用した機能性弁当の連続摂取により内臓脂肪面積が低減することが科学的にも明らかとなった。

③「NARO Style®弁当」のレシピ

前記の成果をさらに展開するには、事例を増やす必要がある。前記のように厳密にコントロールすることはせず、事例収集のスタンスでの取り組みが企画された。農林水産省の本省に勤務する職員を対象に「NARO Style® 弁当」が健康に与える影響を評価した。174～177ページの写真に実際の弁当の事例を示した。

2019年5月13日～8月3日までの12週間「NARO Style® 弁当」を喫食し、おおよそ月に1度、市販の体組成計（タニタ、デュアル周波数体組成計）で体重と体脂肪率を測定した。後述する測定結果については私個人の事例である。体験談として参考にしていただければと思う。

全体的なコンセプトと献立

「NARO Style® 弁当」は、農研機構が開発した弁当で、機能性成分（例えばポリフェノール、食物繊維、カロテノイド等）を多く含む農産物を使用している点に特徴がある。摂取カロリーが700キロカロリーになるように設定してある。このようなコンセプトのメニューの継続摂取の効果をヒト介入試験で検証した結果、生活習慣病の予防効果が実証されている。

おかず（副食）はバラエティーを確保するために日々変わるが、メニューの根幹を成すのが、主食となる「ご飯」と合わせて摂取する「お茶」である。ご飯は白米と、モチ麦である「キラリモチ」を半量ずつ混ぜている。キラリモチはβ-グルカンを豊富に含みGI（Glycemic Index：その食品の摂取後血糖値の上昇の度合いを表す数値であり、ブドウ糖を100とした相対値）が低く、12週間の継続摂取により内臓脂肪面積割合を低下させる。お茶は「べにふうき緑茶」であり、エピガロカテキンガレート（EGCG）を多く含む。茶EGCGはLDLコレステロールが高めのヒトのLDLコレステロールを下げる機能のあることが報告されている。ご飯とお茶という、日本食の重要な骨格をベースにして、機能性に富むポリフェノールの彩りも取り入れ、見た目にもおいしそうな弁当である。

次ページより、事例として、4種類の主菜・副菜の弁当とその調理方法を紹介する。

弁当例7

鶏肉のニンジントマトソース煮弁当

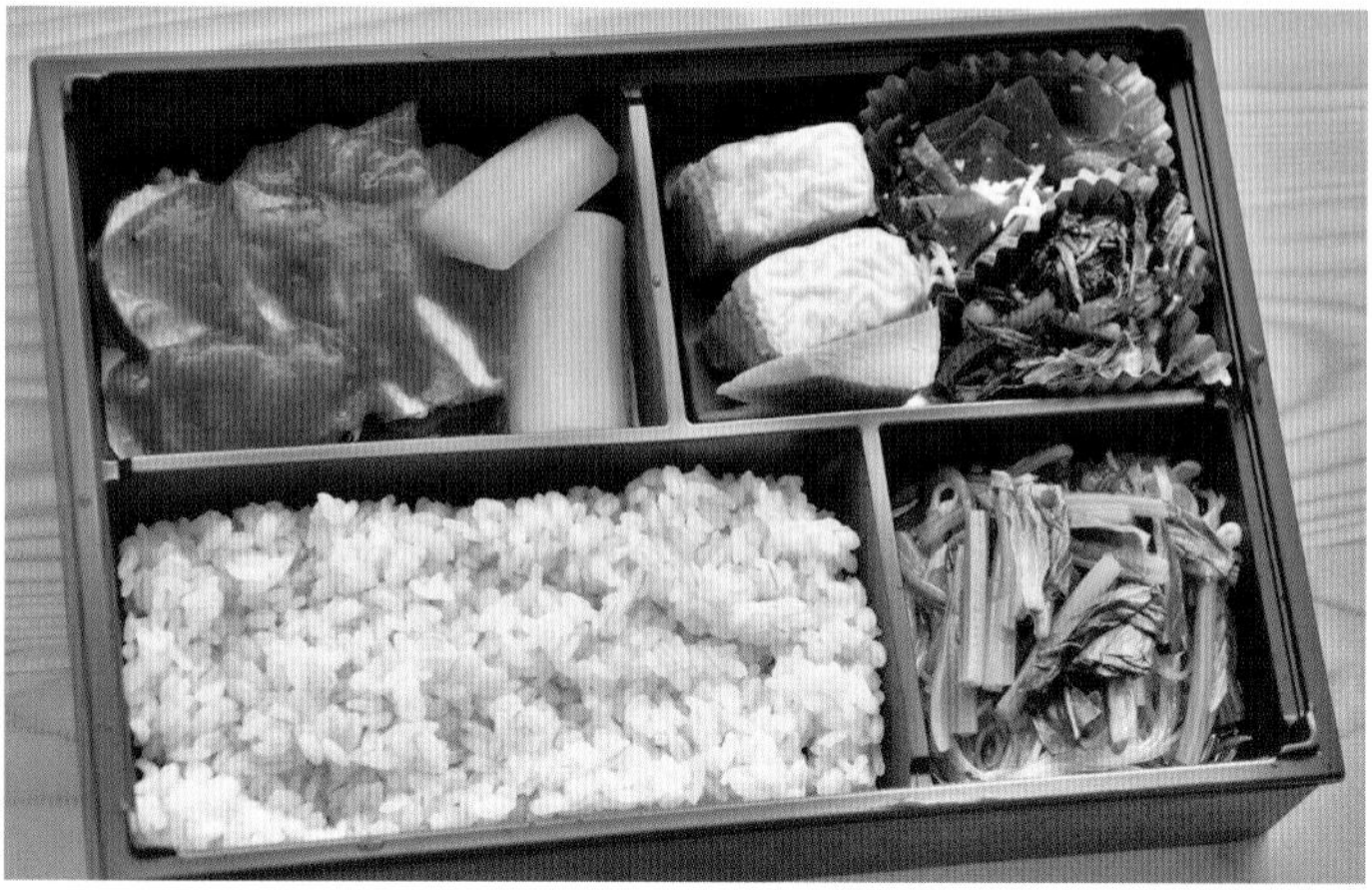

エネルギー 649kcal

食塩 2.0g

主食

50%きらりもちご飯

[材料(1人分)]

●もち大麦(キラリモチ)33g　●白米42g

[調理方法]

①両者をよく研いで水125mLで普通に炊く。

主菜

鶏肉のニンジントマトソース煮

[材料(1人分)]

●鶏胸肉70g　●オリーブ油50g
●ニンジン50g　●トマト缶詰ホール30g
●タマネギ10g　●食塩0.5g　●コショウ0.02g、
●固形コンソメ1g

[調理方法]

①鶏肉を一口大に切って、オリーブ油で焼き色がつくまで炒める。
②トマトは1cm角に切る、タマネギはスライスする。
③❶はニンジン、トマト、タマネギ、調味料を入れて煮込む。

副菜1

カボチャのチーズ焼き

[材料(1人分)]

●カボチャ80g　●プロセスチーズ15g
●パン粉5g

[調理方法]

①カボチャはスライスして軽く茹でる。
②❶にチーズとパン粉をかけてオーブンで焼く。

副菜2

ホウレンソウの炒め物

[材料(1人分)]

●ホウレンソウ60g　●モヤシ10g
●はるさめ5g　●油5g　●醤油4g　●酒5g

[調理方法]

①ホウレンソウは茹でて3cmの長さに切り、水気を絞る。
②モヤシをさっと茹でる。
③はるさめはお湯でもどしておく。
④❶～❸を油で炒めて醤油と酒で味をつける。

べにふうき緑茶ティーバッグ1包

弁当例❷

キャロットハンバーグ弁当

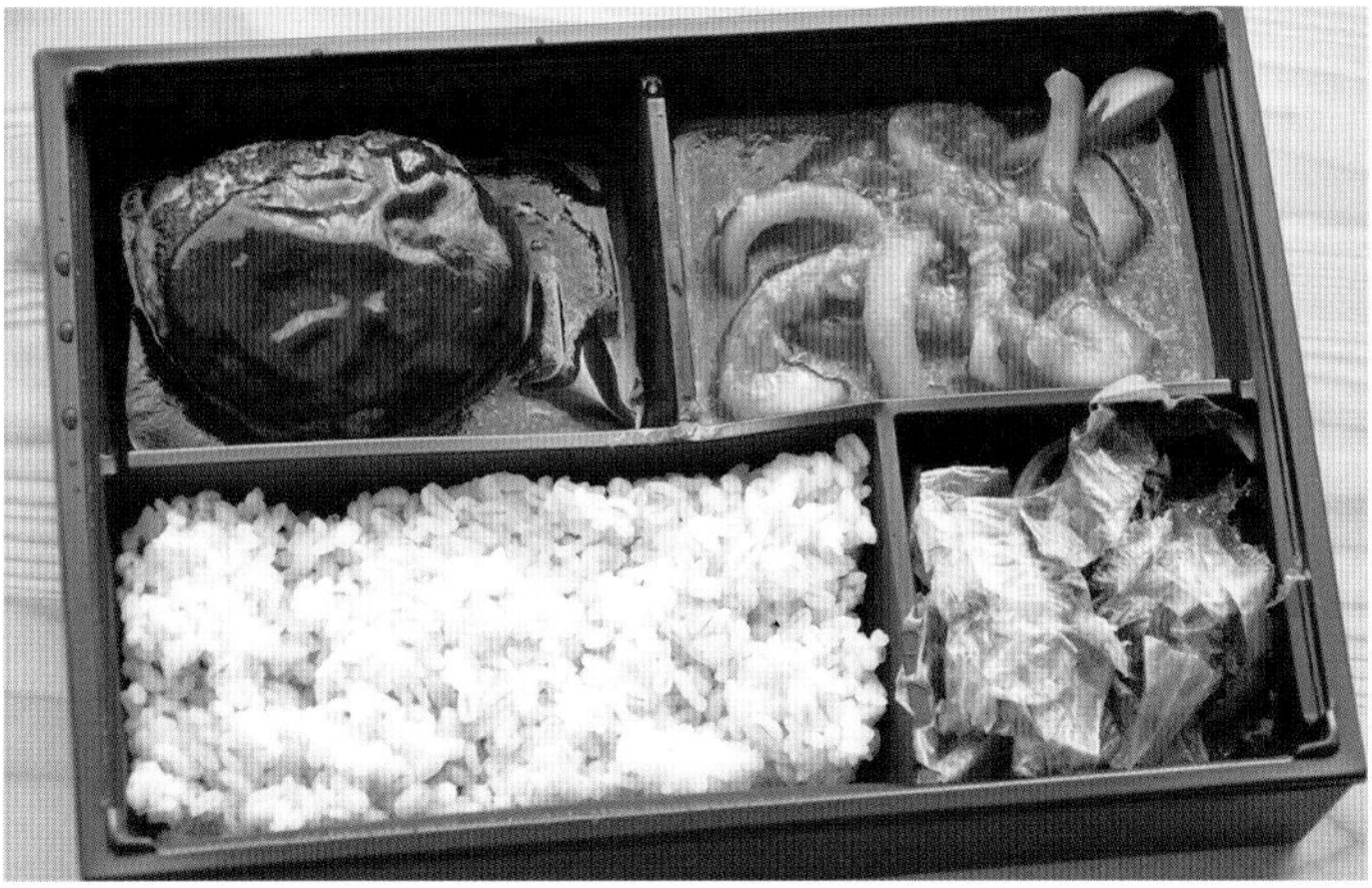

エネルギー 657kcal

食塩 2.2g

主食

50%きらりもちご飯

[材料(1人分)]

●もち大麦(キラリモチ)33g ●白米42g

[調理方法]

①両者をよく研いで水125mLで普通に炊く。

主菜

キャロットハンバーグ

[材料(1人分)]

●牛ひき肉30g ●豚ひき肉30g
●ニンジン(細かいみじん切りに)35g
●パン粉乾燥10g ●卵14.1g
●コショウ0.02g ●塩0.7g ●調合油3g
●ケチャップ9g ●ウスターソース6g

[調理方法]

①卵を溶く。
②ボウルに牛・豚ひき肉、パン粉、溶き卵、塩、コショウ、ニンジンを入れ、粘りが出るまで練り混ぜる。空気を抜いて小判形に形を整える。
③フライパンに油を入れ、肉だねを並べ、中火で2分30秒ほど焼く。こんがりとした焼き色がついたら裏返してフタをし、弱火で5分ほど蒸し焼きにする。
④ケチャップとソースを混ぜ、器に盛りつけたハンバーグにかける。

べにふうき緑茶ティーバッグ1包

副菜1

パプリカのニンジンドレッシング和え

[材料(1人分)]

●パプリカ黄40g ●タマネギ16g
●ニンジン40g ●醤油4g ●穀物酢8g
●砂糖3g ●みりん4.5g ●オリーブ油4g
●調合油4g

[調理方法]

①パプリカはヘタと種子を除き、縦細切りにする。レンジで軽く温めて柔らかくし、水気をしぼる。タマネギはみじん切りにする。
②ボウルにタマネギ、ペーストニンジン、醤油、酢、砂糖、みりんを入れ、混ぜる。
③❷にオリーブオイル・調合油も加えて混ぜる。
④パプリカを器に盛り、その上に❸をかける。

副菜2

ホウレンソウのおひたし

[材料(1人分)]

●ホウレンソウ45g ●めんつゆストレート5g
●鰹節1g

[調理方法]

①鍋に湯を沸かし、沸騰したらホウレンソウの根の方から鍋に入れて約1分茹でる。
②❷をすぐに冷水で冷やし、水気をよく絞る。
③ホウレンソウを5cm幅に切る。器に盛り、めんつゆをかけて鰹節をのせる。

弁当例③

ひじきとキノコ入り卵焼き弁当

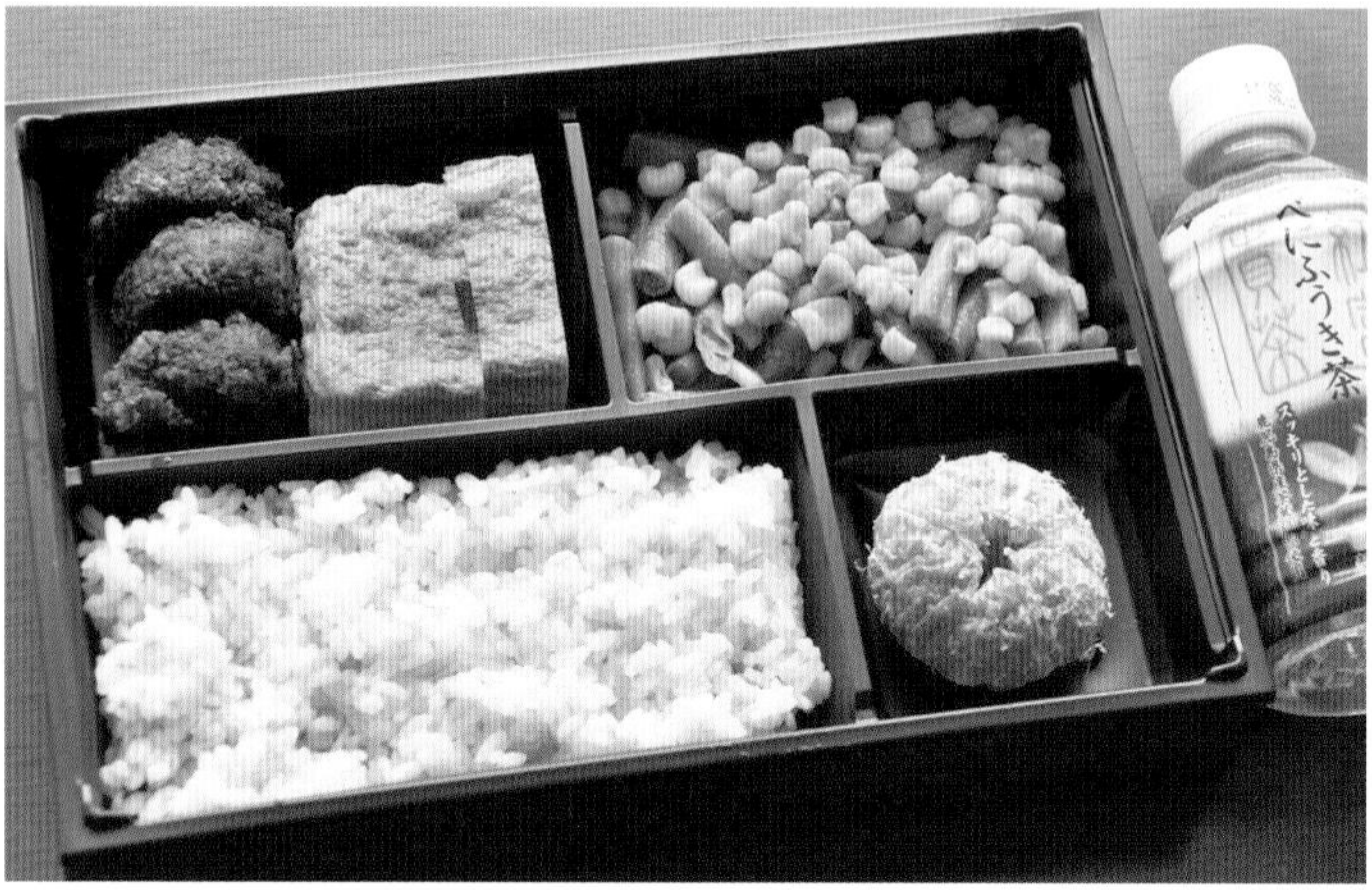

エネルギー
683kcal

食塩
1.9g

主食

50%きらりもちご飯

[材料（1人分）]

●もち大麦（キラリモチ）33g　●白米42g

[調理方法]

①両者をよく研いで水125mLで普通に炊く。

主菜

ひじきとキノコ入り卵焼き

[材料（1人分）]

●干しひじき2g　●卵70g　●ブナシメジ10g
●食塩0.7g　●コショウ0.02g　●オリーブ油3g
●パルメザンチーズ3g

[調理方法]

①ひじきを水でもどしておく。
②シメジを塩・コショウで炒める。
③炒めたシメジとひじきを卵液に入れて、チーズを加えて混ぜて焼く。

副菜1

インゲンとコーンの炒め物

[材料（1人分）]

●インゲン70g　●コーン30g　●醤油3g
●バター8g

[調理方法]

①インゲンは下茹でしておく。
②インゲン、コーンをバターで炒めて醤油を加える。

副菜2

サツマイモだんご

[材料（1人分）]

●サツマイモ80g　●片栗粉3g　●砂糖8g

[調理方法]

①サツマイモは茹でる。
②茹でたサツマイモをつぶし、片栗粉・砂糖・塩を混ぜ合わせて団子状に整える。
③油で焼く。

べにふうき緑茶ティーバッグ1包

弁当例❹ 鮭のムニエル・タルタルソース添え弁当

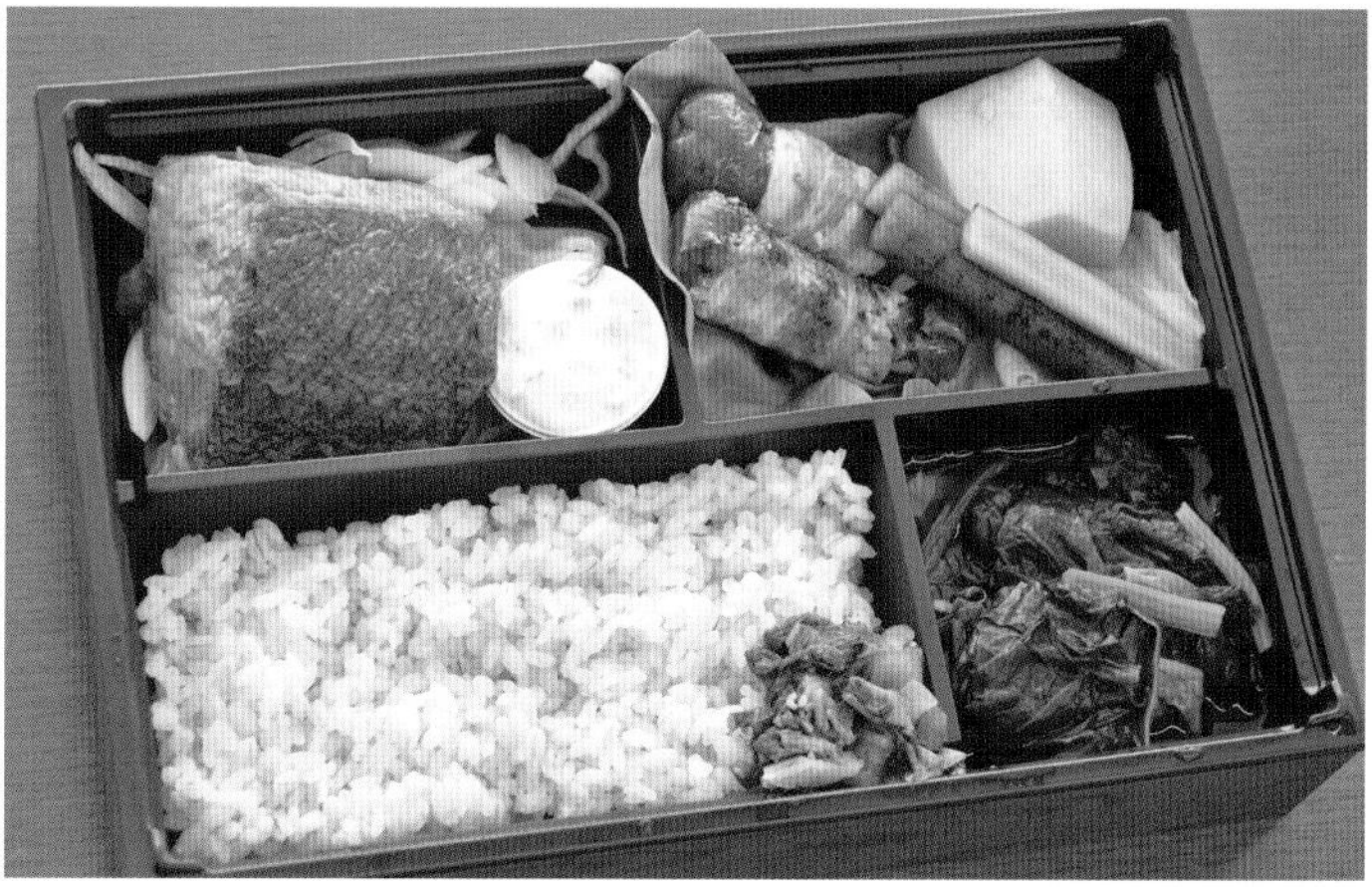

エネルギー 604kcal

食塩 2.1g

主食

50%きらりもちご飯

[材料(1人分)]

●もち大麦(キラリモチ)33g ●白米42g

[調理方法]

①両者をよく研いで水125mLで普通に炊く。

主菜

鮭のムニエル・タルタルソース添え

[材料(1人分)]

●鮭70g ●小麦粉5g ●オリーブ油5g
●タマネギ16g ●マヨネーズ5g ●食塩0.7g
●コショウ0.02g

[調理方法]

①鮭に小麦粉をまぶす。
②フライパンに油をしき、❶を焼く。
③タマネギをみじん切りにしてボイルする。
④❸とマヨネーズ・塩・コショウを混ぜる。
⑤❷に❹をかける。

副菜1

パプリカとシメジの炒め物

[材料(1人分)]

●ブナシメジ56g ●ピーマン20g
●ベーコン15g ●オリーブ油5g ●白ごま2g
●食塩0.2g ●コショウ0.02g

[調理方法]

①ピーマンを千切りにする。
②フライパンに油をしき、ピーマン、シメジ、ベーコンを炒める。
③❷に塩・コショウ・白ごまを加える。

副菜2

ホウレンソウのおひたし

[材料(1人分)]

●ホウレンソウ90g ●濃口醤油5g
●鰹・昆布だし10g ●黒ごま2g

[調理方法]

①ホウレンソウを一口大に切り、茹でる。
②ごま・醤油・だしを混ぜる。
③❶と❷を混ぜる。

べにふうき緑茶ティーバッグ1包

④おむすび権米衛の例
全体的なコンセプトと献立
基本的には、「NARO Style® 弁当」のコンセプトの「おむすび弁当」版である（写真1）。農研機構が開発したモチ麦「キラリモチ」が3割入ったおむすび2つを基本に、べにふうき緑茶

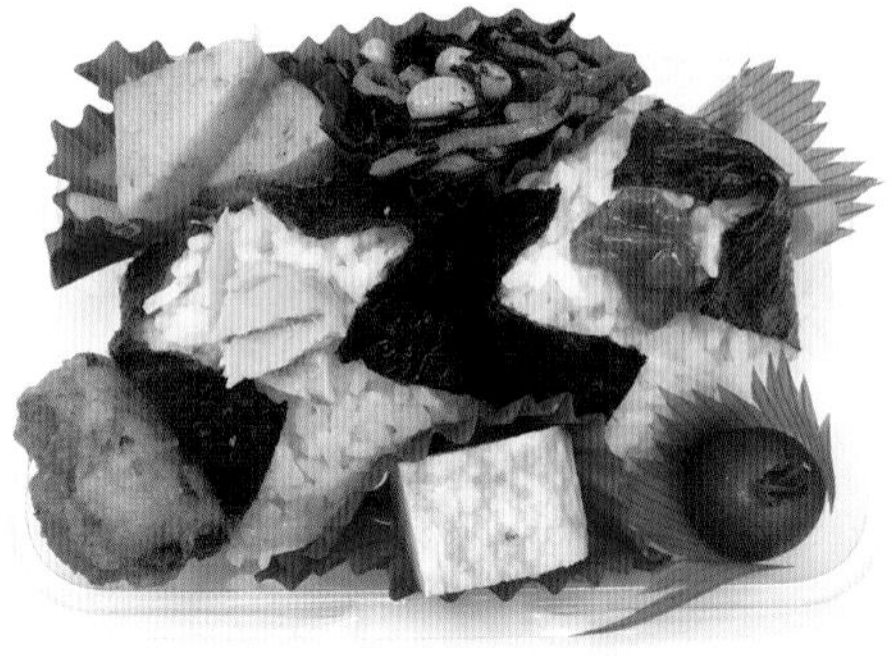
写真1　NARO Style®「おむすび弁当」

がベースとなっている。たくあん、からあげ、ミニトマトは定番メニューであり、五目豆、きんぴらごぼう等、和総菜3種が日替わりメニューである（図1）。価格は1食560円（税込）に抑えられている。
おむすびは、やや大ぶりの150g程度のものが2つも入っているので食べ応えはある。モチ麦で腹持ちも良い感じがする。見た目の量は少ないが実際は満腹感があった。

⑤個人的な結果事例
最後に、前記の食事試験について、第一弾の「NARO Style® 弁当」と第二弾の「おむすび弁当」の両方に参加した。
繰り返しになるが、これはあくまでも一事例であり著書の体験談である。具体的な取り組みとして参考にしていただければと思う。

A 実施期間と結果
機能性成分を多く含む農産物を使用した第一弾「NARO Style® 弁当」は、2019年5月13日～8月3日までの12週間であった（休日などを除いた59食、実際は出張などで摂食できない場合があり55食）。第二弾の「おむすび弁当」についても、2019年9月24日～12月13日までの期間は12週間であった（休日などを除いた59食、実際は出張などで摂食できない場合があり51食）。
図2に示すように、第1期の効果は明確であったが、後期には減少幅が少なくなった。その後、通常の弁当に戻したためか、若干体重のリバウンドが認められたが、第2期の開始後はスタートからの増減は認められず推移した。最終的には、第1期の終了時の体重を下回る結果となり、身長から計算される適正BMIにより近づいた結果

写真提供／株式会社イワイ（おむすび写真）

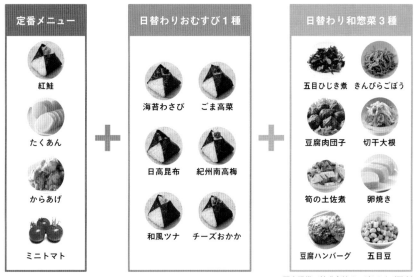

図1　「NARO Style® 弁当」（おむすび権米衛）の日替わりメニュー例

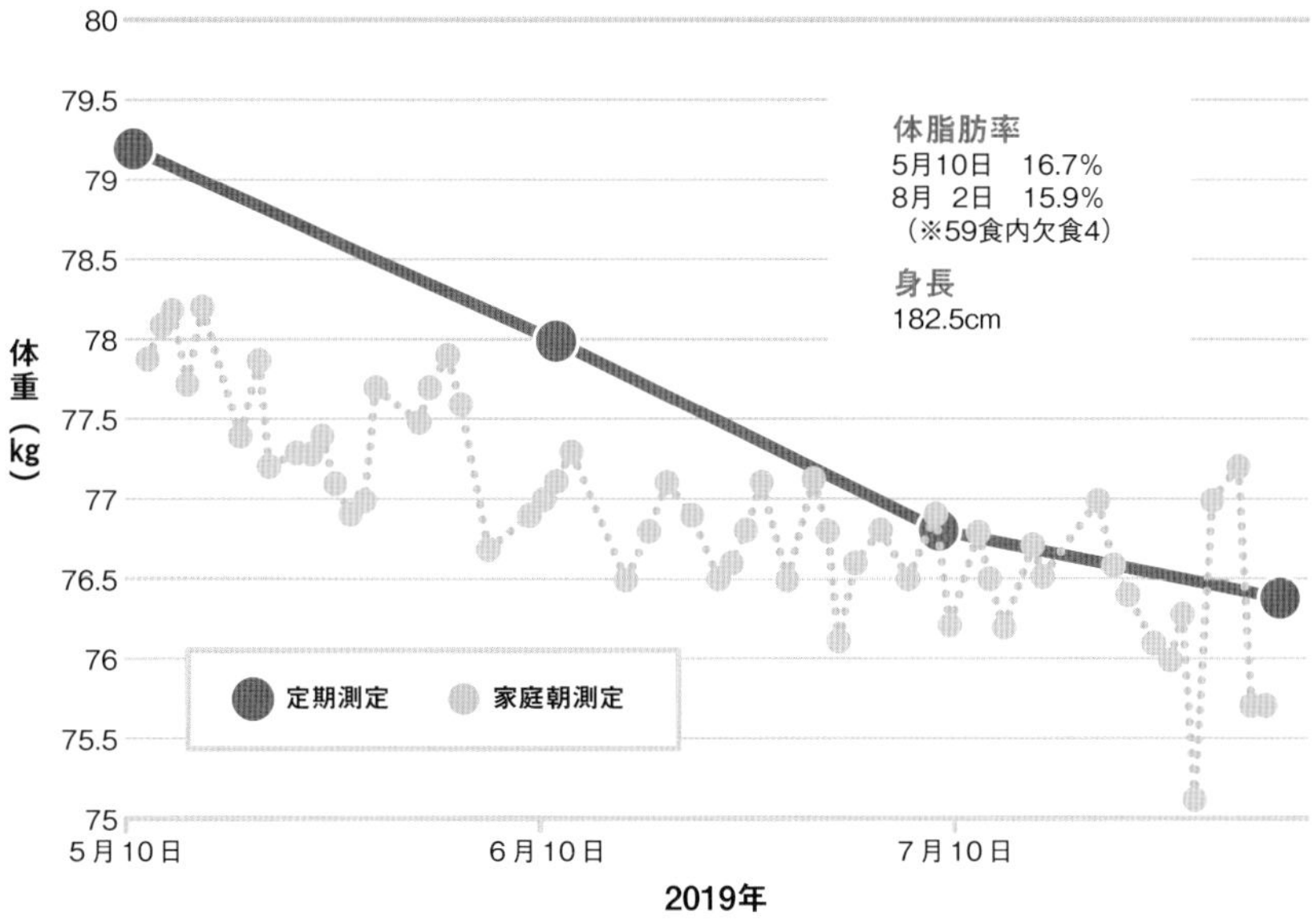

図2　取り組み期間中の体重や体組成の変化

となった。体脂肪率も、開始時からは低下しており、通算半年にもおよぶ長期的な取り組みにより、適正な体重および体組成になった。繰り返しになるが、これは1事例ではあるが、体験型の実験である。以下に一連の取り組みを振り返り、感想も含めて、機能性弁当の今後の展望を述べる。

B 個人的な取り組み概要

参加の動機と感想：私自身50歳を超えて、健康に対する意識も大きく変わってきたこと、また職場環境が変わり、勤務時間の活動量が減ってきたことがある。私にとって、取り組みは非常に有意義であった。自分の食生活を含めた生活を見直すという観点が大きかったと思う。日頃いかに無意識に食事を取っているかということを思い知らされた。

食事に限らず、様々なことで共通するのは、まずは現状を把握すること、そして、それは客観的データで「見える化」することだと思った。そして、継続的に実施することの重要性への認識を深めた。以前から個人的に、毎朝体重計に乗って記録することはやっていたが、実際食事の効果の検証、しかも昼食の弁当だけでどうなるのか、科学者としても興味があった。プログラムは、期間12週間、毎日1食だけ、月に1度体組成計に乗る、という比較的無理なく実施できる設定も良かったのではないかと思う。

健康管理のポイント：ダイエット（適正体重の維持）を目的とするのであれば、やはり日々レコーディングする（体重計に乗る）という行動とリンクさせると良いと思った。また、市販の測定機器で日々測定可能となった血圧なども、継続して記録するとなお良い。さらに、毎年の健康診断の結果も見ながら取り組むと、食習慣と健康の関連が「見える化」できるのではないかと思う。

食生活と健康を、無理のない範囲で可能な限り記録して、1カ月ごとに振り返る。日々の行動を見直すという意味でも、まずは簡単な記録から始めると良い。

機能性弁当への期待：機能性弁当は「美味しさ」という機能（二次機能）と、「継続できる仕組みづくり」が必要だと思った。美味しさの満足感も重要である。まず、ある程度食べた感じがするには、量の割には腹持ちがした。これは、穀類の摂取が必要となるが、麦ご飯がベースにあったためかもしれない。「麦ご飯はまずい」とは昔良く聞かされたが、使われたモチ性の大麦は、食感も良く、白米より美味しく感じたことも印象的であった。血糖値を上げにくいという効果もあり、機能性弁当の核をなす主食であると認識した。

第一弾の「NARO Style® 弁当」では、使用された食材や調理の仕方が良かったのか、全体的に野菜の触感が良いように感じた。一般に販売されている弁当とは違うというのが私の印象であった。第二弾の「おむすび弁当」では1食560円（税込）と価格は抑えられたが、切り干しダイコンやひじきといった「NARO Style® 弁当」のおかずに比べ、野菜の良さが見えにくい弁当となったのは残念であった。続けるには、変化も必要である。機能性を前提としながら、旬の食材、多様な野菜などが盛り込まれることが理想であろう。さらにフルーツなどが入るとバランスも良くなると思う。価格との兼ね合いになるが、今後のレシピ・メニューの開発にも期待したい。

⑥新しい品種を使った新しいレシピ

種苗会社では、機能性に着目した野菜の品種開発も行われている（4章参照）。種苗会社の取り組みをさらに加速化させるためにも、機能性品種を活用した多様なレシピ・メニュー開発なども、機能性弁当を大きな流れにする上でも必要だろう。

また、品種特性を生かし切る調理学の観点からの取り組みも整理される必要がある。本書でも一部解説したが、これらの取り組みの成果はまだ知られていない。本書などを通じてさらに認知度を高め、具体的なレシピ・メニューへと昇華していく必要がある。

3 SIPなどの食と健康の評価の取り組みについて

(1) 第1期SIPにおける機能性研究と社会実装

第1期SIP（戦略的イノベーション創造プログラム：Cross-ministerial Strategic Innovation Promotion Program）では、重点目標のひとつとして、農林水産物の高付加価値化を掲げ、「国産農林水産物にこれまでにない健康機能性を見出し、差別化」を目指した。健康機能性を高める高付加価値の創出において、①脳機能等の改善、②食と運動による身体ロコモーション改善、③身体恒常性等の評価技術の開発等が取り組まれた（農研機構、2019）。

脳機能等の改善では、γ-オリザノールによる脳機能改善が目指され、新規分子メカニズムの解明と玄米発酵飲料の開発が行われた。γ-オリザノールが脳内の報酬系に作用して「満足できる脳に変える」という分子メカニズムが明らかとなった。食と運動による身体ロコモーション改善では、マスリン酸（国産オリーブ果実由来）により体幹や両上肢の筋肉量が有意増加することが示され、地域在住高齢者の身体ロコモーション機能改善効果が認められた。身体恒常性等の評価技術の開発では、光センシングによる簡便な未病マーカーが開発され、「食」や「運動」の微細な効果が数値化された。血液3μLに含まれる好中球の活性（活性酸素種の発生）をリアルタイムで計測し、「食」「運動」「喫煙」等の生活習慣の影響が確認でき、未病マーカーとしての利用の可能性が開かれた。

(2) 委託プロジェクトにおける機能性の研究事例

「地域の農林水産物・食品の機構性発掘のための研究開発」が実施された。この課題では、日本の各地にある未だに科学的な根拠が明らかになっていない、機能性に優れた農林水産物を発掘し、機能性表示食品とすることで、付加価値を向上させて、地域の農業や食品産業の活性化につなげる取り組みである。これまでのコホート研究によって、大豆食品やアブラナ科野菜などが健康の維持増進に関与していることが明らかとなっている。茨城県の納豆消費と健康寿命の関係、長野県の野菜摂取量と平均寿命の関係が挙げられる。

①機能性成分を向上させる技術の開発

品種の選定や栽培、加工技術の開発が実施され、納豆では大豆の種類や納豆菌の種類は大きく影響し、加えて大豆の浸漬時間や発酵時間によって機能性が変化することがわかってきた。

②安全性試験やヒト介入試験などによる機能性表示に必要なデータの獲得

機能性表示食品の申請には、①製品を使用したヒト介入試験の結果、もしくは②機能性成分を使用した研究レビューが必要である。研究レビューは様々なデータベースから論文を検索して論文毎に効果の有無を検討し、全体として信頼に足る科学的根拠があるという情報として整理され、申請等に活用されている。

③地域関係者と連携したビジネスモデルの構築

ビジネスモデルの構築には、食品ごとの機能性商品の需要調査、ヘルスクレームの受容性調査など、アンケート調査などによるマーケティング調査や販売パッケージのデザインなども必要となり、これらを総合的に構築する。

最終的には、このような具体的な機能性表示食品の開発を通じて、それぞれのプロセスのポイントやノウハウなどをとりまとめて公表されている。さらに、コホート研究の結果は、農研機構のデータベース「健康に寄与する農林水産物データベース」に掲載され、地域の農業・食品産業の活性化につながるスキームとなっている。

(3) 第2期SIPにおける機能性研究の取り組み

これらの成果を受けつつ、今後取り組むべき課題として、第2期SIPの中で、食に関するプロジェクトが開始された。「健康寿命の延伸を図る〈食〉を通じた新たな健康システムの確立」を目指して、軽度不調評価システムの開発、農林水産物・食品の健康増進効果に関する科学的エビデンスの獲得、腸内マイクロバイオームデータ、健康情報統合データベースの構築を行うことが目標とされた。

夏と冬では大きく生活も異なるので、それぞれの季節でヒト介入試験の調査が行われている。医師および看護師を介して、身長、体重、BMI、体脂肪率、腹囲。血圧、脈拍、採血尿検査、検便など、通常の健康診断の項目が実施されている。

今回、従来の研究と異なるのは、脳波や心拍の連続測定、食事の記録調査が大規模で行われていることである。解析では、腸内マイクロバイオームや血液から取り出されたDNAの多型やメチル化の情報が取得され、前記の身体データとの関連性が評価される。研究全体では1000人規模でのデータが取得され、健康長寿に向けた様々な取り組みに活用される基礎データとなることが期待される。

4 機能性弁当の今後

食事という統合体が、多様な人々に与える影響を解析する時代に入った。そして、新しい視点での評価、新しい技術での評価が、新たな食の機能に気づかせてくれるだろう。今までになかった発想での食が生み出されていくだろう。例えば、タンパク質をどこから摂取するのか。培養肉、昆虫食(石川、2019)なのか。世界全体では、今後大きな食料不足の可能性もある。世界の食料事情の大きなうねりを受けて、食は次のステージへ進化せざるを得ないだろう。

大きな変革の中で、機能性弁当が健康寿命の延伸という社会課題の解決の切り札となることにも期待したい。「弁当」は多様な可能性の詰まった小宇宙である。世界的なうねりの中でも、個人の多様な健康に寄り添うオーダーメイドな食に対応できる強力なツールとなるだろう。

※本文中の引用・参考文献は195ページ参照。

機能性野菜を活かした簡単レシピ

大人のダイエット研究所　代表理事
フードプランナー／管理栄養士
野菜ソムリエ上級プロ
岸村康代

レシピ❶
ビタミン、鉄分、栄養豊富な緑黄色野菜

ホウレンソウのジェノベーゼ

冬に旬を迎えるホウレンソウ。ホウレンソウはビタミンA（β-カロテン）やビタミンC、鉄などの栄養素のほか、ルテインも含まれる栄養豊富な野菜。ビタミンAは脂溶性の栄養素で、油との相性が良いため、油と一緒に摂るのがおすすめです。ビタミンCは水溶性の栄養素で水や熱に弱く、特にホウレンソウなどの葉物野菜のビタミンCは、長時間加熱したり茹で過ぎると流出しやすいので、加熱する場合はさっと短時間で行うとよいでしょう。また、ホウレンソウは保存中のビタミンCの損失も大きいため、買ってきたら早めに調理するのがポイント。冷凍保存する場合は、少し硬めに茹でて密封してから冷凍します。調理する際は凍ったまま鍋に入れると、ドリップによる栄養の流出が防げます。

［材料（1人分）］
ホウレンソウ………………3～4株(50g)
クルミ………………………………5粒
（または松の実、カシューナッツなど）
ニンニク（おろし）………………小さじ1弱
オリーブ油…………………………大さじ3
粉チーズ……………………………大さじ1
塩…………………………………小さじ1/2弱

［作り方］
①ホウレンソウは3～4㎝にカットする。
②材料を全てフードプロセッサーに入れて、滑らかになるまでかける。

効果的に摂る調理のポイント

1 油と一緒に摂る
2 細かく粉砕することでより吸収されやすく（作りたてがおすすめ）
3 加熱する際はさっと短時間で

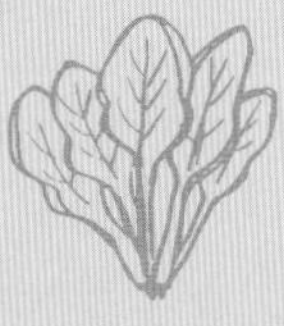

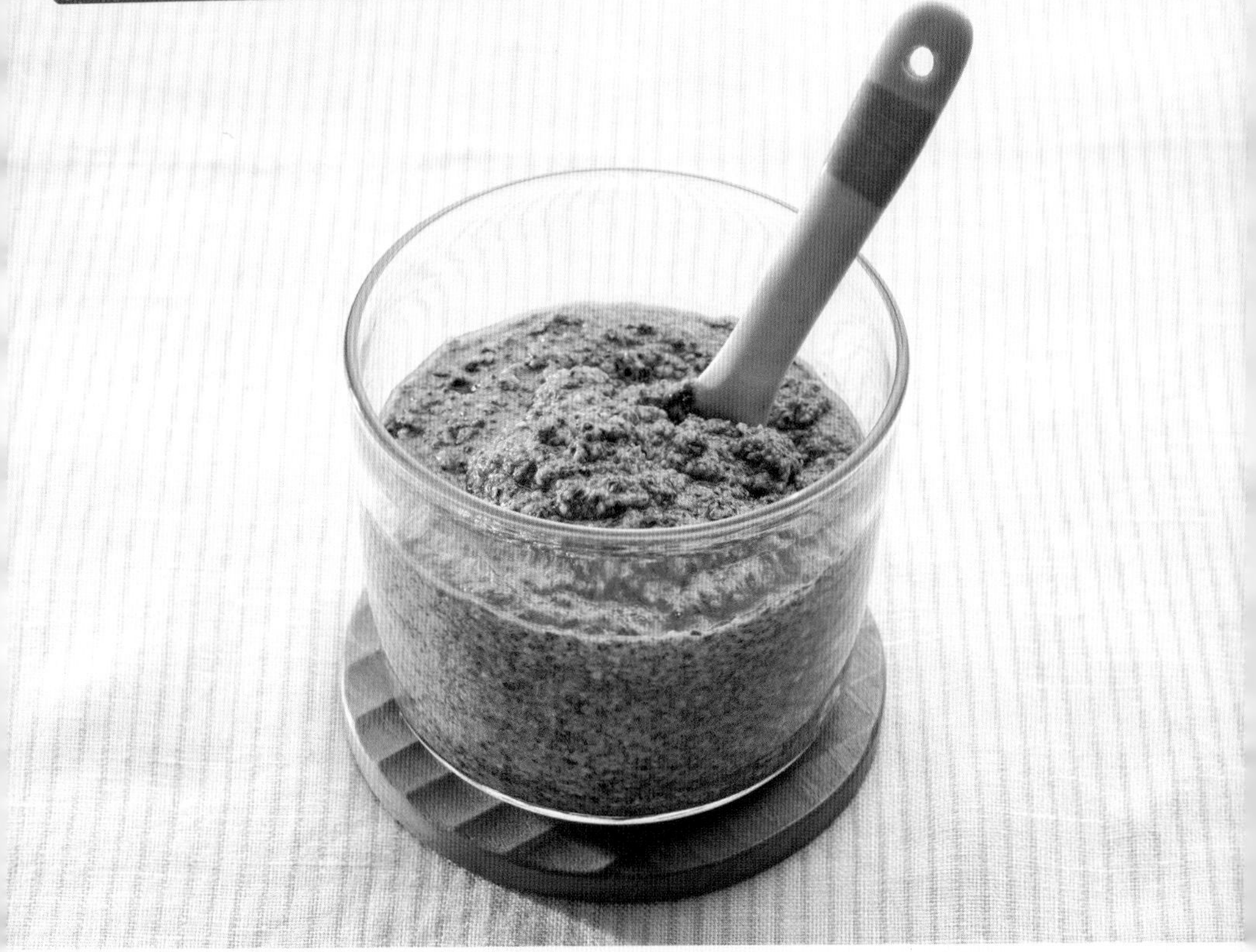

アレンジレシピ

時短おひたし

ホウレンソウを3～4㎝にカットし、耐熱ボウルに入れて全体に塩少々をまぶしてからラップをして電子レンジに2分～2分30秒ほどかける。温かいうちに混ぜ合わせて余熱で火を通すように混ぜ、全体に火が通ったら粗熱を取って水を少し加えてすぐに水気を絞る。水で薄めためんつゆで和えれば、簡単おひたしに。

ジェノベーゼ風パスタ

パスタは表示時間通りに茹でて、ホウレンソウのジェノベーゼと混ぜ合わせる。
＊茹でたジャガイモやパスタの他、パンに載せても。

ジャガイモのジェノベーゼ風

ジャガイモは皮をむいてラップに包み、電子レンジ(600W)に3分ほどかける。火が通ったら、一口大に切ってホウレンソウのジェノベーゼと混ぜ合わせる。

レシピ❷

β−カロテンがたっぷり摂れる

ニンジンのナポリタン（フィットチーネ風）

秋から冬に旬を迎えて出荷量も増えるニンジンは、抗酸化作用のあるβ−カロテンが野菜の中でもトップクラス。特に、外側の皮に近い部分に多く含まれています。市販のニンジンは皮をきれいに洗ってあるものが多いので、もし気にならなければ皮はそのまま食べると栄養も無駄なく摂ることができます。

β−カロテンは体内でビタミンAに変わり、肌のターンオーバーにも関係します。また、目・のどの粘膜や皮膚を丈夫にしたり、免疫にも欠かせない栄養素。夏の終わりの皮膚が乾燥しがちな季節や、寒さや乾燥により体調を崩しやすい時期にもぴったりの野菜です。季節の変わり目に、肌や体調のメンテナンスにもぜひお役立てください。

［材料（1人分）］

ニンジン……………………………1本
塩……………………………………少々
ピーマン……………………………1個
ウインナーソーセージ……………1本
ナポリタンソース（缶）………適量
（ニンジンの大きさにもよるが、大さじ2くらいを目安に）
オリーブ油…………………………小さじ1

［作り方］

①ニンジンはピーラーで縦に長くなるように薄くスライスする。耐熱容器に入れ、ラップをして電子レンジ（500W）に2〜3分かけ、温かいうちに塩をまぶしておく。
②ピーマンは細切りに、ウインナーは斜め薄切りにする。
③フライパンに油を入れて、❷を炒める。❶を加えてさらに炒め、ナポリタンソースを加えて炒め合わせる。

効果的に摂る調理のポイント

❶皮ごと食べる（皮をむく場合は薄くむく）
❷加熱して食べる（温かいうちに塩少々をまぶすと旨みがアップ）
❸油と一緒に摂る

ニンジンの栄養やうまみは皮の部分に多く含まれているほか、食物繊維も含まれているので、できるかぎり皮を残して一緒に食べましょう。スムージーなどミキサーでジュースにする場合は、時間が経ってしまうと栄養が損失してしまうため、できたてを飲むのがおすすめです。

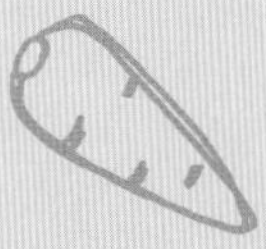

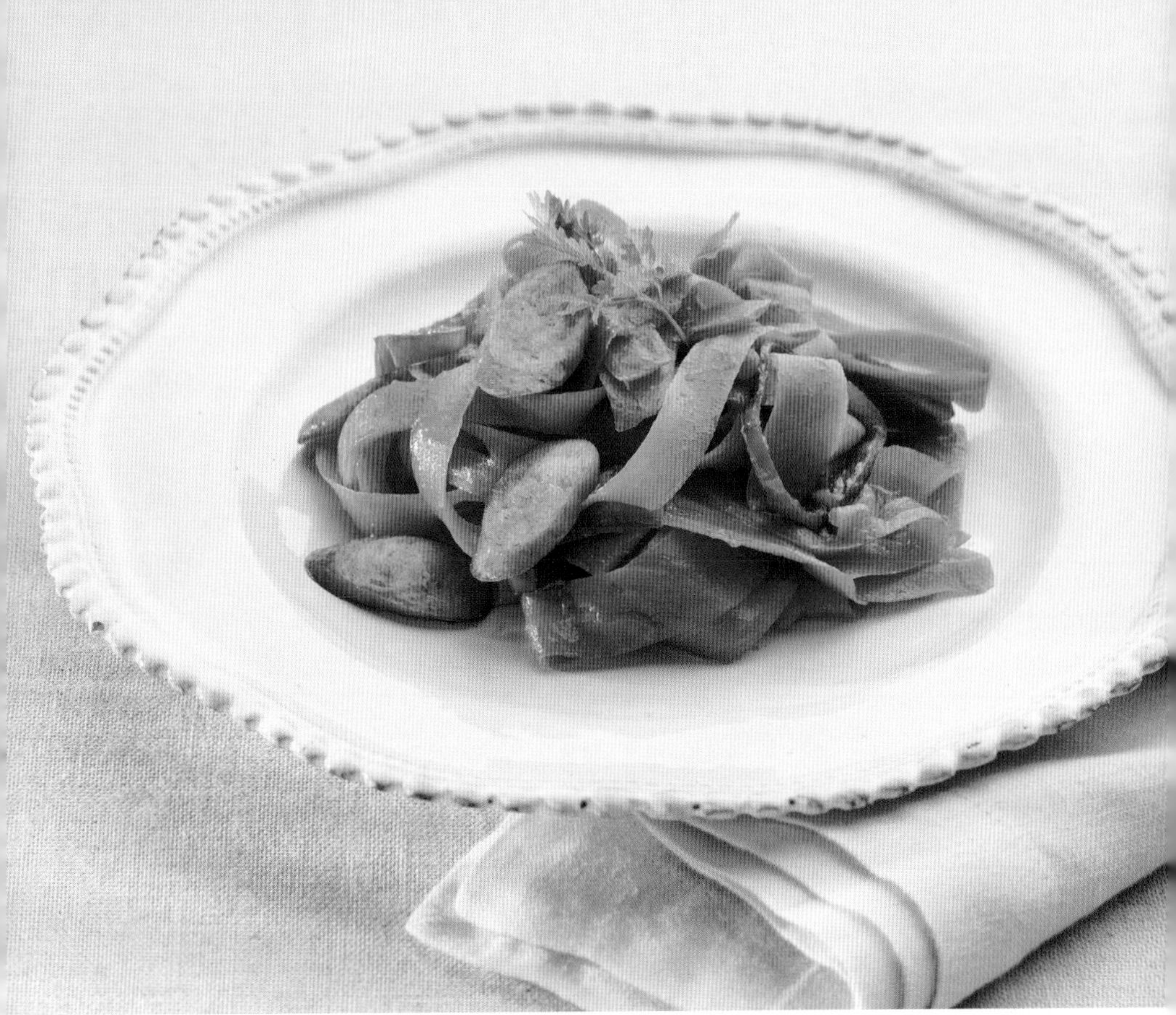

アレンジレシピ

時短丸ごとニンジン

ニンジン（小）1～2本を丸ごとクッキングペーパーで包み、炊飯器の米の上に載せて一緒に炊く。炊き上がったら、お好みで塩やドレッシングをかける（肉料理の付け合わせ等に）。

ニンジンナムル

スライサーなどで千切りにしたニンジンを耐熱容器に入れ、電子レンジで２分ほど加熱し、温かいうちに塩をまぶす。ゴマ油とゴマを加えて、さらに混ぜ合わせる。

ツナとニンジンのナポリタン風

ソーセージの代わりにツナやベーコン、鶏肉などでアレンジしてもよい。お弁当の1品として、野菜嫌いのお子様にもおすすめ。

レシピ③

抗酸化力の高いリコピンが豊富

トマトの焼きカプレーゼ

トマトは抗酸化力の高いリコピンが豊富で、野菜の中ではクエン酸も豊富。リコピンはトマトに含まれる赤い色素で、特に皮に近い部分に多く、赤いものほどリコピンが多く含まれています。完熟の甘いトマトは栄養も味も◎。夏に旬をむかえる野菜は抗酸化力の高い野菜が多いですが、夏の紫外線に負けない体づくりにおすすめの栄養がたっぷり含まれています。トマトはコラーゲンの生成を助ける働きや、紫外線によるシミを予防する働きが研究されていて、病気や老化から身体を守る働きが高いのが特長。また、アルコールの代謝を助ける働きもあるので、夏のおつまみにもおすすめ。加熱したり、ジュースにすることで、リコピンの吸収が高まるほか、オリーブ油との相性が良いのも特長です。

[材料（1人分)]

トマト	1個
塩	少々
モッツアレラチーズ	1個
オリーブ油	小さじ1
こしょう	適量

[作り方]

①トマトは5㎜～1㎝の厚さに切り、塩をふっておく。モッツアレラチーズは1㎝の厚さに切る。

②耐熱皿に❶を交互になるように並べ、ピザ用チーズとオリーブオイルをかけてトースターで焦げ目がつくまで5分ほど焼く。

③こしょう、お好みでハーブソルトをかける。

＊トマトは先に塩をふっておくことで、甘みが引き出される。

効果的に摂る調理のポイント

❶加熱して摂る

❷オリーブ油と一緒に摂る

❸ジュースにして摂る

トマトは加熱したり、ミキサー等で粉砕することにより、リコピンの吸収が高まります。脂溶性のため油と一緒に摂ることで吸収が高まりますが、なかでもオリーブ油との相性が◎。オリーブ油や乳製品と一緒に摂ることでも吸収が高まります。

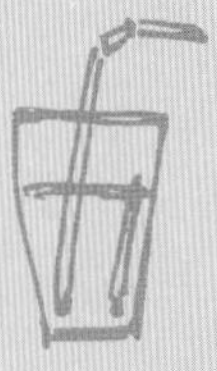

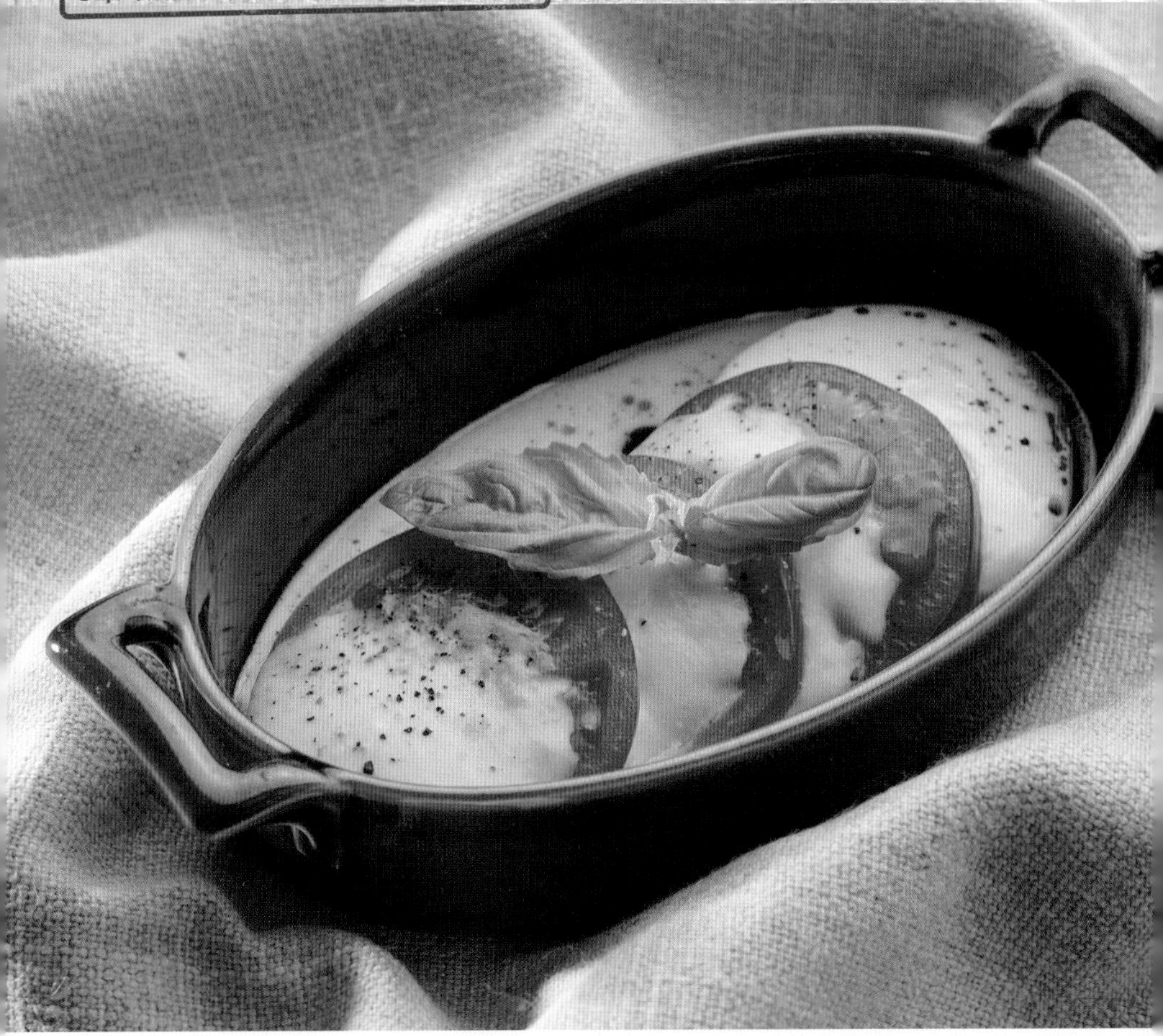

アレンジレシピ

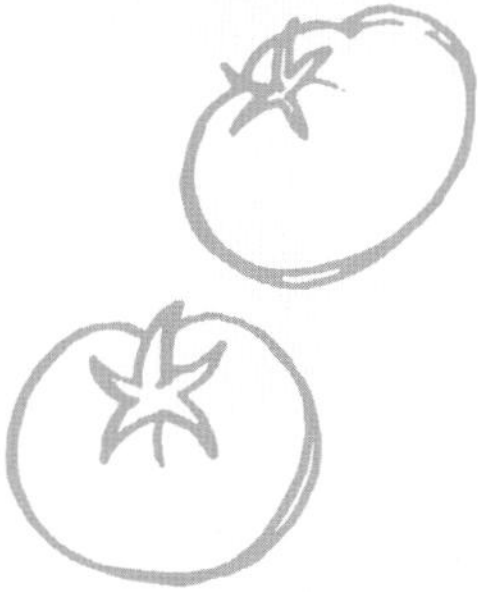

トマトスムージー

トマトとヨーグルト、はちみつ（お好み）を加えて、ミキサーにかける。

トマトのグリル

フライパンにオリーブ油を入れて熱し、スライスしたトマトを並べて両面を焼く。塩・こしょうをふってできあがり。

レシピ④

ケルセチンを多く含むタマネギが主役

オニオンのバジルコンソメスープ

タマネギには、抗酸化力の高いケルセチンや硫化化合物が多く含まれています。ケルセチンは皮の部分や皮をむいて黄緑色に見える部分に多く含まれており、皮をむいて日光に当てることで増加するため、いったん日光に当ててから食べるとより多くのケルセチンを摂ることができます。硫化化合物は熱に弱いですが、タマネギを切ってしばらく放置しておくと組織が壊れにくくなるため、加熱する場合はカットして30分ほど放置してから調理するのがおすすめです。

また、硫化化合物は水に流れ出やすいため、汁ごと摂れるスープもおすすめ。生で食べる場合も、できれば水にさらさないか、水にさらす場合はさっと短時間にしましょう。

タマネギをカットする場合は、垂直にカットすることで酵素が反応して血栓を予防する効果が高まることが期待できるため、繊維を断ち切るように垂直にカットしましょう。

[材料（1人分）]

タマネギ……………………………… 1個
水……………………………………… 400mL
コンソメ（顆粒・無添加タイプ）……… 1袋
乾燥バジル…………………………… 適量
（4ふり程度、お好みで）
こしょう……………………………… 少々
パセリ（飾り用）…………… みじん切り少々
（または生バジルかセルフィーユ）

[作り方]

①タマネギは薄切りにする。
②鍋に水とコンソメを入れて❶を煮る。
③火が通ってきたら、乾燥バジルとこしょうをふって味を整える。

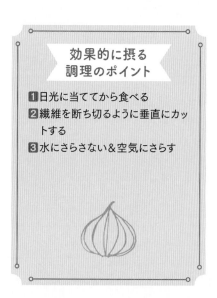

効果的に摂る調理のポイント

1 日光に当ててから食べる
2 繊維を断ち切るように垂直にカットする
3 水にさらさない&空気にさらす

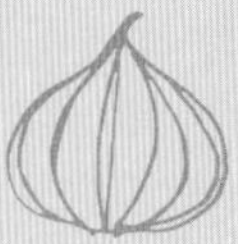

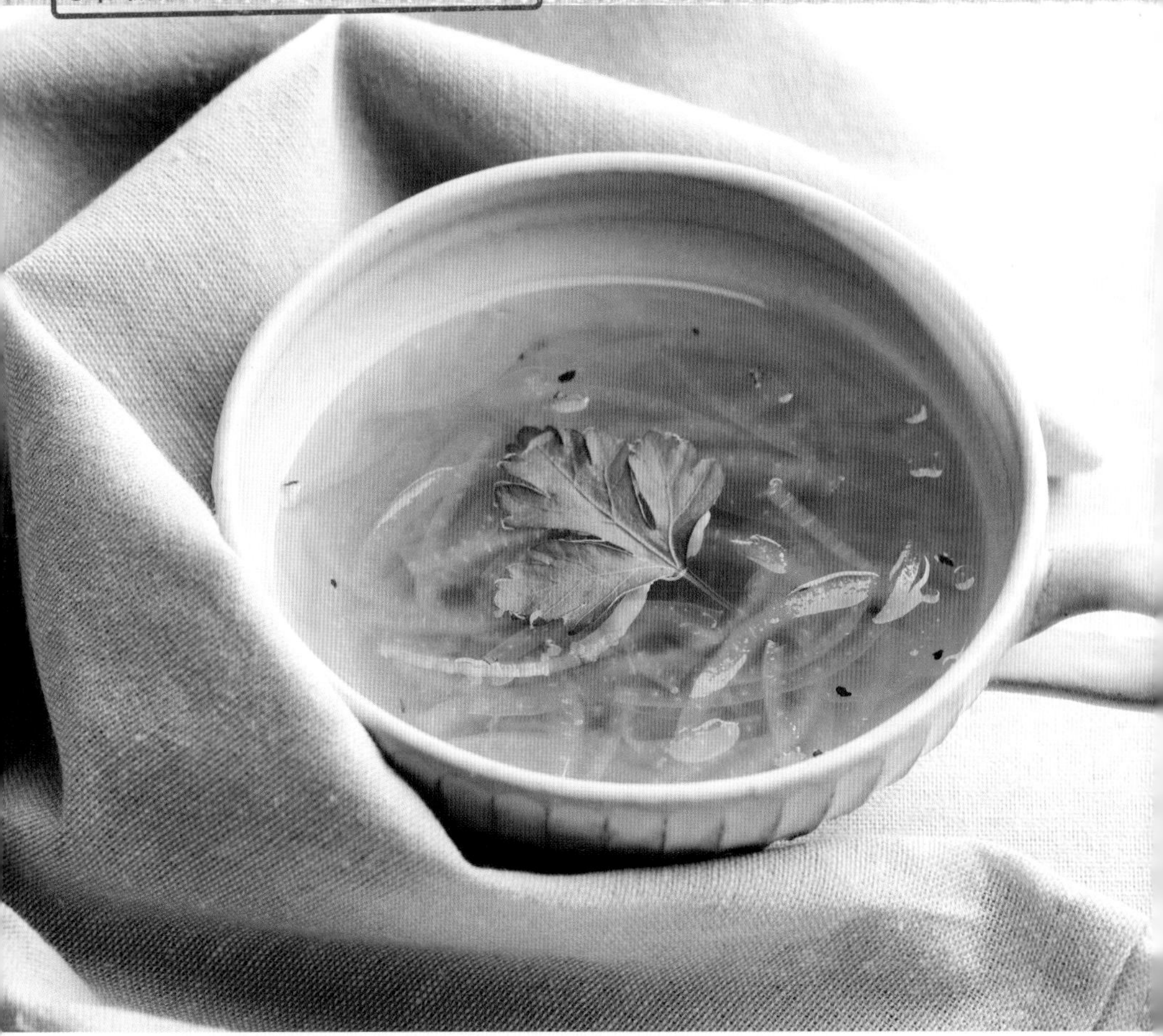

アレンジレシピ

すりおろし タマネギキューブ

すりおろしたタマネギを製氷機に入れて凍らせておく。これを味噌汁等を作るときに入れることで、味噌汁のうまみがより一層引き出される。

タマネギの ポタージュ

タマネギを半分に切ってラップに包んで2分ほど加熱する。コンソメスープと一緒に煮て、ミキサーにかける。

タマネギの おかかチーズ和え

スライスしたタマネギに、かつお節、粉チーズ（または角切りにしたプロセスチーズ）をかける。

レシピ⑤

保存食で野菜不足を解消

ミニトマトとパプリカのピクルス

ミニトマトは普通のトマト(大玉トマト)と同じように、抗酸化力の高いリコピンが豊富なことが特長です。リコピンはトマトに含まれる赤い色素で、特に皮に近い部分に多く含まれています。ミニトマトに含まれるリコピンの量は普通のトマトよりも多く、特に真っ赤なミニトマトは抗酸化力も高いとされています。オリーブ油など油との相性もよく、加熱することでリコピンの吸収が高まるとされています。

また、リコピン以外にも、ミニトマトは普通のトマトと比べてビタミンCやβ-カロテン、カリウムなども豊富。色は赤以外にも黄色やオレンジ、緑、紫などカラフルな品種があるので、お弁当に入れたりサラダの彩りにしたりとアイデアが広がりそうです。

[材料(1人分)]

ミニトマト…………………………………4個

パプリカ(黄または赤)……………1/8個

セロリ………………………………1/4本

カブ…………………………………………1個

〈ピクルス液〉

- 酢…………………………………150mL
- 酒(料理酒ではなく、塩の入っていない日本酒)…………………………………150mL
- 砂糖…………………………………大さじ5
- 塩……………………………………小さじ½
- ローリエ………………………1～2枚
- ニンニク………………………小1カケ
- 黒こしょう(粒)…………………20粒
- 鷹の爪(種を除いたもの、輪切りにする)…………………………………1/3本分

効果的に摂る調理のポイント

1 加熱して摂る
2 油と一緒に摂る

作った当日や翌日は比較的まだ酸味が強めで、2～3日以上おくと酸味がやわらかくなります。野菜全体がピクルス液よりも少し多めになるように(ひたひたよりも液が多い状態)するとちょうどよくなります。野菜量が多すぎると味が薄くなり、野菜量が少なすぎると味が濃く酸味が強く感じるので、野菜量とピクルス液の量をお好みに合わせて調整しても。鷹の爪を入れることでアクセントになりますが、辛みが苦手な方は少なめ、または入れずに作ってもOK。その日に食べたい場合は、少し砂糖を多めにして、野菜をピクルス液に入れてから少し火にかけるか、ピクルス液の量を多めにして野菜量を少なめにすると速く漬かります。

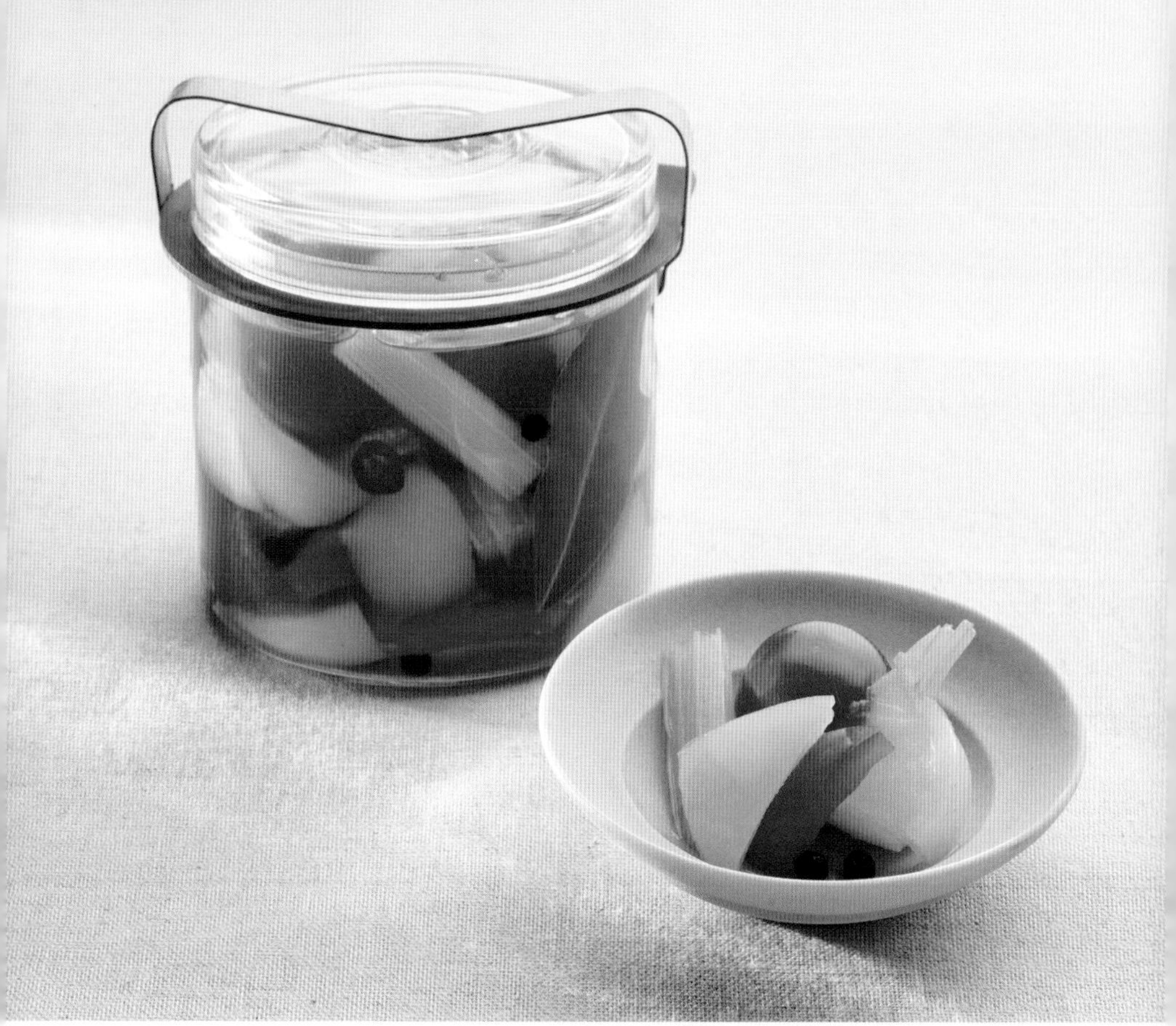

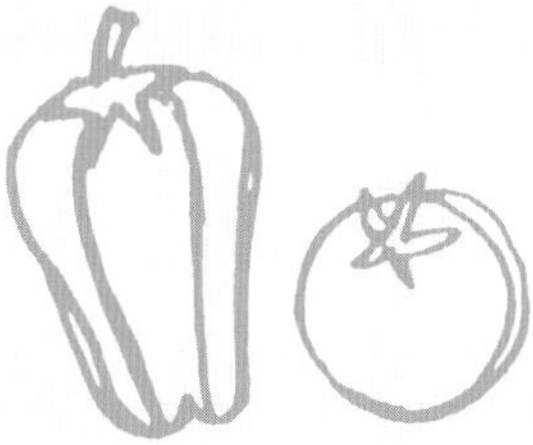

[作り方]

①ミニトマト以外の材料は小さめの一口大に切り、ミニトマトはつまようじで3カ所ほど穴を開けておく。

②ピクルス液の材料を全て鍋に入れて火にかける。沸騰したら1分ほど沸騰状態にして加熱し、火を止めてミニトマト以外の❶の野菜を入れる。

③耐熱皿に移し、粗熱が取れたらミニトマトを入れて冷蔵庫で冷やす。お好みでオリーブ油をかける。

おわりに

本書では先端的な事例を取り上げつつも、弁当や具体的なダイエットなど、より実用的な知見、身近な事例を盛り込んだ。特に野菜の品目毎のエビデンスは、より踏み込んだ情報が一覧できる事典としても使え、まさに食材としての野菜の教科書になったと思う。ここまで読まれた皆さんは、「農」は「脳」で食べる時代になったと感じられたのではないだろうか。また、手前味噌ではあるが、使えるレシピも満載し、無理なく健康的に生きるポイントをコンパクトにまとめることができたと思っている。

最近のノーベル賞の成果等を見るにつけ、がんも認知症も克服できる可能性が出てきたように感じる。さらなる医学、医療の発展にも期待したいが、個人としての、日々の地道な取り組みの重要性も論をまたない。多くの識者の健康長寿に関する話をお聞きするにつけ、共通して言われることがある。「禁煙、節酒、野菜果物の適量摂取、そして適度な運動」である。かつて、「野菜を食べない理由」のひとつとして、「危険な硝酸イオンが多いから」ということもあったように思うが、今は昔。本書でも解説したように、野菜の硝酸も血圧の適正な維持に貢献しているようだ。もう野菜を食べない理由は見当たらなくなった。野菜は、今まで以上に揺るぎなく、ヒトの健康維持の一角を占めるだろう。

読者の皆さんは、ぜひとも野菜を中心とした「健康的な食生活」の知恵を、日々の生活で実践していただきたい。食事の中でトマトを一切れ多く、おいしく食べる。実行あるのみ。人生100年時代、皆さん、健康長寿を楽しみましょう。

令和2年3月
中野明正

⒄ Coresh J., Jafar T.H. (2015). Disparities in worldwide treatment of kidney failure. The Lancet 385 (9981) 1926-1928.

⒅ 日本透析医学会（2017）. 図説 わが国の慢性透析療法の現況, 2016年12月31日現在. 一般財団法人 日本透析医学会 統計調査委員会. 3-12.

⒆ Atkins R.C., Zimmet P. (2010). Diabetic Kidney Disease: Act Now or Pay Later—World Kidney Day, 11 March 2010. Therapeutic Apheresis and Dialysis 14 (1) 1-4.

⒇ 出浦照國（2002）. 腎不全が分かる本一食事療法で透析を遅らせる. 日本評論社.

(21) 小川洋史, 小野正孝（2005）. 透析ハンドブックーよりよいセルフケアのために（第3版）. 医学書院.

(22) 西原舞, 平田純生, 和泉智, 古久保拓, 太田美由希, 藤田みのり, 山川智之, 田中一彦 (2004). 透析患者の便秘症についての実態調査. 日本透析医学会雑誌 37 (10) 1887-1892.

(23) Krishnamurthy V.M., Wei G., Baird B.C., Murtaugh M., Chonchol M.B., Raphael K.L., Greene T., Beddhu S. (2012). High dietary fiber intake is associated with decreased inflammation and all-cause mortality in patients with chronic kidney disease. Kidney International 81 (3) 300-306.

(24) Ogawa A., Eguchi T., Toyofuku K. (2012). Cultivation methods for leafy vegetables and tomatoes with low potassium content for dialysis patients. Environmental Control in Biology 50 (4) 407-414.

(25) 小川敦史, 田口悟, 川島長治（2007）. 腎臓病透析患者のための低カリウム含有量ホウレンソウの栽培方法の確立. 日本作物學會紀事 76 (2) 232-237.

(26) 谷垣陽介, 樫本裕輔, 小川敦史, 井上守正, 杉本太（2017）. 根野菜の低カリウム化に関する基礎的研究 根野菜の低カリウム化に関する基礎的研究 (2). 生物環境調節工学会2017年松山大会 80-81.

(27) Asao T., Asaduzzaman M., Mondal M.F., Tokura M., Adachi F., Ueno M., Kawaguchi M., Yano S., Ban T. (2013). Impact of reduced potassium nitrate concentrations in nutrient solution on the growth, yield and fruit quality of melon in hydroponics. Scientia Horticulturae 164 221-231.

4章 宮城県産「ちぢみほうれんそう」機能性表示販売に向けた取り組み

尾形和磨

⑴ 青木和彦「寒締め（冬期低温処理）によるホウレンソウの品質成分向上」ニューフードインダストリー. 56(11) 63-70(2014)

5章 機能性食材を取り入れた「機能性弁当」のアプローチ

中野明正

⑴ 中野長久, 2019, 健康寿命と平均寿命に思うこと, 化学と生物, 57(2), 71.

⑵ 山本（前田）万里ら, 2017, 機能性農産物を使用した弁当のメタボリックシンドロームへの影響を検証するヒト介入ランダム化プラセボ対照比較試験, 日本食品科学工学会誌, 64(1), 23-33.

⑶ 板倉弘重ら, 2019, 分子栄養学:科学的根拠に基づく食理学, 東京化学同人.

⑷ 石川伸一, 2019, 「食べること」の進化史 培養肉・昆虫食・3Dフードプリンタ, 新光社.

⑸ 山本（前田）万里, 2017, 機能性をもつ農林水産物・食品開発プロジェクト研究成果集.

⑹ 農研機構, 2019, 戦略的イノベーション創造プログラム. http://naro.affrc.go.jp.laboratory/brain/sip1/results/index.html

山内敏正, 岩部美紀, 岩部真人, 門脇孝, 2013, アディポネクチン受容体を活性化する低分子化合物AdipoRonの取得, ライフサイエンス新着論文レビュー (http://firstlifesciencedb.jp/archives/8049).

Yazbeck, C., Kloppmann, W., Cottier, R., Sahuquillo, J., Debotte, G., Huel, G., 2005, Health Impact Evaluation of Boron in Drinking Water: A Geographical Risk Assessment in Northern France, Environmental Geochemistry and Health, 27: 419-427.

4章 環境制御による 高機能性・高付加価値野菜の栽培

小川敦史

⑴ 厚生労働省 (2012). 21世紀における国民健康づくり運動(健康日本21＜第2次＞). https://www.mhlw.go.jp/stf/seisakunitsuite/bunya/kenkou_iryou/kenkou/kenkounippon21.html. (11/19 2019 閲覧).

⑵ 厚生労働省 (2018). 平成29年度国民健康・栄養調査報告. https://www.mhlw.go.jp/content/000451755.pdf. (4/7 2019 閲覧).

⑶ 小川敦史 (2015). 機能性野菜の現状と展望. 臨床栄養 127 (6) 740-741.

⑷ 的場伸行, 松田怜 (2014). ベンサミアナタバコを用いた抗体医薬・ワクチンの開発と植物工場での迅速生産. バイオサイエンスとインダストリー 72 (2) 102-108.

⑸ Lee S., Jeon U.S., Lee S.J., Kim Y.K., Persson D.P., Husted S., Schjorring J.K., Kakei Y., Masuda H., Nishizawa N.K., An G. (2009). Iron fortification of rice seeds through activation of the nicotianamine synthase gene. Proceedings of the National Academy of Sciences of the United States of America 106 (51) 22014-22019.

⑹ 五十嵐香織, 中村寛子, 中西由季子, 中台忠信, 岡安誠, 蛭沼利江子, 榎本秀一, 木村修一 (2004). ラットにおける各種鉄強化剤による鉄欠乏改善に対する効果の比較. 日本栄養・食糧学会誌 57 (2) 89-97.

⑺ 厚生労働省 (2014). 日本人の食事摂取基準 (2015年版) 策定検討会報告書. https://www.mhlw.go.jp/file/05-Shingikai-10901000-Kenkoukyoku-Soumuka/0000114399.pdf. (11/19 2019 閲覧).

⑻ 小川敦史, 松橋真由, 工藤育美, 川崎萌瑛, 渡部夏澄, 豊福恭子 (2018). 鉄・亜鉛欠乏患者のための鉄, 亜鉛高含量葉菜の栽培方法の確立. 日本生物環境工学会 2018年東京大会講演要旨 80-81.

⑼ 厚生労働省 (2017). 平成29年度介護保険事業状況報告 (年報). https://www.mhlw.go.jp/topics/kaigo/osirase/jigyo/17/index.html. (11/19 2019 閲覧).

⑽ 内閣府 (2019). 令和元年版高齢社会白書 (全体版). https://www8.cao.go.jp/kourei/whitepaper/w-2019/html/zenbun/s1_2_2.html. (11/19 2019 閲覧).

⑾ 池田貴子, 宇塚和夫, 豊福恭子, 小川敦史 (2012). 骨折・関節疾患予防のための高マグネシウム・高カルシウム含有量葉菜の栽培方法の確立. 日本生物環境工学会 2012 年東京大会 50 周年記念大会講演要旨 20-21.

⑿ 厚生労働省 (2014). 日本人の食事摂取基準 (2015年版) 策定検討会報告書. https://www.mhlw.go.jp/file/05-Shingikai-10901000-Kenkoukyoku-Soumuka/0000114399.pdf. (4/7 2019 閲覧).

⒀ 田蒔基行, 藤谷与士夫 (2014). 亜鉛と糖尿病. 日本衛生学雑誌 69 (1) 15-23.

⒁ Nakamura H., Sekiguchi A., Ogawa Y., Kawamura T., Akai R., Iwawaki T., Makiguchi T., Yokoo S., Ishikawa O., Motegi S.-i. (2019). Zinc deficiency exacerbates pressure ulcers by increasing oxidative stress and ATP in the skin. Journal of Dermatological Science.

⒂ Brown K.H., Rivera J., Bhutta Z., Gibson R., King J., Lönnerdal B., Ruel M., Sandtröm B., Wasantwisut E., Hotz C. (2004). International Zinc Nutrition Consultative Group (IZiNCG) technical document# 1. Assessment of the risk of zinc deficiency in populations and options for its control. Food and Nutrition Bulletin 25 (1 Suppl 2) S99-203.

⒃ 関本均, 西澤直子, 建部雅子, 石川覚, 藤原徹, 間藤徹 (2007). 人間の健康に資する植物栄養学: 鉄, 亜鉛, ヨウ素の富化, 硝酸イオン, カドミウムの低減. 日本土壌肥料学雑誌 78 (5) 535-543.

Kina-Tanada M, Sakanashi M, Tanimoto A, Kaname T, Matsuzaki T, et al., and Tsutsui M. 2017, Long-term dietary nitrite and nitrate deficiency causes the metabolic syndrome, endothelial dysfunction and cardiovascular death in mice. Diabetologia. 60: 1138-1151.

喜名美香, 坂梨まゆ子, 新崎章, 筒井正人, 2018, 硝酸塩/亜硝酸塩の不足は代謝症候群, 血管不全, 心臓突然死を引き起こす, 日本薬理学雑誌 151巻4号 p.148-154.

Kobayshi, M., Motoh,T., and Azuma, J.L, 1996, Two chains of rhamnogalacturonan of rhamnogalacturonan II are cross-linked by borate-diol ester bonds in higher plant cell walls. Plant Physiol., 110, 1017-1020.

小林純, 1971, 水の健康診断, 岩波書店.

Kuno, T,, Hatano, Y., Tomita, H., Hara, A,, Hirose, Y., Hirata, A., Mori H., Terasaki, M., Masuda, S., and Tanaka, T., 2013, Organomagnesium suppresses inflammation-associated colon carcinogenesis in male Crj: CD-1 mice. Carcinogenesis, 34: 361-369.

Kuro-o, M., 2011, A potential link between phosphate and aging-lessons from Klotho-deficient mice, Mech Ageing Dev. 2010, 131: 270-275.

Maehira, F., Ishimine, N., Miyagi, I., Eguchi, Y., Shimada, K., Kawaguchi, D., and Oshiro, Y., 2011, Anti-diabetic effects including diabetic nephropathy of anti-osteoporotic trace minerals on diabetic mice. Nutrition, 27: 488-495.

New, S. A.,Bolton-Smith, C., Grubb, D.A. and Reid, D.M.,1997, Nutritional influences on bone mineral density: a crosssectional study in premenopausal women. Am J Clin Nutr. 65: 1831-1839.

Nielsen FH, Hunt CD, Mullen LM, Hunt JR. 1987, Effect of dietary boron on mineral, estrogen, and testosterone metabolism in postmenopausal women.、FASEB J. 1: 394-397.

日経バイオテク, オンライン, 血圧高め対策の硝酸塩は口腔内常在の硝酸還元細菌が関与, 機能性食品, Vol. 352. 2019, 9月.

日本栄養・食糧学会監修, 2014, ミネラル摂取と老化抑制ーリン研究の最善線ー, 建帛社.

岡本保, 2000, 三浦半島畑地土壌の微量要素濃度の時系列変化とICP質量分析法による分析値の原子吸光法との比較, 神奈川農総セ研報, 141: 23-30.

Penland, J.G.,1994, Dietary boron, brain function, and cognitive preformance. Environ Health Persnd., 102: 65-72.

Pizzorno,L., 2015, Nothing boring about boron, Integratine Medicine, 14: 35-48.

Pietrzkowski, Z.,（発明者）, Vdf Futureceuiticals, Inc（出願人）, 2014, Boron-containing compositions and methods threrfor, 公示番号 US20140274919 AI, PTC 番号/US2012/038452, 公開日2014年9月18日, 出願日2012年5月17日.

Qi, L., Rimm E, Liu S, Rifai N, Hu FB. 2005, Dietary glycemic index, glycemic load, cereal fiber, and plasma adiponectin concentration in diabetic men. Diabetes Care.28: 1022-8.

Sripanyakorn, S., Jugdaohsingh, R., Elliott, H., Walker, C., Mehta, P., Shoukru, S., Thompson, RPH., and Powell, JJ., 2004, The silicon content of beer and its bioavailability in healthy volunteers, Br J Nutr., 91: 403-409.

宇田川信之, 須田立雄, 2005, 血清カルシウムの恒常性とその調節機構, 口腔生化学, 第4版,医歯薬出版.

Sayli BS, Tüccar E, Elhan AH. 1998, An assessment of fertility in boron-exposed Turkish subpopulations. Reprod Toxicol. 2: 297-304.

Tanaka, T. Shinoda, N. Yoshimi, K. Niwa, H. Iwata, H. Mori., 1989, Inhibitory effect of magnesium hydroxide on metylazoxymethanol acetate-induced large bowel carcinogenesisis in male F344 rats, Carcinogenesis, 10: 613-616.

渡辺和彦, 2011, ミネラルの働きと人間の健康, 農文協.

渡辺和彦監修, 2015, 人を健康にする施肥, 農文協.

渡辺和彦, 2018, 肥料の夜明け～肥料/ミネラルと人の健康～, 化学工業日報社.

WHO(World Heaith Organization)1996, Trace slements in human nutrition and health.

法の確立, 日本作物学会紀事, 76(2), 232-237.

(27) スーパーホルトプロジェクト協議会, 2012, 平成23年度高度環境制御施設普及・拡大事業 (環境整備・人材育成事業) 報告書.

(28) Sgherri C.ら, 2010, Levels of antioxidants and nutraceuticals in basil grown in hydroponics and soil, Food Chemistry, 123, 416-422.

(29) Seo S.ら2016, l-Histidine Induces Resistance in Plants to the Bacterial Pathogen Ralstonia solanacearum Partially Through the Activation of Ethylene Signaling, Plant and Cell Physiology,57(9), 1932–1942.

(30) Taber H.ら, 2008, Enhancement of tomato fruit lycopene by potassium is cultivar dependent HORTSCIENCE, 43(1), 159-165.

(31) 斎藤岳士, 2016, 塩ストレスがトマト果実品質に及ぼす効果, 農業および園芸 91(5), 507-510.

(32) 佐竹元吉, 2016, 機能性野菜の科学, 日刊工業新聞社, 32-33.

(33) 施山紀男, 2013, 食生活の中の野菜, 養賢堂.

(34) Stamp N. 2003, Out of the quagmire of plant defense hypotheses, The Quarterly Review of Biology 78 (1): 23-55.

(35) 高橋久仁子, 2016,「健康食品」ウソ・ホント, 講談社.

(36) 東京都健康安全研究センター, 2011, 工場生産された野菜類の衛生学的実態調査.

(37) 渡辺和彦 (監修), 2015, 人を健康にする施肥, 農文協.

3章 ミネラルの健康影響の最前線

渡辺和彦

Bo, S. and Pisu, E., 2008, Role of dietary magnesium in cardiovascular disease prevention, insulin sensitivity and diabetes. Curr. Opin. Lipidol. 19, 50-56.

Coskun, D., Deshmukh, R., Sonah H., Menzies JO., Reynolds, O., Ma .JF., Kronzucker H.,J., and Belanger, RR., 2019, The controversies of silicon's role in plant biology, New Phytologist, 221: 67-85.

Dong, M., Jiao, G., Liu, H., Wu, W., Li, S., Wang, Q., Xu, D.,Li, X., Huan Liu, H.,and Chen, Y., 2016, Biological Silicon Stimulates Collagen Type 1 and Osteocalcin Synthesis in Human Osteoblast-Like Cells through the BMP-2/Smad/RUNX2 Signaling Pathway, Biol Trace Elem Res., 173: 306-315

Epstein, E.,1994,The anomaly of silicon in plant biology, Proc. Natl. Acad. Sci. USA, 91, 11-17.

Goyal, A., Spertus, JA., Gosch, K., Venkitachalam, L., Jones, PG., Van den Berghe, G., Kosiborod, M., 2012, Serum potassium levels and mortality in acute myocargial infraction. JAMA, 307: 157-164.

Gregg, EW., Cauley, JA., Stone, K., Thompson, TJ., Bauer, DC., Cummings, SR., Ensrud, KE., 2003, Study of Relationship of changes in physical activity and mortality among older women, JAMA 289: 2379-2386.

Heekman, J., 2013, Silicon: A Beneficial Substance, Better Crops, 97,N04.

Huang B, Zhao Y, Sun W, et al. 2009, Relationships between distributions of longevous population and trace elements in the agricultural ecosystem of Rugao County, Jiangsu, China. Environ Geochem Health; 31: 379-90.

Jugdaohsingh R, Anderson SH, Tucker KL, Elliott H, Kiel DP, Thompson RP, Powell JJ., 2002, Dietary silicon intake and absorption. Am J Clin Nutr.; 75:887-893.

Jugdaohsingh, R, Tucker, KL., Qiao, N., Cupples, LA, Kiel, DP., Powell, JJ., 2004, Dietary silicon intake is positively associated with bone mineral density in men and premenopausal women of the Framingham Offspring cohort. J. Bone Miner Res. 19: 297-307.

Kim, A. Y., Lee, Y. S., Kim, K. H., Lee, J, H., Lee, H.K., Jang, S., Kim, S., Gha Young Lee, Joo-Won Lee, Sung-Ae Jung, 2010, Adiponectin Represses Colon Cancer Cell Proliferation via AdipoR1- and -R2-Mediated AMPK Activation, Molecular Endocrinology, 24, 1441-1452,

引用・参考文献

1章 野菜の機能性のとらえ方

中野明正

⑴ 青木宏史, 1995, 野菜の高品質基準, 野菜の品質と栽培条件, 日本施設園芸協会, 12-24.

⑵ Brandt, K.,ら, 2011, Agroecosystem Management and Nutritional Quality of Plant Foods, The Case of Organic Fruits and Vegetables. Critical Reviews in Plant Sciences, 30(1-2) 177-197.

⑶ 古川一, 2015, 機能性野菜・ハーブの生産技術, 植物工場の生産性向上, コスト削減技術とビジネス構築, シーエムシー出版, 31-39.

⑷ 石神昭人, 2019, 骨格筋でのビタミンC不足は筋萎縮や身体能力の低下をもたらす, 野菜情報, 186, 38-42.

⑸ 岩井琢磨ら, 2016, 物語戦略, 日経BP社.

⑹ 畑直樹ら, 2012, 閉鎖型植物工場における連続光の利用（第4報）連続光下における植物の生理学的変化ならびに障害誘発の概念, 岡山大学農学部学術報告, 101, 49-64.

⑺ 神頭武嗣ら, 2011, 紫外光（UV-B）照射によるイチゴうどんこ病の防除, 植物防疫, 65(1), 28-32.

⑻ Kim Y-i,ら, 2012, Potent PPARα Activator Derived from Tomato Juice, 13-oxo-9,11-Octadecadienoic Acid, Decreases Plasma and Hepatic Triglyceride in Obese Diabetic Mice. PLoS ONE 7 (2): e31317. doi:10.1371/journal.pone.0031317.

⑼ Lefsrud M.ら, 2006, Biomass Production and Pigment Accumulation in Kale Grown Under Increasing Photoperiods, HortScience,41(3), 603-606.

⑽ Manabe H.ら, 2010, Content variations of the tomato saponin Esculeoside A in various processed tomatoes, Journal of Natural Medicine. doi:10.1007/s11418-010-0443-4.

⑾ Martin-Preval P., 1999, Factual background for improving quality through nutritional management, Kluwer Academic Publishers.3-6.

⑿ 桝田正治ら, 2002, ピーマンの結実肥大に及ぼす蛍光灯連続光と暗期中断の影響, 植物工場学会誌, 14(3), 147-151.

⒀ 松浦昌平ら, 循環扇を用いた送風処理が促成トマトの病害発生と生育・収量に及ぼす影響, 広島県立農業技術センタ-研究報告, 76, 11-17.

⒁ 南川隆推ら, 1981, 高等植物の二次代謝研究法, 生物化学実験法, 14, 学会出版センター, 1-9.

⒂ 峯陽一, 2019, 2100年の世界地図, 岩波新書.

⒃ 村上賢治, 2006, 蛍光灯連続光下における暗期挿入および暗期の温度がシシトウ果実の辛味発現に及ぼす影響, 植物環境工学, 18(4), 284-289.

⒄ 名田和義, 2016, トマトの高リコペン高糖度栽培の取り組み－高糖度栽培から高機能化栽培へ, 機能性植物が秘めるビジネスチャンス, 情報機構, 192-203.

⒅ 中尾佐助, 1976, 栽培植物の世界, 自然選書, 中央公論社.

⒆ 中野明正ら, 2009, 有機米と慣行米の窒素安定同位体比,無機元素, 残留農薬濃度の比較, 農業および園芸, 84(4), 435-443.

⒇ 中野明正ら, 2015a, 野菜の品質・機能と成分変動要因, 施設園芸・植物工場ハンドブック, 農文協, 462-474.

㉑ 中野明正ら, 2015b, トマト多収環境と果実元素含有率の特徴, 農業および園芸, 90(8), 821-826.

㉒ 中野明正, 2015, SIPにおける植物工場の課題, ハイドロポニックス, 29(1), 32-33.

㉓ 中野明正, 2018, ICT農業の環境制御システ作製, 誠文堂新光社.

㉔ 中野明正, 2020, 有機トマト, トマト, 100トンどりの新技術と理論, 農文協.

㉕ Nonaka S.ら, Efficient increase of γ-aminobutyric acid (GABA) content in tomato fruits by targeted mutagenesis, Scientific Reports. 7, Article number: 7057.

㉖ 小川敦史ら, 2007, 腎臓病透析患者のための低カリウム含有量ホウレンソウの栽培方

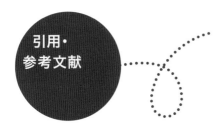

や

ら

わ

ま

な

は

さ

た

か

»»» 索引

あ

タキイ種苗株式会社《しゅびょうかぶしきがいしゃ》　TAKII

1835年創業の種苗会社。一代交配種の開発と販売を中心とする国内種苗メーカー大手。代表的な品種はトマトの「桃太郎」シリーズや切り花のひまわり「サンリッチ」シリーズなど。タキイ種苗では、今から25年ほど前から野菜のもつ健康成分＝機能性成分に着目し、おいしくて身体によい品種育成で、野菜消費の拡大のきっかけを作ろうと研究プログラムをスタート。その成果として機能性品種シリーズ「ファイトリッチ」を2010年からリリース、現在品種数は21品種（2020年2月時点）。本書で紹介した品種以外の取り組みもタキイホームページで紹介している（https://www.takii.co.jp）。

小川敦史《おがわあつし》　ATSUSHI OGAWA

奈良県出身。名古屋大学大学院生命農学研究科博士後期課程中退。博士（農学、名古屋大学）現在の所属：秋田県立大学生物資源科学部教授。研究テーマ・取り組み：イネなどの作物の根の耐乾性機構の解明に関する基礎研究とともに、養液や光などの栽培環境制御による植物工場などでの高付加価値・機能性野菜の栽培方法の確立に関する研究を行っている。著書など：小川敦史ら（2007）「腎臓病透析患者のための低カリウム含有量ホウレンソウの栽培方法の確立」日作紀. 76:232-237、小川敦史（2014）「養液の調整・管理による植物工場野菜への機能性の付与～経営戦略・設備管理・栽培技術・高付加価値化・マーケティング～」、「植物工場経営の重要課題と対策」情報機構. 東京. pp. 215-221. 他多数。

尾形和磨《おがたかずま》　KAZUMA OGATA

宮城県気仙沼市出身。岩手大学大学院農学研究科応用生物化学課程修了。平成24年宮城県に就職。宮城県気仙沼地方振興事務所農林振興部兼本吉農業改良普及センター先進技術班を経て、平成27年から宮城県農業・園芸総合研究所園芸栽培部野菜チームに勤務。ホウレンソウのルテイン機能性表示に向けた実証研究に従事。部署再編に伴って、平成31年から同研究所野菜部イチゴチームに所属。現在の研究課題は、一季成り性及び四季成り性イチゴの品種育成。

岸村康代《きしむらやすよ》　YASUYO KISHIMURA

管理栄養士、野菜ソムリエ上級プロ。東京都出身。大妻女子大学食物学科管理栄養士専攻卒業。コンビニ向け商品開発、病院等での指導を経て、2009年に独立。一般社団法人 大人のダイエット研究所 代表理事。フードプランナーとして、商品開発、新規事業開発、メディア出演、講師等、多方面で活動。忙しい大人のための食の推進を行っている。食物繊維をおいしく手軽に摂る「繊活」、野菜を活用しながら食べる「リセットごはん」をはじめ、忙しい毎日に役立つ食材と血糖値や腸内環境の関係などを研究。『伝説のダイエット・アドバイザーが教える最強のやせ方』（東洋経済新報社）等、著書多数。

＜掲載順・2020年3月現在＞

【執筆者紹介】

中野明正《なかのあきまさ》　AKIMASA NAKANO

1968年山口県出身。山口県立宇部高校卒、九州大学農学部農芸化学科卒、京都大学大学院農学研究科博士課程中退。博士（農学、名古屋大学）。1995年から農研機構において作物の生産技術および品質制御に関する研究に従事。技術士(農業)、野菜ソムリエ上級プロ、土壌医の資格を活かし、生産から消費まで、またJICA専門家として海外においても、“食と農業そして科学技術の架け橋に”をモットーに取り組む。『インテグレーテッド有機農業論』、『環境制御のための植物生理』、『ICT農業の環境制御システム製作』等、著書多数。2017年から農林水産省 農林水産技術会議事務局 研究調整官。

有井雅幸《ありいまさゆき》　MASAYUKI ARII

デリカフーズ株式会社 東京事業所 品質管理室長。兵庫県神戸市出身。東京理科大学大学院薬学研究科博士課程修了(薬学博士)。職歴：公益財団法人 癌研究会癌研究所(特別研究員)、キッコーマン株式会社(機能性食品グループ長)。その間の役職：公益財団法人 日本健康・栄養食品協会(評議員)、健康と食品懇話会（副会長)、内閣府食品安全委員会／厚生労働省リスクコミュニケーションパネリスト、農林水産省食料産業局食品安全マネジメント等推進に向けた準備委員会委員、農林水産省消費・安全局食品トレーサビリテイ検討会委員、農林水産省生産局農業資材審議会専門委員、農林水産技術会議事務局異分野融合(情報インフラ構築)研究戦略検討会委員、日本GAP協会アドバイザー。

武井安由知《たけいあゆち》　AYUCHI TAKEI

株式会社メディカル青果物研究所（デリカフーズグループ）研究開発室長。鹿児島県出身。東京海洋大学大学院食品衛生学修士課程修了。2003年 東京デリカフーズ（株）入社。2017年 東京デリカフーズ（株）研究開発室室長を経て現職。2020年 東京農工大学大学院生物システム応用科学府生態系型生産システム教育研究分野博士課程修了。NR(栄養情報担当者)。食品保健指導士。施肥技術マイスター。JGAP指導員。産地別の野菜や果物の栄養評価、季節ごと、栽培方法ごとの野菜の健康診断データベース作成に従事。生産者・流通向けのセミナー等も多数実施。「技術と普及」シリーズ “農産物の機能性”を2014年～2020年にかけて執筆。

渡辺和彦《わたなべかずひこ》　KAZUHIKO WATANABE

1943年兵庫県出身。京都大学農学研究科農芸化学科修士課程修了。1977年京都大学農博授与。職歴：兵庫県立農林水産技術センター（部長）農林水産環境担当にて定年退職。現職時代：東京農工大、高知大学、大阪府立大学非常勤講師。県定年後：東京農業大学客員教授。現在：一般社団法人食と農の健康研究所理事長兼所長。吉備国際大学・兵庫県立農業大学校非常勤講師、全肥商連主催施肥技術講習会委員長。日本土壌肥料学会賞受賞(1980年)、科学技術長官賞（1998年)、農林関係試験研究機関場所長会「研究功労者表彰」(2004年)。著書に『野菜の要素欠乏・過剰症』、『作物の栄養生理最前線』(農文協)、その他翻訳書、中国語・ネパール語出版など多数。現在、肥料・ミネラルが人の健康に大いに役立っていることを啓蒙中。

撮影／安田　裕（184～193ページ）
スタイリング／宮地由子
調理アシスタント／佐野真由子
写真提供／農研機構　山本（前田）万里（174～177ページ）
　　　　　株式会社イワイ（179ページ）
カバー・本文デザイン／代々木デザイン事務所
編集／戸村悦子
図版／プラスアルファ

2章「野菜の機能性」は、『技術と普及』（一般社団法人 全国農業改良普及支援協会）
掲載記事に加筆修正したものである。

野菜《やさい》の栄養素《えいようそ》と健康効果《けんこうこうか》・品種《ひんしゅ》・栽培方法《さいばいほうほう》・レシピ

機能性《きのうせい》野菜《やさい》の教科書《きょうかしょ》

2020年4月10日　発　行　　NDC615

著　者　中野明正《なかのあきまさ》
発行者　小川雄一
発行所　株式会社 誠文堂新光社
　　　　〒113-0033 東京都文京区本郷 3-3-11
　　　　［編集］電話 03-5800-3625
　　　　［販売］電話 03-5800-5780
　　　　https://www.seibundo-shinkosha.net/
印　刷　株式会社 大熊整美堂
製　本　和光堂 株式会社

ISBN978-4-416-52025-3